U0314090

寄生虫病影像学

主编 李宏军

科学出版社

北京

内 容 简 介

在世界范围内,寄生虫所引起的疾病一直是普遍存在的公共卫生问题。主编李宏军教授亲自带领团队首次系统总结了寄生虫病影像学的疾病谱,筛选100余例经典病例,在临床、影像诊断的基础上,通过影像学与病理对照研究,揭示影像学特征的病理演变过程和病变本质,旨在为寄生虫病及并发症的诊断、防治及科研提供宝贵、科学和严谨的一手资料。

本书改变了单一结构的著作方式,以综述和病例相结合的形式进行编写,使读者在掌握疾病基本理论的同时,又可学习贴近临床的典型病例。本书共分为2篇10章,配有图片500余幅,图文并茂,资料完整,内容丰富,重点突出,实用性强,是一本独具特色的寄生虫病影像学专业书籍,适宜于影像科及临床科室医师、在校学生使用。

图书在版编目(CIP)数据

寄生虫病影像学 / 李宏军主编 . —北京:科学出版社,2016.1
ISBN 978-7-03-046735-5

Ⅰ. 寄… Ⅱ. 李… Ⅲ. 寄生虫病-影像诊断 Ⅳ. R530.4

中国版本图书馆 CIP 数据核字(2015)第 303537 号

责任编辑:杨小玲 杨卫华 / 责任校对:赵桂芬
责任印制:肖 兴 / 封面设计:黄华斌

科 学 出 版 社 出版
北京东黄城根北街 16 号
邮政编码:100717
http://www.sciencep.com

中国科学院印刷厂 印刷
科学出版社发行 各地新华书店经销

*

2016 年 1 月第 一 版 开本:787×1092 1/16
2016 年 1 月第一次印刷 印张:17 1/4
字数:360 000

定价:148.00 元
(如有印装质量问题,我社负责调换)

《寄生虫病影像学》编委会

李 莉	首都医科大学附属北京佑安医院
李 明	新疆维吾尔自治区第六人民医院
李 萍	哈尔滨医科大学附属第二医院
李 婷	宁夏医科大学总医院
李白艳	新疆医科大学第一附属医院
李宏臣	河南省南阳市宛城区白河镇卫生院
李红池	河南省南阳市卧龙区计划生育指导中心
李宏军	首都医科大学附属北京佑安医院
李宏艳	南阳医学高等专科学校第一附属医院
李雪芹	首都医科大学附属北京佑安医院
刘白鹭	哈尔滨医科大学附属第二医院
刘含秋	复旦大学附属华山医院
刘文亚	新疆医科大学第一附属医院
刘 新	首都医科大学附属北京佑安医院
娄金丽	首都医科大学附属北京佑安医院
鲁植艳	武汉大学中南医院
陆普选	广东医学院附属深圳市第三人民医院
吕圣秀	重庆市公共卫生医疗救治中心
罗文斌	广西田阳县人民医院
马景旭	新疆医科大学第二附属医院
潘江峰	浙江省金华市中心医院
任美吉	首都医科大学附属北京佑安医院
施裕新	上海(复旦大学附属)公共卫生临床中心
舒 松	湖北省天门市第一人民医院
孙海青	首都医科大学附属北京佑安医院
唐永华	上海交通大学医学院附属瑞金医院
王 红	新疆医科大学第二附属医院
王 俭	新疆医科大学第一附属医院
王 健	新疆医科大学第一附属医院
王 璐	南阳市张仲景医院
王云玲	新疆医科大学第二附属医院
夏琬君	郑州大学第一附属医院
萧 毅	上海长征医院
邢 伟	苏州大学附属第三医院
徐美玲	哈尔滨医科大学附属第二医院

许　珺　新疆维吾尔自治区第六人民医院
严福华　上海交通大学医学院附属瑞金医院
杨秀梅　新疆维吾尔自治区第六人民医院
杨旭华　黑龙江省牡丹江市康安医院(原黑龙江省牡丹江市传染病医院)
杨豫新　新疆维吾尔自治区第六人民医院
于艳华　首都医科大学附属北京佑安医院
袁星星　首都医科大学附属北京佑安医院
张　娜　成都市公共卫生临床医疗中心
张极峰　哈尔滨医科大学附属第二医院
张黎红　河南省邓州市人民医院
张小彪　宁夏医科大学总医院
张笑春　第三军医大学第一附属医院(西南医院)
赵清霞　郑州市第六人民医院

学术顾问（按姓氏汉语拼音排序）
陈　敏　冯晓源　郭佑民　韩　萍　姜卫剑
金征宇　李坤成　梁长虹　刘士远　卢光明
申宝忠　宋　彬　滕皋军　王培军　王振常
徐　克　于春水　袁慧书　曾蒙苏　张　辉
周纯武

主 编 简 介

李宏军　男,49岁,医学博士,主任医师,教授,研究生导师(首都医科大学、武汉大学),海外归国引进人才(留学英国)。为享受国务院政府特殊津贴专家,突出贡献专家。北京市十百千"百"层次卫生人才。北京市首批"215"高层次卫生人才学科(骨干)带头人。

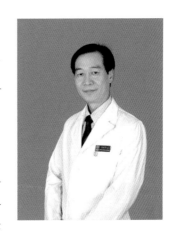

研究方向:感染与传染病影像学。

现任职务:首都医科大学附属北京佑安医院放射科主任;首都医科大学医学影像与核医学系副主任;*Radiology of Infectious Diseases*(Elsevier,国际英文杂志)主编。

社会兼职:中华医学科技奖专家评审委员会委员;国家留学基金管理委员会资助项目专家评审委员会委员;北京市自然科学基金委员会评审委员会委员;中华医学会放射学分会感染影像学专业委员会主任委员;中国性病艾滋病防治协会感染影像分会主任委员;中国医院管理协会传染病医院管理分会传染病影像管理学组组长;中华医学会放射学分会腹部专业学组委员;中华医学会北京分会放射学分会常务委员;韩国放射学会委员;北京市丰台区影像质量控制中心主任;北京市职业病诊断鉴定专家库专家;*Chinese Medical Journal*(CMJ),《中华精神病学杂志》《临床放射学杂志》《中国医学影像技术杂志》《磁共振成像杂志》《放射学实践杂志》《中国艾滋病性病杂志》《临床肝胆病杂志》等14家杂志编委。

临床研究:擅长肝脏疾病、感染性疾病、传染病(如艾滋病相关疾病等)的影像学诊断和鉴别诊断;实现了基于无创多模态影像学生物标记对HBV相关肝细胞肝癌的临床分期,影像分级的定位、定量、定性诊断。主攻方向:①病毒性肝炎相关发生的肝细胞癌的多模态影像学分级诊断研究;②病毒性肝炎相关的肝纤维化、肝癌多模态分子影像学研究;③基于光学/PET/CT/MR多模式融合技术的早期肝细胞肝癌生物学行为评价研究;④HIV-1相关脑痴呆功能、分子影像学生物标志物研究;⑤基于多模态磁共振对HAND临床前期的生物分子影像学研究;⑥基于多模态MR/PET对SIV-1感染恒河猴的脑损伤临床前期的生物分子影像学研究。

研究成果:近五年先后主持和参与完成 8 项国家、省部级科研项目及国际合作项目,累计获得科研经费资助 1000 万元(在研经费 800 万)。发表文章 110 篇,其中英文论文 33 篇(IF:1.016~9.416),核心期刊 77 篇。先后 27 次获得国家自然科学基金、北京自然科学基金、扬帆计划和国际出版基金、卫生部等科研基金及专项出版基金资助。主编完成研究著作 19 部,其中专业英文版研究专著 6 部,国际发行,全球推广应用,在国内外产生较大学术影响力;先后获得中华医学科技奖等省部级奖项 7 项(第一完成人);申报国家专利及知识产权 16 项(第一完成人和拥有人)。

突出贡献:在国际上首次系统构建了法定传染病医学影像学的相关疾病谱系,归纳总结了传染病影像学临床应用基础理论体系,丰富和发展了医学影像的理论内涵,梳理并制订了传染病影像学的技术规范和诊断指南,处于国际领先学术水平,为医学影像学拓展了一个新的领域,为传染病影像学的进一步发展奠定了基础。首次创建了国际感染病影像学杂志 *Radiology of Infectious Diseases*(Elsevier)并担任主编。创建了国际感染病影像学网站(Radiology of Infectious Diseases,Int)。首套传染病影像学专业系列研究专著(6 部)由国际著名出版社 Springer 出版,其中 *Radiology of HIV/AIDS* 出版以来,全球下载突破 2 万个章节,Springer 出版集团称赞该著作是近年来在短时间内下载量最大的一部研究型专著;美国华盛顿大学著名教授 Masahiro Narita(美国 NIH 制定传染病诊断标准专家之一)为此写出书评发表在国际影响力极大的 *Clinical Infectious Diseases*(IF:9.146)杂志上,为中国放射学诊断争得该领域的学术地位。在国际上首次完成唯一一套 HIV 捐献者尸体断层与影像学、病理学对照的标本库及数据资料库并初步建成了中国法定 39 种传染病影像学大数据样本组织研究资源库,为国际合作及影像学诊断标准的建立奠定了良好基础。

序　一

我国地域辽阔,气候与地理环境复杂,寄生虫病种类繁多,是寄生虫病严重流行的国家之一。寄生虫病是我国长期存在的重要公共卫生问题。随着全球化、经济一体化的发展,以及科学技术的迅猛发展,人类的生存环境和人类的行为都在发生着深刻的改变,对传染病的发生和流行产生了巨大影响,表现为"新传染病不断出现,旧传染病死灰复燃",重新对人类构成威胁。由于寄生虫病患者致残或致死的主要原因与并发症相关,对并发症早期诊断和鉴别 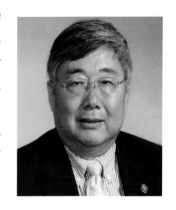 诊断是决定寄生虫病患者生存质量和延长生命的关键问题,而影像检查技术是并发症诊断和鉴别诊断的重要环节。

目前,在李宏军教授的主持下,系列出版了《实用传染病影像学》(中英文版)等研究专著之后,应广大读者需要和临床需求,整合全国专家和临床资源,又编写了《寄生虫病影像学》,全面系统地介绍了各类寄生虫病影像学的基本理论和典型病例,贴近临床。

该书从设计到成稿先后3次召集编委会委员集中写作培训,抽调专人组织团队,倾注大量精力归纳撰写。历时2年余,全书涵盖2篇10章,30余万字,500余幅图片,内容丰富,语言简洁,层次分明,查阅方便,展示了寄生虫病影像学的主要特征,为寄生虫病相关性疾病的诊断和疗效评估带来重要价值。这些宝贵的临床一手资料为我国寄生虫病影像学的进一步研究打下了坚实的基础,为我国医学影像学拓展了一个新的领域,是我国医学影像学的补充和完善,也是预防、医疗、研究上的重要参考书。

该书倾注了作者的大量心血和智慧,其内容丰富、全面、系统、翔实,插图清晰,图文并茂,贴近临床,可读性强,有助于普及和提高对寄生虫病的认知能力,有助于同道学术交流,推动寄生虫病防治事业的进步和发展,故欣然为该书作序。

中华医学会副会长
2015 年 7 月 15 日

序　二

在世界范围内，寄生虫所引起的疾病不仅影响患者的健康和生活质量，而且造成社会经济发展的巨大损失。目前，随着影像学技术的飞速发展，新方法、新理论不断涌现，但国内外尚无全面、系统阐述寄生虫病影像学改变的专著，没有体现出影像学对寄生虫病诊断的价值及最新、最前沿的影像技术在寄生虫病诊断中的应用。针对上述情况，主编李宏军教授协同全国几十所医院的医学影像科教授，整合多中心资源，系统归纳寄生虫病的疾病谱，共同编写了《寄生虫病影像学》一书，该书将填补国内外寄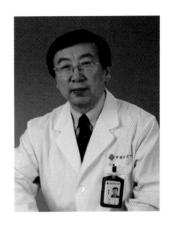生虫病影像学领域的空白。全书以病例为切入点，针对每种疾病的病因、病理、临床表现、影像学表现、鉴别诊断进行描述，最后结合作者的体会做出评述。旨在全面、系统地阐述常见寄生虫病及相关并发症的影像改变，为影像科及临床科室医师提供指导和参考。

全书共 2 篇 10 章，30 余万字，附图 500 余幅，内容丰富、翔实。相信该书的出版一定会对我国寄生虫病的防治及影像学事业的发展起到积极的推动作用。

中国医科大学医学影像研究所所长
中华医学会放射学分会主任委员
2015 年 7 月 16 日

序 三

我国是寄生虫病流行严重的发展中国家,虽然经60多年的积极努力,我国寄生虫病防治工作取得了显著成绩,但由于地域宽广、社会经济发展水平不一等因素的影响,各地寄生虫病流行程度和防治情况等差异较大。由于寄生虫病患者致残或致死的主要原因与并发症相关,因此对并发症早期诊断和鉴别诊断是决定寄生虫病患者的生存质量和延长生命的关键问题,而影像检查技术是并发症诊断和鉴别诊断的重要环节。

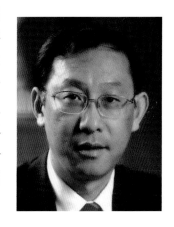

该书从设计到成稿历时2年余,抽调专人协调,倾注大量精力,整合国内外相关资源,归纳撰写。全书涵盖2篇10章,30余万字,500余幅图片,内容包括寄生虫病的基础理论及影像学各论,采用病例引导的方式并展开讨论,具有查阅方便的特点;全书展示了寄生虫病的主要影像学特征,对寄生虫相关性疾病的诊断和疗效评估具有重要价值。

寄生虫病影像学呈现给国内外临床与影像界同仁一个新的视野,为我国医学影像学拓展了一个新的领域,是我国医学影像学的补充和完善,是有关寄生虫病预防、医疗、研究的重要参考书。在此为我国学者在寄生虫病影像学方面所做出的努力和取得的成绩甚感欣慰,并特为该书作序。

《中华放射学杂志》总编辑

中华医学会放射学分会前任主任委员

2015 年 7 月 16 日

序　四

寄生虫病是一些寄生虫寄生在人和动物的身体内所引起的疾病,是世界上分布广、种类多、危害严重的一类疾病。在世界范围内,寄生虫所引起的疾病一直是普遍存在的公共卫生问题。

遵照循证医学理念的影像检查技术是寄生虫相关疾病诊断和疗效评估的重要手段,是传染病防治的重要环节。《寄生虫病影像学》一书的出版弥补了该领域的空白。

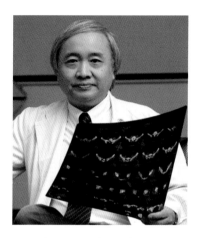

全书涵盖 2 篇 10 章,30 余万字,500 余幅图片,内容层次分明,查阅方便;为我国医学影像学拓展了一个新的领域,是我国医学影像学的补充和完善,也是有关寄生虫病预防、医疗、研究方面的重要参考书。

中华医学会放射学分会候任主任委员

2015 年 7 月 16 日

前　言

　　寄生虫病影像学是研究由寄生于人体的原虫、蠕虫、节肢动物及环节动物、软体动物等所致的感染性疾病的影像学特征及演变规律的学科。

　　我国地域辽阔，气候与地理环境复杂，寄生虫病种类繁多，是寄生虫病严重流行的国家之一。寄生虫病是我国长期存在的重要公共卫生问题。随着全球化、经济一体化的发展，以及科学技术的迅猛发展，人类的生存环境和人类的行为都在发生着深刻的改变，对传染病的发生和流行产生了巨大影响，表现为"新传染病不断出现，旧传染病死灰复燃"，重新对人类构成威胁。既往不被人们重视的传染病防治工作现引起人们的高度重视。由于传染病患者致死的主要原因与并发症的发生密切相关，对并发症早期诊断和鉴别诊断是决定传染患者的生存质量和延长生命的关键问题，而CT、X线、MR等影像检查是并发症诊断和鉴别诊断的重要手段，是关系着寄生虫病防治效果的重要环节。寄生虫病影像学系统理论、技术规范、诊断指南的缺失及临床迫切需求是亟待研究及编写这本著作的主要原因。

　　寄生虫病影像学知识的普及早已经不再局限于传染病专科医院，综合医院放射科也面临着一项新的学科知识普及教育——传染病影像的诊断和鉴别诊断。

　　目前，国际上尚没有对寄生虫病临床影像学系统的研究，临床缺乏系统理论规范指导。以往的零星宝贵资料流失、散落，亟待征集、归纳、研究并编写专著，以弥补寄生虫病影像学系统理论缺项，这将推动寄生虫病相关并发症的规范诊断，提升对寄生虫病并发症的诊断和鉴别诊断的认识，提高传染病并发症的防治效果，对改善传染病患者生存质量和延长生命具有重要意义。作者整合了全国知名专家和临床资源，多中心研究，编写了一本具有里程碑性质的寄生虫病临床影像学专著，以期填补国际上寄生虫病影像学系统理论缺项，丰富和发展医学影像学内涵。

　　本书融合中西方图书编写风格特点，采用病例引导式的写作方法，简明扼要地论述论证，图文并茂，希望达到入选经典病例、编纂经典著作的效果。

　　主要特色：本书共2篇10章，500余幅图片，贴近临床，实用性、可参考性强，适合高、中、低层次医务工作者阅读。95%的影像学资料系首次展示，拥有独立完整的知识产权。

本书的出版奠定了寄生虫病临床影像学的研究基础,开创了新的领域,是医学影像学的发展、完善。

我国放射界前辈刘玉清院士在看到我们已经出版的传染病影像学系列专著之后,非常高兴,并表示这是我国传染病影像学的最大进步,开创了医学影像学的新领域,丰富和发展了医学影像学内涵。

学科发展的过程也是人们逐步认识、完善的过程,故偏失在所难免,敬请同道不吝赐教,以期日臻完善。

本书的编写得到北京市医院管理局临床医学发展专项经费(项目号: ZYLX201511)的资助。

2015 年 7 月 8 日

目　　录

第一篇　寄生虫病基础理论

寄生虫病(parasitic disease)是由寄生于人体的原虫、蠕虫、节肢动物及环节动物、软体动物等所致的感染性疾病。寄生虫病主要流行于气候温暖、潮湿的热带、亚热带及温带地区。特别是广大发展中国家,寄生虫病流行广泛,严重威胁着人类的健康和生命。由联合国儿童基金会、联合国开发计划署、世界银行、世界卫生组织联合倡议的热带病特别规划在全球范围内重点防治的十大热带病中,除麻风病、结核病和登革热外,其余7种都是寄生虫病,即疟疾、血吸虫病、淋巴丝虫病、盘尾丝虫病、利什曼病(leishmaniasis)、非洲锥虫病和恰加斯病。

寄生虫病的危害是一个普遍存在的公共卫生问题。在经济发达国家,某些寄生虫病流行也很广泛。我国幅员辽阔,地跨寒、温、热三带,自然条件千差万别。《一九五六年到一九六七年全国农业发展纲要》中提出要消灭的"五大寄生虫病"——血吸虫病、疟疾、丝虫病、黑热病、钩虫病曾夺去成千上万人的生命。新中国成立后,经过不懈努力,我国在控制寄生虫病流行方面取得了举世瞩目的成绩。目前,寄生虫病对民众健康仍然是巨大的威胁。并且随着社会发展,人们生产环境、生活方式的改变,交通的发达及人员流动性的增加,寄生虫病的流行呈现出一些新的态势。另外,由于器官移植病例增多、肿瘤患者增加、免疫抑制剂的使用增多、艾滋病的流行等,造成免疫功能缺陷或低下的人群扩大,机会致病寄生虫变得愈加重要,原本处于隐性感染的机会致病寄生虫如弓形虫、隐孢子虫等孢球虫、圆孢子虫、粪类圆线虫等的发病率逐渐攀升。

自然因素的变化对寄生虫分布及流行也具有重要影响,由于二氧化碳温室效应,全球气温逐渐升高,按蚊和其他媒介昆虫分布区也会扩大,另据推测血吸虫病、锥虫病、登革热和黄热病流行也将会加剧。面对各种寄生虫病患者,首先要做出正确的诊断,最大限度地减轻寄生虫病给患者带来的痛苦,这正是组织编写本书的初衷。

第一章　寄生虫病病原学

一、寄生虫与宿主的概念

寄生虫病的病原是一类过寄生生活的生物。寄生生活是自然界中生物与生物之间共同生活在一起相互关系的一种类型。在这种关系中，包括寄生物（parasite）和宿主（host）两个方面。寄生物暂时或永久地寄生在宿主的体内或体表，并从宿主取得其所需要的营养物质而损害对方，是"受益"的一方。宿主为寄生物提供营养物质及所需要的居住场所，是"受害"一方。寄生物是危害人畜健康的病原生物，包括病毒、立克次体、细菌、真菌、原虫、蠕虫和节肢动物。过寄生生活的单细胞原生生物和多细胞的无脊椎动物的动物性寄生物，称为寄生虫。

二、寄生虫与宿主的类别

（一）寄生虫的类别

根据寄生虫与宿主关系的历史过程的长短、相互间适应的程度，以及特定的生态环境差别等因素，形成了寄生虫类别的多样化，主要有下列几类。

1. 专性寄生虫（obligatory parasite）　生活史的各个阶段都营寄生生活，如旋毛虫、绦虫，有些蠕虫，其虫卵或幼虫阶段在外界营自生生活，但感染性阶段必须在宿主体内营寄生生活，才能由幼虫发育为成虫，如蛔虫、钩虫。

2. 兼性寄生虫（facultative parasite）　成虫和幼虫时期，既可在外界环境营自生生活并完成生活史，又能在宿主体内营寄生生活，如粪类圆线虫。

3. 偶然寄生虫（accidental parasite）　寄生虫生活史感染阶段偶然机会进入非正常宿主体内寄生，如某些蝇蛆进入人体内器官、腔道寄生。

4. 机会致病寄生虫（opportunistic parasite）　某些寄生虫，在宿主体内通常处于隐性感染状态，不表现明显致病性，但当宿主免疫力下降时，如艾滋病患者、长期应用激素或抗肿瘤药物的患者，可出现异常增殖、致病力增强，使患者表现明显的临床症状和体征，严重者可致死，如弓形虫、隐孢子虫。

5. 体外寄生虫（ectoparasite）　永久寄生在宿主体表的寄生虫，如虱子；又如蚊、臭虫、蜱类等只在宿主体表短暂吸血，饱食后离开。这类体外寄生虫，也称暂时性寄生虫（temporary parasite）。

6. 体内寄生虫（endoparasite）　寄生在宿主的肠道、器官、组织、血液和细胞内的寄生虫，如阴道毛滴虫、血吸虫、疟原虫等。

（二）宿主的类别

1. 终宿主（definitive host）　寄生虫成虫或有性生殖阶段寄生的宿主，如人是肺吸虫

（卫氏并殖吸虫）的终宿主。

2. 中间宿主（intermediate host） 寄生虫幼虫时期或无性生殖阶段寄生的宿主。若有两个以上中间宿主，可按寄生先后分为第一、第二中间宿主。例如，川卷螺是肺吸虫的第一中间宿主，石蟹是其第二中间宿主。

3. 保虫宿主（reservoir host） 某些动物可作为在人体内寄生阶段的寄生宿主，如犬、猫可作为肺吸虫成虫的寄生宿主。在寄生虫病的流行病学上，称这些动物为人体肺吸虫的保虫宿主，也称储蓄宿主。

4. 转续宿主（paratenic host, transport host） 某些寄生虫的幼虫侵入非正常宿主，不能继续发育为成虫，长期保持幼虫状态，当此幼虫期有机会再进入正常终宿主体内后，才可能继续发育为成虫，这种非正常宿主称为转续宿主，如野猪、鸡、鸭可作为肺吸虫转续宿主。

三、寄生虫生活史

寄生虫生活史（life cycle of parasite）是指寄生虫完成一代的生长、发育和繁殖的整个过程。包括：寄生虫感染阶段侵入宿主的途径，在宿主体内移行和正常寄生部位，离开宿主机体的方式，以及发育过程所需的宿主种类和环境条件等。

（一）寄生虫感染途径

寄生虫在侵入人或脊椎动物宿主的体内之前，必须发育至感染阶段，即具有在宿主体内继续生存、发育和繁殖的能力。不同种类寄生虫，其感染阶段各异，进入宿主的途径也不同。主要包括以下几种。

1. 经口感染 感染期的寄生虫可随食物、饮水、污染的手指或其他物体等，经口进入人体，这是最常见的感染途径。如吞食感染性虫卵，吃未经煮透的含有华支睾吸虫囊蚴的淡水鱼和含有囊尾蚴的猪肉，会分别感染蛔虫、蛲虫、肝吸虫和猪带绦虫与弓形虫。

2. 经皮肤感染 人体接触污染有钩虫丝状蚴的土壤或日本血吸虫尾蚴的水体，它们可直接主动经皮肤侵入人体。

3. 媒介昆虫传播经皮肤感染 寄生虫在媒介昆虫体内发育到感染阶段，由虫媒叮刺吸血经皮肤感染人体，如疟原虫的子孢子和丝虫的丝状蚴由不同蚊虫刺叮时经人皮肤伤口入人体。

4. 接触感染 寄生虫感染阶段在人体的口腔、阴道或体表，人体因相互直接或间接接触而感染，如齿龈内阿米巴、阴道毛滴虫、疥螨等。

5. 吸入感染 灰尘中存在感染性蛲虫卵，可由吸入而经咽吞咽感染。

6. 输血感染 人体疟原虫的红细胞内无性期，可经输血感染。

7. 逆行感染 蛲虫在患者肛周产卵，可能在几小时后在肛周孵出幼虫，随后幼虫又经患者肛门进入肠内，以发育至成虫。

（二）寄生虫寄生部位

寄生虫进入宿主体后，有的直接到达寄生部位，如蛲虫的含蚴虫的感染性虫卵，猪带绦虫的囊尾蚴，被人吞食后可直接在肠内发育成虫并寄生，有的寄生虫则需要经一定程序进行体内移行,如蛔虫、钩虫的幼虫从一个器官到另一器官,最后到正常的寄生部位寄生。体内寄生虫的寄生部位可粗分为血管内、淋巴管内、血液或体液内、细胞内、组织内、呼吸道、胃肠道、腔道及其他器官内等。在宿主体内,有的寄生虫的寄生部位比较专一,有的则可在多种器官组织中正常寄生。各种寄生虫在宿主体内的固需寄生部位是在演化过程中,寄生虫与宿主之间长期相互适应的结果。

(三)寄生虫生殖方式

寄生虫到达其寄生部位后,继续发育到成熟时期,便开始进行繁衍后代,寄生虫的生殖方式多样化,随种类不同而异。

1. 无性生殖(asexual reproduction) 是寄生原虫常见的生殖方式。包括:二分裂,如阿米巴滋养体、利什曼原虫;多分裂,如疟原虫的裂体增殖;出芽生殖,如弓形虫滋养体的内二芽殖。有些蠕虫幼虫时期以多胚生殖繁殖后代,也就是幼虫时期以无性生殖方式繁殖,又称蚴体增殖。

2. 有性生殖(sexual reproduction) 是蠕虫常见的生殖方式。雌雄成虫交配,雌性产卵或幼虫。多数蠕虫的虫卵或幼虫在外界环境(土壤或中间宿主)的所需条件下发育到成熟阶段,再进入宿主体内发育到成虫。

3. 世代交替(alternation generation) 有些寄生虫的生活史需经无性生殖和有性生殖两种生活方式才能完成一代生活史,即无性生殖世代和有性生殖世代交替进行,称为世代交替。如疟原虫、弓形虫、吸虫类。

四、寄生虫的营养与代谢

体内寄生虫在其生活史全部或是大部分发育过程所处的环境,是宿主机体的理化环境,所以,寄生虫的营养代谢依赖于宿主,而且存在不同程度的相互作用。

(一)营养

寄生虫的营养物质来源于宿主肠内的已消化和半消化的物质。营养物质的摄取,一是通过暂时或永久形成的形态学上的专门结构将食物摄入体内,如原虫的伪足、胞口、胞咽、微胞口等细胞器;一是直接通过细胞膜摄食如原虫,绦虫无消化道则通过体壁的皮层摄取营养,多数吸虫消化道不完整,也依靠体壁的体被获得营养。

(二)代谢

1. 能量代谢 寄生虫获得能量来源主要是通过有氧代谢和无氧代谢两种途径。有氧代谢能使代谢产物完全氧化,获得能量较多;无氧代谢,亦称葡萄糖代谢,葡萄糖经无氧酵解产生乳酸、丙酮酸等,获得能量较少。乳酸常可被宿主利用合成糖原,最后再将它氧化为二氧化碳和水。

2. 糖代谢 有 3 条途径,无氧糖酵解代谢、三羧酸循环有氧代谢及磷酸戊糖代谢支路。多种寄生虫,特别是消化道内寄生虫,生活在无氧或低氧环境中,糖酵解是其主要的能量来源。如溶组织内阿米巴体内存在淀粉酶,它可将虫体储存的淀粉分解成葡萄糖,最后通过酵解产生能量。有的绦虫幼虫期体内储存有大糖原，可通过糖酵解及三羧酸循环获得能量；所有线虫均可使葡萄糖或糖原经酵解转化为丙酮酸，然后还原为乳酸或产生乙酰辅酶A，再进入三羧酸循环的代谢过程。

3. 蛋白质与氨基酸代谢　寄生虫在得不到糖类营养物质时可通过蛋白质代谢获得能量。实验证明，在缺少糖类时许多寄生虫产生的氨的量增加了，提示这时蛋白质分解代谢是活跃的。寄生虫从宿主机体获得氨基酸进入代谢库，可以用来合成各种组织或参加代谢，代谢库的氨基酸多数进入一般蛋白质代谢途径，在一般蛋白质代谢中的产物是氨、尿素、尿酸，这些产物多具有毒性，对寄生虫病的病理作用是很重要的。

4. 脂类代谢　寄生虫脂类包括甘油酯、游离脂肪酸、磷脂 3 类。

五、寄生虫的分类

世界上现存的动物种类有 150 万~450 万种，而被描述和分类的种类已超过 100 万种，寄生性的原虫、蠕虫和节肢动物的物种数量也极可观。根据动物分类系统，寄生虫主要集中在动物界的扁形动物门、线形动物门、棘头动物门、节肢动物门与原生动物亚界的肉足鞭毛门、顶复门和纤毛门。

目前的动物分类系统有界、门、纲、目、科、属、种 7 个阶元，此外还有亚门、亚纲、亚目及总纲、总目等中间阶元。

界（Kingdom）——动物界（Animalia）

亚界（Subkingdom）——原生动物亚界（Protozoa）

门（Phylum）——肉足鞭毛门（Sarcomastigophora）

纲（Class）——根足虫纲（Rhizopodea）

亚纲（Subclass）——根足虫亚纲（Rhizopoda）

目（Order）——阿米巴目（Amoebina）

科（Family）——内阿米巴科（Entamoebidae）

属（Genus）——内阿米巴属（*Entamoeba*）

种（Species）——溶组织内阿米巴（*Entamoeba histolytica*）

寄生虫的命名采用二名制，即一种寄生虫的"学名"，包括属名与种名，有时种名之后还有亚种名。种名或亚种之后是命名者的姓与命名年份（论文正式发表年份）。学名在印刷文件上要用斜体字。

第二章　寄生虫病病理生理学

宿主感染寄生虫后可以表现为无明显症状和体征的状态,称寄生虫感染(parasitic infection),或有明显的临床表现,称为寄生虫病(parasitic disease)。宿主感染寄生虫后出现不同的临床表现和宿主与寄生虫在共进化过程中相互适应的程度有关,涉及的因素包括寄生虫虫种的毒力、寄生虫的数量、寄生虫逃避宿主反应的能力,以及宿主的营养和免疫状态等。寄生虫病的反应可以是全身性或播散性的,也可以是寄生虫寄生的器官或组织的局部反应。一般来说,原虫感染引起全身反应较蠕虫感染更多见,局部反应通常由寄生虫寄生的器官或组织的坏死和炎症、伴有脓肿或肉芽肿形成所致。

一、寄生虫病最常见的症状和体征

1. 发热　发热是许多寄生虫病最常见的症状。发热的高低和持续时间通常和寄生虫种株特性、虫荷数,以及机体的免疫力相关。如疟疾发作是因为裂殖体成熟破裂,积聚在红细胞内的疟原虫裂殖子及其代谢产物随同红细胞碎片一起进入血流引起异性蛋白反应,其发作与疟原虫红内期裂体增殖时间一致。

2. 贫血　可引起机体贫血的寄生虫有多种,其引起贫血的机制也不同。钩虫成虫寄生于小肠不断吸血,致患者慢性失血,且因铁和蛋白质不断耗损而导致贫血,呈低色素小细胞型贫血;疟原虫寄生并破坏红细胞,导致脾功能亢进,骨髓造血功能受抑制,通过免疫机制引起的红细胞溶血等原因而致贫血;杜氏利什曼原虫寄生脾内巨噬细胞,致单核-巨噬细胞系统增生,引起脾功能亢进,以及通过免疫机制引起的红细胞溶血等原因导致贫血。

3. 腹泻　腹泻是寄生虫感染的常见主要症状之一。寄生虫引起腹泻的机制有寄生虫在寄生部位机械性损伤所引起,虫体代谢、分泌产物的毒性作用及诱导宿主产生的变态反应。寄生虫性腹泻通常有多种机制参与,大多是在肠道局部发生病变的基础上伴有功能失调所引起的。

4. 过敏反应　过敏反应是寄生虫感染后宿主常见的一类变态反应。寄生虫的变应原刺激机体产生特异性 IgE 抗体,IgE 与靶细胞有亲和性,吸附在肥大细胞和嗜碱粒细胞表面。当相同过敏原再次进入机体后,与 IgE 抗体结合,使肥大细胞、嗜碱粒细胞产生脱颗粒变化,从颗粒中释放组胺、肝素、蛋白水解酶、趋化因子等而引起过敏性休克。

5. 营养不良与发育障碍　寄生虫依附于宿主,直接或间接地从宿主的食物、代谢产物或组织中摄取营养,以维持其生长、发育与繁殖。宿主营养物质被大量消耗,对于感染前营养状况良好的人来说,影响可能还不十分明显,但对于营养状况原来较差者来说,常可引起营养不良或恶性营养不良,甚至低蛋白血症。某些寄生虫感染还可以引起特殊营养素缺乏,如阔节裂头绦虫感染可致维生素 B_{12} 缺乏,影响患者造血功能而致恶性贫血。

6. 肝脾大及其他肝损伤　肝大是寄生虫性肝损伤常见的体征,如日本血吸虫急性虫卵肉芽肿形成时,肝脏常呈急性炎症性肿大并伴显著触痛。寄生于肝胆管内的华支睾吸虫也引起以左叶为主的肝肿大及胆汁淤滞相关的症状和体征。溶组织阿米巴引起的肝阿米巴病是肠阿米巴病常见而严重的并发症,以脓肿形成为特征,起病缓慢,肝大伴肝区疼痛,并伴有长期和不规则发热、贫血和营养不良等。细粒棘球蚴病和泡状棘球蚴病统称肝包虫病,也是肝脏寄生虫性占位病变。寄生虫引起脾脏损害包括直接寄生于脾脏,破坏脾脏正常组织结构,如脾包虫病、脾微丝蚴性肉芽肿等;寄生虫感染造成门静脉高压,使脾静脉回流受阻,充血,组织增生和纤维化导致脾脏损伤。

7. 中枢神经系统(central nervous system,CNS)**损害** 某些寄生原虫和蠕虫生活史某一阶段可侵犯脑及脊髓而致患者出现中枢神经系统损害。寄生虫性 CNS 损害大致可分为 3 种类型:占位性病变,如阿米巴性脑脓肿、猪囊尾蚴病、脑型血吸虫病等;脑炎或脑膜炎;一些蠕虫幼虫移行至脑部,还可引起以嗜酸粒细胞浸润为主的炎症,称嗜酸粒细胞性脑膜炎或脑膜脑炎。

二、机会性致病寄生虫感染

人体机体抵抗力下降或免疫功能不全时,如艾滋病患者、长期使用激素或抗肿瘤药物的患者,寄生虫的增殖力和致病力大大增强,患者出现明显的临床症状和体征,常常恶化,严重者可致死亡。这类寄生虫通常被称为机会性致病寄生虫,主要有耶氏肺孢子虫、隐孢子虫、弓形虫、等孢球虫、粪类圆线虫等。

1. 肺孢子虫病 耶氏肺孢子虫人体感染几乎遍及世界各地,绝大多数以隐性感染存在。自从发现艾滋病以来,肺孢子虫病例大大增加,患者人群及其地理分布与艾滋病一致,是艾滋病最常见的机会感染。艾滋病并发肺孢子虫病患者主要表现为全身不适、干咳、体重减轻、进行性呼吸困难和发热,眼底视网膜可见特征性"絮状"斑点,病情进一步发展可出现通气减弱及呼吸窘迫综合征,呈现间质性肺炎特点,肺活量减少,一氧化碳扩散能力降低和气流率增加,最后可发展为肺源性心脏病,死于呼吸衰竭。

2. 弓形虫病 弓形虫病为世界性分布的人畜共患寄生虫病。其病原体是刚地弓形虫,是艾滋病患者最常见的机会性寄生虫病之一,感染率约为 40%。临床表现为脑炎、脑膜脑炎,患者常可出现癫痫、偏瘫和精神异常,多在数月内死亡。感染部位是眼和肺,眼部以视网膜脉络膜炎为多见,常为双侧性。此外,患者还可伴有全身反应和多器官损害。

3. 等孢球虫病 引起人体等孢球虫病的主要是贝氏等孢球虫,寄生于肠上皮细胞质内,宿主通过食入成熟卵囊而感染。发病具有一定地方性,在非洲流行比较广泛。感染球虫后可致重度腹泻、胃肠炎、恶心、厌食,甚至弥漫性腹后痛,也可致长期慢性腹泻和体重下降等,少数病例可伴有球虫性肺部感染。

三、寄生虫感染与肿瘤

1898 年金森首先报道血吸虫病并发直肠癌,其后,寄生虫病与肿瘤发生的相关性开始受到关注。文献报道,日本血吸虫病并发大肠癌、肝癌、胃癌、乳腺癌,埃及血吸虫病并发膀胱癌、宫颈癌,曼氏血吸虫病并发脾滤泡性淋巴瘤、肝癌、前列腺癌、宫颈癌等,肝吸虫感染并发胆管癌,后睾吸虫病并发胆管癌,丝虫病并发淋巴瘤,阿米巴病并发大肠癌,疟疾并发男性鼻咽癌,阴道滴虫感染并发宫颈癌等。已有实验表明,寄生虫病在以下几个方面与肿瘤发生相关:引起炎症反应与细胞增生,引起染色体异常,引起DNA甲基化损伤及修复功能降低,引起基因突变和免疫功能抑制。但是由于寄生虫种系繁多,寄生虫病分布广泛,关于寄生虫病与肿瘤的相关性有待进一步研究。

第三章　寄生虫病的发病机制

寄生虫感染的致病作用因寄生虫虫种、寄生的数量、寄生虫与宿主之间相互适应的程度及宿主机体反应的不同而异。寄生虫造成的损害可以局限在寄居部位,也可以扩展到宿主的其他部位。损伤的方式包括:机械损伤、夺取营养、毒素作用、宿主组织对寄生虫刺激的反应和过敏反应,以及寄生虫寄生为别的病原体入侵宿主打开了通路等。

一、机械性损伤

机械性损伤是指寄生虫感染宿主过程中宿主的细胞、组织或器官因寄生虫的机械作用而遭到破坏或损伤。侵入宿主皮肤损害,如疥螨病的螨虫、蝇幼虫等侵入皮肤,可引起皮肤局部损伤;又如血吸虫尾蚴穿过皮肤可引起皮炎,局部出现点状丘疹和瘙痒,是一种速发型和迟发型变态反应;常见的钩虫病,钩蚴钻入皮肤后,数十分钟内患者局部皮肤即可有针刺、烧灼和奇痒感,进而出现充血斑点和丘疹,随着时间的延长局部出现红肿及水疱,称钩蚴性皮炎。幼虫在宿主内移行时,如蛔虫、钩虫的幼虫,所经过的器官(特别是肺),会穿破肺的毛细血管,出现血管炎,毛细血管栓塞、破裂,产生局部细胞浸润和点状出血、重度感染时,可出现肺出血,肺水肿,并且有可能引起继发性细菌感染。尤其是寄生虫个体较大,数量较多时,其危害相当严重,如细粒棘球绦虫的幼虫寄生在宿主肝内,起初没有明显症状,以后逐渐长大,压迫肝组织及腹腔其他脏器,出现明显压迫和刺激症状。棘球蚴寄生在骨骼称骨棘球蚴病,常发生于骨盆、椎体的中心和长骨的干骺端,可破坏骨质,易造成骨折或骨碎裂。

寄生于腔道的寄生虫,数量多时可引起管腔梗阻。如蛔虫成虫寄生于肠腔,容易钻入开口于肠壁上的各种管道,如胆道、胰管、阑尾等,引起胆道蛔虫症、蛔虫性胰腺炎、阑尾炎等。

二、夺取营养与发育障碍

寄生虫在宿主体内生长、发育和繁殖所需要的营养物质均来源于宿主,寄生虫的数量越多,被夺取的营养也就越多,如大型寄生虫蛔虫以人体肠腔内半消化物为食,其代谢产物具有毒性刺激性,不但夺取营养而且损伤肠黏膜,造成食物的消化和吸收障碍,导致宿主营养不良。钩虫对人体的危害主要是由于成虫的吸血活动。致使患者长期慢性失血,蛋白质和铁不断耗损而导致贫血。钩虫吸血时,咬附肠黏膜伤口不断渗血,同时,虫体经常更换咬附部位,原伤口在凝血前仍可继续渗出血液,加重了贫血。寄生于人体上消化道的细小原虫贾第虫可通过不同途径来影响宿主,其滋养体腹面前半部向内凹陷形成吸盘状陷窝,借此吸附在宿主小肠上皮细胞表面,当大量寄生时,它们覆盖广泛的小肠吸收面,干扰了宿主的营养吸收,营养物质大量流失,造成营养不良。

三、毒 素 作 用

许多种类的寄生虫可产生有毒物质,可通过不同途径作用和损伤宿主,如寄生虫的分泌物、排泄物和死亡虫体的分解物对宿主均有毒性作用。常见的溶组织内阿米巴原虫寄生于人的肠道回盲部,当侵入肠黏膜和肝脏时,可分泌溶组织酶,溶解组织和细胞,它不仅获取营养,而且侵入组织,造成坏死,引起宿主肠壁溃疡和肝脓肿。枯氏锥虫是一种血鞭毛原虫,可以大量寄生于宿主的平滑肌和心肌细胞,释放毒害神经物质,并吸附于自主神经节细胞,损坏控制肌肉运动和心脏收缩功能的神经,最后引起心肌炎及食管与结肠的肥大和扩张。在我国曾经广泛流行的斑氏丝虫和马来丝虫引起的丝虫病,其成虫寄生在人体淋巴系统,产出许多微丝蚴,移行于外周血液中,成虫死后裂解产生大量有毒物质,刺激引起淋巴管炎,随后增生和阻塞,斑氏丝虫病患者泌尿系统及腹部淋巴管阻塞可发生乳糜尿等,而马来丝虫病患者浅部淋巴管阻塞,导致局部组织肿胀、增厚,最后出现局部皮肤和组织“象皮”病。

四、炎症与变态反应

寄生虫的排泄物,分泌物或脱落物具有抗原性,刺激机体产生特异抗体和致敏淋巴细胞,使机体处于免疫状态。当机体受同一抗原物质再次刺激后,产生一种异常或病理性免疫反应,称超敏反应(hypersensitivity reaction)或变态反应(allergy)。变态反应与免疫反应本质上都是机体对某些抗原物质的特异性免疫应答,但前者主要表现为组织损伤和生理功能紊乱;后者主要表现为生理性防御效应,对机体有利。变态反应产生的机制主要涉及两方面因素:一是物质的刺激,是诱导抗体产生过敏反应的先决条件;二是机体的反应性,发生过敏反应者只是少数,这些人在临床上称为过敏体质者。根据过敏反应发生的机制和临床特点,将其分为Ⅰ、Ⅱ、Ⅲ、Ⅳ 4型,依次分别称为:速发型(immediate type)过敏反应、细胞毒型(cytotoxic type)过敏反应、免疫复合物型(immune complex type)过敏反应和迟发型(delayed type)过敏反应。

参 考 文 献

陈金富,刘友尧,戴庆孙,等.1996.溶组织内阿米巴的酶类及其解毒作用.中国寄生虫病防治杂志,9(1):40

贾尚春.2004.全球气候变暖对疟疾传播的潜在影响.中国寄生虫病防治杂志,17(1):63~64

全国人体重要寄生虫病现状调查办公室.2005.全国人体重要寄生虫病现状调查报告.中国寄生虫学与寄生虫病杂志,23(5):332~340

伍卫平,孙德建.2005.全球消除淋巴丝虫病工作进展.中国寄生虫病防治杂志,18(1):64~66

许隆祺,余森海,徐淑惠.2000.中国人体寄生虫分布与危害.北京:人民卫生出版社

郑珊珊.1998.超敏反应.见:龙振洲主编.医学免疫学.北京:人民卫生出版社,152

周水森,袁王漪,袁房文,等.2008.2007年全国疟疾形势.中国寄生虫学与寄生虫病杂志,26(6):401~403

周晓农,汪天平,王立英,等.2004.中国血吸虫病流行现状分析.中华流行病学杂志,25(7):555~558

Bowles J,Blair D,McManus DP.1995. A molecular phylogeny of the human schistosomes. Mol Phylogenet Evol,4(2):103~109

Jelinek T,Schulte C,Behrens R,et al.2002. Imported Falciparum malaria in Europe:sentinel surveillance data from the European network on surveillance of imported infectious diseases. Clin Infect Dis,34(5):572~576

Rajan TV,Porte P,Yates JA,et al. 2009. Role of nitric oxide in host defense against an extracellular,metazoan parasite,Brugia malayi. Infect Immun,64(8):3351~3353

Vadas MA,David JR,Butterworth AE,et al. 1980. Functional studies on purifled eosinophils and neutrophils from Patients with Schistosoma mansoni infection. Clin Expl Immunol,39(3):683~694

WHO. 2010. Schistosomiasis and soil-transmitted helminth infections-preliminary estimates of the number of children treated with albendazole or mebendazole. Weekly Epidemiological Record,81(16):145~164

第四章　影像检查技术

第一节　X 线成像

一、X 线检查方法

X 线检查（X-ray examination）是影像诊断学中最传统、最普及和最重要的方法,自从1895 年德国物理学家伦琴发现 X 线以来,随着对 X 线特性的深入认识和 X 线机的改进,X线在临床各种疾病诊断中的作用越来越大。

X 线检查可以分为常规检查、特殊检查和造影检查 3 大类。

（一）常规检查

常规检查包括荧光透视和摄影。荧光透视简称透视。透视采用影像增强电视系统,其影像亮度明显增强,效果好。透视可转动患者体位,改变方向进行观察以了解器官的动态变化。迄今为止,X 线摄影仍然是应用最广泛的影像检查方法。其空间分辨力和密度分辨力均明显优于荧光透视。不仅使密度、厚度差别较大的组织显影,也能使密度、厚度差别较小的病变显影。不能反映动态变化是其主要缺点。

（二）特殊检查

特殊检查包括体层摄影、软线摄影、高电压摄影等,但很少应用。对于特殊的器官如乳腺的检查,利用软射线进行钼靶摄影。

（三）造影检查

目的是增加不同组织之间、正常组织与病理组织之间的密度差别。主要用于更好地显示那些缺乏自然对比的不同组织结构或病理改变,可将密度高于或低于该组织的一种物质引入组织内或其周围间隙,使之产生密度差别以在影像学上被识别。

二、X 线检查方法的选择

X 线检查方法的选择,应该在了解各种 X 线检查方法的适应证、禁忌证及优缺点的基础上,根据临床初步诊断和诊断需要来决定。一般应当选择安全、准确、简便而又经济的方法。

第二节　计算机断层成像

电子计算机体层摄影（computed tomography, CT）是电子计算机和 X 线相结合的一项诊断技术。

一、CT 图像特点

CT 图像是由一定数目的由黑到白不同灰度的像素按矩阵排列所构成。这些像素反映的是相应体素的 X 线吸收系数。不同 CT 装置所得图像的像素大小及数目不同,像素越小,数目越多,构成图像越细致,即空间分辨力(spatial resolution)越高。

CT 图像以不同的灰度来表示,反映器官和组织对 X 线的吸收程度,黑影表示低吸收区,即低密度区,如肺部;白影表示高吸收区,即高密度区,如骨骼。但与 X 线图像相比,CT 的密度分辨力(density resolution)较高,这是 CT 的突出优点。

二、CT 检查技术

(一) 平扫

平扫是指不用造影增强或造影的普通扫描。一般都是先行平扫。

(二) 造影增强扫描

静脉注射水溶性有机碘剂,血内碘浓度增高后,器官与病变内碘的浓度可产生差别,形成密度差,使病变显影更为清楚。

(三) 图像后处理技术

螺旋 CT 扫描时间与成像时间短,扫描范围长,层厚较薄,并可获得连续横断面数据,经过计算机后处理,可重组任意方位的二维、三维图像,CT 血管造影图像等。常用的技术有:

1. 再现技术 有 3 种,即表面再现、最大强度投影和容积再现技术。再现技术可获得 CT 的三维立体图像,使被检查器官的影像有立体感,通过旋转可在不同方位上观察。

2. 仿真内镜显示技术 仿真技术是一种计算机技术,它是与 CT 或 MRI 结合而开发出的仿真内镜功能。容积数据同计算机领域的虚拟相结合,如管腔导航技术或漫游技术可模拟内镜检查的过程,即从一端向另一端逐步显示管腔器官的内腔,行假彩色编码,使内腔显示更为逼真。包括仿真血管镜、仿真支气管镜、仿真喉镜、仿真胆管镜和仿真结肠镜等,效果较好。

3. CT 灌注成像 是经静脉团注有机水溶性碘对比剂后,对感兴趣的器官,如脑、肝、肾、心脏等,在固定的层面进行连续扫描,得到多帧图像,通过不同时间影像密度的变化,绘制出每个像素的时间-密度曲线,进而计算出对比剂到达病变的峰值时间、平均通过时间、局部血容量和局部血流量等参数,再经彩色编码处理可得 4 个参数图。分析这些参数与参数图可了解感兴趣区毛细血管血流动力学,即血流灌注情况。所以 CT 灌注是一种功能成像。

三、CT 诊断的临床应用

(一) 中枢神经系统的诊断

CT 检查对中枢神经系统疾病的诊断价值较高,应用较为普遍。对颅内肿瘤、脓肿与肉芽肿、寄生虫病、外伤性血肿与脑损伤、脑梗死与脑出血及椎管内肿瘤与椎间盘脱出等疾病诊断效果较好,诊断较为可靠。

(二) 头颈部疾病的诊断

CT检查对头颈部疾病的诊断也具有重要价值。例如,眶内占位病变、鼻窦早期癌、中耳小胆脂瘤、听骨破坏与脱位、内耳骨迷路的轻微破坏、耳先天发育异常及鼻咽癌的早期发现等。但明显病变,X线平片已可确诊者则无需CT检查。

(三) 胸部疾病的诊断

随着高分辨力CT的应用,CT对胸部疾病的诊断日益显示出优越性。通常采用造影增强扫描以明确纵隔和肺门有无肿块或淋巴结是否增大、支气管有无狭窄或阻塞,对原发和转移性纵隔肿瘤、淋巴结结核、中心型肺癌等的诊断均很有帮助。低辐射剂量扫描更可用于肺癌的普查,肺内间质、实质性病变也可以得到较好的显示。CT对平片检查较难显示的部分,如心脏、大血管重叠病变的显示,更具有优越性。对胸膜、膈、胸壁病变,也可清楚显示。

(四) 心脏及大血管疾病的诊断

心脏及大血管的CT检查,尤其是后者,具有重要意义。心脏方面主要是心包病变的诊断,心腔及心壁的显示。由于扫描时间一般长于心动周期,影响图像的清晰度,诊断价值有限。但对于冠状动脉和心瓣膜的钙化、大血管壁的钙化及动脉瘤改变等,CT检查可以很好显示。

(五) 腹部及盆部疾病的诊断

主要用于肝、胆、胰、脾、腹膜腔及腹膜后间隙及泌尿和生殖系统的疾病诊断,尤其是占位性病变、炎症性和外伤性病变等。CT检查对胃肠病变向腔外侵犯及邻近和远处转移等诊断也有很大价值。但是,胃肠管腔内病变情况仍主要依赖于钡剂造影和内镜检查及病理活检。

第三节　磁共振成像

磁共振成像(magnetic resonance imaging,MRI)是利用原子核在磁场内共振所产生信号经重建成像的一种成像技术。近年来,磁共振成像技术发展十分迅速,已日臻成熟完善,检查范围基本上覆盖了全身各系统,并在世界范围内推广应用。

一、MRI检查技术

MRI扫描技术有别于CT扫描,不仅要横断面图像,还常要矢状面和(或)冠状面图像,还需获得T_1WI和T_2WI,因此,需选择适当的脉冲序列和扫描参数。常用多层面、多回波的自旋回波(spin echo,SE)技术。扫描时间参数有回波时间(echo time,TE)和脉冲重复间隔时间(repetition time,TR)。使用短 TR 和短 TE 可得 T_1WI,而用长 TR 和长 TE 可得 T_2WI,时间以毫秒计。依 TE 的长短,T_2WI 又可分为重、中、轻 3 种。病变在不同 T_2WI 中信号强度的变化,有助于判断病变的性质。

MRI 常用的 SE 脉冲序列、扫描时间和成像时间均较长,为了克服 MRI 中 SE 脉冲序列成像速度慢、检查时间长这一主要缺点,近年来先后开发了梯度回波脉冲序列、快速自旋回波脉冲序列等成像技术,已取得重大成果并广泛应用于临床。此外,还开发了脂肪抑制、水抑制、磁共振血管造影等技术,进一步增加 MRI 信息。

(一) MRI 脂肪抑制技术

脂肪组织不仅质子密度较高,且 T_1 值很短,T_2 值较长,因此在 T_1WI 上呈现很高信号,在 T_2WI 呈现较高信号,在目前普遍采用的 SE T_2WI 图像上,其信号强度将进一步增高。脂肪组织的这些特性在一方面可能为病变的检出提供了很好的天然对比,如在皮下组织内或骨髓腔中生长一个肿瘤,那么在 T_1WI 上骨髓组织或皮下组织因富含脂肪而呈现很高信号,肿瘤由于 T_1 值明显长于脂肪组织而呈现相对较低信号,两者间形成很好的对比,因此非常容易检出病变。

从另外一个角度看,脂肪组织的这些特性也可能会降低 MR 图像的质量,从而影响病变的检出。因此 MRI 中脂肪抑制的主要意义在于:①减少运动伪影、化学位移伪影或其他相关伪影;②抑制脂肪组织信号,增加图像的组织对比;③增加增强扫描的效果;④鉴别病灶内是否含有脂肪,因为在 T_1WI 上除脂肪外,含蛋白的液体、出血均可表现为高信号,脂肪抑制技术可以判断是否含脂肪,为鉴别诊断提供信息。如肾脏含成熟脂肪组织的肿瘤常为血管平滑肌脂肪瘤,肝脏内具有脂肪变性的病变常为高分化肝细胞癌或肝细胞腺瘤等。

MRI 脂肪抑制技术多种多样,但总的来说主要基于两种机制:①脂肪和水的化学位移;②脂肪与其他组织的纵向弛豫差别。

针对上述脂肪组织的特性,MRI 可采用多种技术进行脂肪抑制。不同场强的 MRI 仪宜采用不同的技术,同一场强的扫描仪也可因检查的部位、目的或扫描序列的不同而采用不同的脂肪抑制技术。常用的脂肪抑制技术包括:①频率选择饱和法;②STIR 技术;③频率选择反转脉冲脂肪抑制技术;④Dixon 技术;⑤预饱和带技术等。

(二) MRI 化学位移成像技术(MRSI)

化学位移成像(chemical shift imaging)也称同相位(in phase)/反相位(out of phase)成像。其基于脂肪和水分子中质子的化学位移效应,利用核磁共振现象和化学位移作用,对特定原子核及其化合物进行分析,无损伤性地研究活体的生化代谢。MRSI 结合了 MRI 和波谱的优点,以波谱曲线的形式表示出 MRI 上感兴趣区内物质生化代谢的变化,得到解剖形态与生化改变综合诊断。

与普通 T_1WI(同相位图像)相比,反相位图像具有以下主要特点:①水脂混合组织信号明显衰减,其衰减程度一般超过频率选择饱和法脂肪抑制技术;②纯脂肪组织的信号没有明显衰减;③勾边效应。

目前临床上化学位移成像技术多用在腹部脏器中,主要用途有:①肾上腺病变的鉴别诊断:因为肾上腺腺瘤中常含有脂质,在反相位图像上信号强度常有明显降低,利用化学位移成像技术判断肾上腺结节是否为腺瘤的敏感性为 70%~80%,特异性高达 90%~95%;②脂肪肝的诊断与鉴别诊断:对于脂肪肝的诊断敏感性超过常规 MRI 和 CT;③判断肝脏局灶病灶内是否存在脂肪变性:因为肝脏局灶病变中发生脂肪变性者多为肝细胞腺瘤或高分化肝细胞癌;④其他:利用化学位移成像技术还有助于肾脏或肝脏血管平滑肌脂肪瘤的诊断和鉴别诊断。

(三) MR 水成像技术

随着 MR 技术的进步,MR 水成像(MR water imaging)技术近年来在临床上也得到广泛应用,为含水脏器的疾病提供了极有价值的诊断信息。

水成像技术的原理非常简单,主要是利用水的长 T_2 特性。人体的所有组织中,水样成分(如脑脊液、淋巴液、胆汁、胃肠液、尿液等)的 T_2 值远远大于其他组织。如果采用 T_2 权重很重 T_2WI 序列,即选择很长的 TE(如 500ms 以上),其他组织的横向磁化矢量几乎完全衰减,因而信号强度很低甚至几乎没有信号,而水样结构由于 T_2 值很长仍保持较大的横向磁化矢量,所采集的图像信号主要来自于水样结构。所以该技术称为水成像技术。

MR 水成像技术近年来得到较为广泛的应用,目前临床较为常用的水成像技术包括以下几种:

1. MR 胆胰成像(MR cholangiopancreatography,MRCP)　MR 胆胰成像是目前临床上最常用的水成像技术。主要适应证包括胆道结石、胆道肿瘤、胆道炎症、胰腺肿瘤、慢性胰腺炎、胆胰管变异或畸形等。

MRCP 可采用 GRE 序列或 FSE 类序列,在目前新型的 MRI 仪上多采用单次激发 FSE(SS-FSE)T_2WI 或半傅里叶采集单次激发快速自旋回波(HASTE)T_2WI 序列。目前常用的 MRCP 方式有三维或二维连续薄层扫描及二维厚层块投射扫描 2 种。

2. MR 尿路成像(MR urography,MRU)　MR 尿路成像也是临床常用的水成像技术之一,主要适应证包括:尿路结石、肾盂肾盏肿瘤、输尿管肿瘤、膀胱肿瘤、其他原因的尿路梗阻、泌尿系变异或畸形等。

MRU 所采用的序列、扫描技术与 MRCP 相仿,分析图像的注意事项也与 MRCP 一致。

3. MR 脊髓成像(MR myelography,MRM)　近年来在临床上应用逐渐增多,成像效果与脊髓碘造影相仿,与 MRI 结合现已经基本取代了脊髓碘造影。主要适应证包括:椎管内肿瘤、椎管畸形、脊神经鞘袖病变、脊柱退行性病变、脊柱外伤等。

4. MR 涎腺管造影　MR 涎腺管造影多用于腮腺导管病变的检查,常采用高分辨三维 True FISP 或三维 FSE 序列进行。

5. MR 内耳水成像　MR 内耳水成像借助于耳蜗及半规管内的淋巴液作为天然对比剂成像,主要用于膜迷路病变的检查。常采用高分辨三维 True FISP 序列或三维 FSE 序列进行。

(四) MR 血管成像技术

MR 血管成像(MR angiography,MRA)已经成为 MRI 检查的常规技术之一,与 DSA 相比具有无创、简便、费用低、一般无需对比剂等优点。目前临床常用的血管成像方法包括时间飞跃(time of fly,TOF)法、相位对比(phase contrast,PC)法和对比增强 MRA(contrast enhancement MRA,CE-MRA)3 种。

MRA 临床应用主要有以下几个方面：

1. 脑部或颈部血管 主要用于颈部和脑部动脉狭窄或闭塞、动脉瘤、血管畸形等病变的检查。

2. 肺动脉 主要包括肺动脉栓塞和肺动静脉瘘等。对于肺动脉栓塞,CE-MRA 可很好地显示亚段以上血管的栓塞。对于动静脉瘘,CE-MRA 可显示供血动脉和引流静脉。

3. 主动脉 主要用于主动脉瘤、主动脉夹层、主动脉畸形等病变检查。

4. 肾动脉 主要用于肾动脉狭窄的检查。

5. 肠系膜血管和门静脉 主要用于肠系膜血管的狭窄或血栓、门静脉高压及其侧支循环的检查。

6. 四肢血管 主要用于肢体血管的狭窄、动脉瘤、血栓性脉管炎及血管畸形等病变的检查。

（五）MR 扩散加权成像技术

MR 扩散加权成像(diffusion-weighted imaging,DWI)是目前唯一能够检测活体组织内水分子扩散运动的无创性方法。

DWI 在临床上主要用于超急性脑梗死的诊断和鉴别诊断,在 DWI 上,超急性和急性梗死的脑组织表现为高信号。与常规 T_1WI 和 T_2WI 相比,DWI 可以更早地发现梗死区的信号异常。

需要注意的是,其他一些脑组织病变在 DWI 上也可能表现为高信号,如多发硬化的活动病灶,部分肿瘤、血肿、脓肿等,在鉴别诊断时需要引起注意。除脑部病变外,其他脏器如肝脏、肾脏、乳腺、脊髓、骨髓等也可进行 DWI,可能给这些部位病变的诊断和鉴别诊断提供信息,但目前在这些方面的经验还不多,仍需进一步研究。

（六）MR 灌注加权成像技术

MR 灌注加权成像(perfusion-weighted imaging,PWI)属于 MR 脑功能成像的一种,反映的主要是组织中微观血流动力学信息。PWI 的原理和技术比较复杂,在临床上的应用还不成熟,在此仅做简单介绍。MR PWI 的方法很多,较常采用的主要有 2 种方法:①对比剂首次通过法;②动脉自旋标记法。

临床上研究相对较多的包括:①脑组织 PWI:最常采用的序列为单次激发 GRE-EPI T_2WI 序列。主要用于脑缺血性病变、脑肿瘤的血供研究等;②心肌灌注:常用的序列为超快速扰相 GRE T_1WI 序列或多次激发 IR-EPI T_1WI 序列。主要用于心肌缺血的研究,在静息状态和负荷状态下分别进行 PWI 可检测心肌灌注储备,有助于心肌缺血的早期发现;③肾脏血流灌注;④肝脏血流灌注等。

（七）MR 波谱分析

MR 波谱(MR spectroscopy,MRS)是目前能够进行活体组织内化学物质无创性检测的唯一方法。MRI 提供的是正常和病理组织的形态信息,而 MRS 则可提供组织的代谢信息。众所周知,在很多疾病的发生和发展过程中,代谢改变往往早于形态学改变,因此 MRS 所能提供的代谢信息无疑有助于疾病的早期诊断,但目前在临床应用方面仍处于研究和探索阶段。

（八）磁化转移技术

磁化转移（magnetization transfer, MT）是近年来推出的 MR 成像新技术之一，该技术通过物理方法增加图像对比度或制造一种新的对比。目前，MT 技术在临床上多用于神经系统，如用于 TOF MRA 及增强扫描等。

（九）MRI 相关的其他重要技术

在临床 MRI 检查中，还有一些重要的技术对于 MRI 的质量至关重要，包括呼吸补偿技术、呼吸门控技术、心电门控技术、心电触发技术等。

二、MRI 的临床应用

（一）中枢神经系统的诊断

中枢神经系统的诊断在神经系统应用较为成熟。三维成像和流空效应使病变定位诊断更为准确，并可观察病变与血管的关系，对脑干、幕下区、枕大孔区、脊髓与椎间盘的显示明显优于 CT。对脑脱髓鞘疾病、多发性硬化、脑梗死、脑与脊髓肿瘤、血肿、脊髓先天异常与脊髓空洞症的诊断有较高价值。

（二）胸部疾病的诊断

在纵隔的 MRI 上，脂肪与血管形成良好对比，易于观察纵隔肿瘤及其与血管间的解剖关系。MRI 对肺门淋巴结与中心型肺癌的诊断，作用也较大。

（三）心脏及大血管疾病的诊断

心脏、大血管在 MRI 上因可显示其内腔，所以，心脏、大血管的形态学与动力学的研究可在无创伤的检查中完成。

（四）腹部及盆部疾病的诊断

对于腹部及盆部器官，如肝、肾、膀胱、前列腺和子宫、颈部和乳腺，MRI 检查也有相当高的价值。在恶性肿瘤的早期显示中，对血管的侵犯及肿瘤的分期方面优于 CT。

（五）骨骼关节疾病的诊断

骨髓在 MRI 上表现为高信号区，侵及骨髓的病变，如肿瘤、感染及代谢疾病，MRI 上可清楚显示。在显示关节内病变及软组织方面也有其优势。但 MRI 在显示骨骼方面受到限制。

（六）其他

有望利用 MRI 对血流量、生物化学和代谢功能方面进行研究，对恶性肿瘤的早期诊断也充满希望。

在完成 MR 成像的磁场强度范围内,对人体健康不致带来不良影响,所以 MRI 是一种非损伤性检查。但是,MRI 设备昂贵,检查费用高,检查所需时间长,对某些器官和疾病的检查有限,因此,需要严格掌握其适应证。

第四节　PET/CT

正电子发射计算机断层显像(positron emission tomography,PET)是一种进行功能代谢显像的分子影像学设备。PET 检查采用正电子核素作为示踪剂,通过病灶部位对示踪剂的摄取了解病灶功能代谢状态,从而对疾病做出正确诊断。

PET/CT 是目前医学界比较先进的影像学检查诊断仪器,由 PET 和 CT 两个部分组成,其功能不是两者功能的简单叠加,而是 PET 与 CT 两者的优势互补。

一、PET/CT 在肿瘤疾病中的应用

(1)肿瘤的早期诊断和良恶性鉴别。

(2)确定各类恶性肿瘤的分期和分级。

(3)治疗效果评估和预后判断。

(4)早期鉴别肿瘤复发,对肿瘤进行再分期。

(5)肿瘤原发病灶的寻找。

(6)放疗生物靶区定位。

二、PET 在神经系统中的应用

脑代谢显像能准确显示正常情况下和疾病状态下的神经细胞活动及代谢变化,以及不同生理条件刺激和思维活动状态下大脑皮质的代谢情况。通过 PET 可直观地观察到大脑代谢活动情况及各种生理性或病理性代谢变化,并以图像的形式反映出来。目前主要应用于癫痫定位、痴呆早期诊断、脑受体研究、脑血管疾病、神经精神药物的药理学评价和指导用药等。

系统复杂、价格昂贵、运行和维修成本较高、敏感性高、特异性不足、存在假阳性和假阴性等,是制约 PET 发展、普及的重要因素。然而,尽管 PET/CT 的发展受到各种制约,但其仍有着不可替代的作用,而且是目前唯一能够提供神经活动信息的医学仪器设备。例如,PET/CT 对肝多房棘球蚴病不仅可检出病灶部位、形态、个数、边界、钙化及周边组织情况,而且对其生物学边界的诊断对病灶活性特点具有诊断意义,对周围转移灶的诊断和远端转移灶的筛查和诊断,提供了有效的诊断价值。

第五节　超　　声

医学超声诊断技术产生于 20 世纪 40 年代,由于其操作无创伤及对患者无电离辐射损伤而深得医学界推崇。目前医学超声影像学的新技术层出不穷,如三维超声成像、谐波成

像、腔内超声已广泛应用于疾病诊断、治疗和预后评估。

医学超声技术的发展及其临床应用

（一）二维超声成像

B 型超声应用回声原理,即发射脉冲超声进入人体,然后接受各层组织界面的回声作为诊断依据。它所构成的二维实时动态图像具有真实性强、直观性好、无损伤、操作方便等优点,目前应用最广泛。主要用于心脑血管疾病、腹部脏器损伤、肿瘤、儿科和妇产科疾病及其他疾病的诊断。

但二维超声对含气空腔(胃、肠)和含气组织(肺),以及骨骼显示不清,并且由于切面范围和扫查深度有限,对病变所在脏器或组织的毗邻结构也显示不清。

（二）三维超声成像

三维(3D)超声成像的基本原理主要有立体几何构成法、表现轮廓提取法和体元模型法。3D 超声成像技术包括数据获取、三维图像重建和三维图像的显示。可分为静态 3D、动态 3D。

（三）介入性超声

介入性超声是在超声显像基础上,应用超声显像仪通过侵入性方法达到诊断和治疗的目的。可在实时超声引导下完成各种穿刺活检、X 线造影、抽吸、插管、局部注射药物等。伴随着各种导管、穿刺针、活检针及活检技术的不断改进和发展,介入性超声使超声导向细胞学诊断提高到组织病理学诊断的水平。

（四）M 型超声

该技术在心脏形状和定位异常的情形下,采用 M 模式解剖成像取代探头成像产生更为准确的信息。而解剖 M 型超声可克服传统 M 型超声取样线仅能在 90°角的扇形内取样的限制,可在 360°内任意取样,对任意点、任意角度的 M 型超声心动图进行分析,从而极大地扩展了 M 型超声精确定量时间、空间分辨率的优势。

M 型超声可应用于心室收缩和舒张功能的分析研究、正常人心房功能的分析研究,以及检测心房功能、房室旁道、肺动脉高压等方面。

（五）彩色多普勒血流显像

彩色多普勒血流显像(CDFI)的全称是实时二维彩色多普勒血流显像,它是使用多频道法获取断面不同深度的脉冲多普勒信号,用高速计算机进行相位检测、自相关处理、彩色灰阶编码,使平均血流速度以彩色显示,实现解剖断面和血流空间与时间分布的实时二维重叠显示。这是彩色多普勒血流显像技术发展的第一阶段,也是多普勒技术发展的里程碑。

（六）定量组织速度成像

定量组织速度成像技术(QTVI)可对左心室壁各节段心肌运动进行速度取样,获得全心动周期的速度图,达到定量测定左心功能的目的。

(七) 组织追踪显像

组织追踪显像(TTI)是基于组织多普勒显像的一种超声心动图技术,能迅速评价收缩期左心室所有心肌组织向心尖方向的运动距离,用 7 种层次颜色表示。组织追踪显像提供了一种全新的、快速的评价左心室功能的方法,特别是对于图像质量差的患者,该方法比传统的方法更敏感。

(八) 声学造影显像

新型声学造影剂结合超声新技术能有效增强心、肝、肾、脑等实质性器官的二维超声影像和血流多普勒信号,反映正常组织和病变组织的不同血流灌注,明显提高超声诊断的敏感性和特异性。

(九) 谐波成像

超声波在介质中传播时,除具有线性效应外,还具有非线性效应,即由于弹性介质中分子排列不同,这一密度上的变化使声波各点传播速度不同而导致声波传播过程中形态上发生畸变,即产生谐波。

谐波成像包括造影剂谐波成像和组织谐波成像。临床应用的组织谐波成像是采用较低基波频率发射,把谐波频率放大成像。

第六节　胃肠、胆道、纤维支气管镜

内镜(endoscopy)意为经体表插入器械,窥视有关脏器的变化。早期用于诊断,目前已成为介入治疗不可缺少的工具之一。可分为诊断用及治疗用。其种类包括胃肠道(胃镜、肠镜)、呼吸系统(鼻道镜、支气管镜)、泌尿系统(膀胱镜、输尿管镜、肾脏镜)、女性生殖系统(子宫镜、阴道镜)、封闭的体腔(腹腔镜、关节镜、胸腔镜、纵隔腔镜、羊膜腔镜)及胎儿镜等。

一、电子胃镜检查

(一) 适应证及禁忌证

电子胃镜适用于长期反复上腹部疼痛、饱胀不适、恶心、呕吐、反酸、嗳气;食管、胃、十二指肠疑有恶变可能,X 线钡餐检查发现病变而不能确诊;急、慢性上消化道出血;不明原因的食欲不振,体重减轻或贫血;已确诊的上消化道疾病及食管、胃手术后需随访复查者;上消化道异物取出急需电子胃镜进行治疗者。有严重心脏病、心肺功能不全、严重高血压、脑卒中(脑血管意外)、凝血功能障碍、血红蛋白或血小板过低、咳嗽、支气管哮喘、精神病的患者禁忌使用。

(二) 临床应用

电凝电切技术,微波治疗,激光治疗,药物注射,取异物,经皮内镜下胃造瘘术,食管、幽门狭窄扩张治疗,食管支架植入术等。

二、纤维支气管镜检查

(一) 适应证

1. 诊断上的适应证

(1) 不明原因的咯血者,无法解释的慢性咳嗽患者,不明原因声音沙哑者,不明原因横膈上升者。

(2) 肺癌患者诊断及分期的依据,利用支气管镜做切片以得到组织诊断。

(3) 良性支气管病变诊断,如急性或慢性支气管炎、支气管结核、呼吸道吸入性伤害、气管或支气管狭窄、怀疑支气管食管瘘。

(4) 诊断弥漫性肺部疾病。

2. 治疗上的适应证

(1) 拿取气管内异物。

(2) 抽取气管内分泌物及血块。

(3) 配合激光装置切除支气管内肿瘤或肉芽组织。

(4) 气管狭窄病患可施行扩张术或放置气管内支架。

(二) 禁忌证

1. 绝对禁忌 神志混乱而无法控制的病患,有出血倾向者,低血氧患者,急性呼吸性酸中毒者,严重心律不齐或高血压控制不佳者,未曾治疗的开放性肺结核患者。

2. 相对禁忌 各种疾病的末期患者,心肺功能不良者,肺动脉高血压患者,气喘发作或控制不良者,大量咯血者。

(三) 临床应用

(1) 明确肺部肿块的性质。

(2) 协助肺癌术前分期及决定切除范围。

(3) 肺癌治疗中及治疗后随诊。

(4) 清除气管、支气管分泌物。

(5) 对可疑肺结核的诊断。

(6) 取异物。

三、纤维胆道镜

(一) 术中纤维胆道镜的应用

纤维胆道镜能直视胆道内部情况,观察胆管黏膜形态、分支状况,了解 Oddi 括约肌功能,其重要的临床意义还在于能较为精确地诊断胆道疾病并进行治疗。主要适用于:

(1) 胆总管结石肝内结石。

（2）肝外胆管梗阻、胆管癌。

（3）寄生虫、异物及胆道内其他可见物，如良性肿瘤、息肉、应激性溃疡、肉芽肿等。

（4）胆总管壁增厚、增粗超过 1cm 者，胆汁混浊，胆总管下段可触及硬结或胰腺有硬结者。

（5）梗阻性黄疸、严重胰腺炎或胆石性胰腺炎。

（6）胆道术后综合征、原因不明的胆道出血、胆道测压异常。

（7）胆道狭窄、硬化性胆管炎。

（8）静脉胆道造影、经皮肝穿刺胆道造影、十二指肠镜逆行胰胆管造影及术前超声波显示肝内、外胆管有异常。

（9）对术中造影出现的假阳性，如气泡等进行核实。

胆总管直径小于 0.5cm 或胆总管壁薄而脆为其禁忌证。

（二）经 T 形管窦道纤维胆道镜检查（术后胆道镜检查）

经 T 形管窦道纤维胆道镜的应用，为治疗残余胆道结石开辟了新思路，可使多数患者免除再次手术。

1. 适应证　凡带有 T 形管引流，疑诊为胆道残余结石者，皆适用此方法。患者若因结石梗阻胆道而致发热，应果断取出结石。

2. 禁忌证　严重心功能衰竭及有出血倾向者慎用。胆道以外的原因所致高热，暂缓检查。

在寄生虫诊断中，首选的方法是病原学诊断，但在某些寄生虫病，病原学诊断方法的应用受到一定限制，如脑囊虫不能随时随意取材；弓形虫及旋毛虫因取材位置不宜掌握，检出率低，对患者损伤重，不易被接受；包虫病禁忌诊断性穿刺等。影像学恰好弥补了这些缺点，它是一种简便、快速、无创伤、能定位、易被患者接受的现代常用的诊断疗法。

不同的成像技术在诊断中都有各自的优势和不足，对某一疾病的诊断，可能用一种检查就可明确诊断，也可能要几种成像手段和检查方法才能明确诊断。因此，需要了解不同的成像手段在不同疾病诊断中的作用与限度，以便选择恰当的一种或几种成像手段和检查方法来进行诊断。并非一种成像技术可以适用于人体所有器官的检查和疾病的诊断，也不是一种成像技术可完全取代另一种成像技术，而是相辅相成、相互补充和印证。

第五章　实验室诊断技术及方法

寄生虫病一般发病缓慢,多数病例症状不特异,体征不明显,除了询问病史、物理检查等临床诊断外,更有赖于对患者进行实验室检验。寄生虫病的实验诊断方法主要包括病原学检查、免疫学检测及分子生物学检测。

病原学检查是指从感染者的粪便、血液、骨髓、痰液、排泄物、分泌物及活组织中检出寄生虫病原体。有不染色和染色法之分,前者多用于寄生虫幼虫、虫卵、包囊的检查,后者多用于血液、组织液中寄生虫的检查。病原学检查是确诊寄生虫感染或寄生虫病最为可靠的方法。

免疫学检测常作为寄生虫感染的辅助诊断方法。随着免疫学方法特别是抗原检测方法的不断发展及改进,其临床诊断价值日益提高,多用于流行病学检查及疫情监测。传统的方法有皮内试验、环卵沉淀试验、尾蚴膜反应及间接血凝试验。目前,荧光免疫、酶免疫和免疫印迹技术等已逐渐应用于寄生虫病的实验诊断,大大提高了检测的敏感性和特异性。

近年来,寄生虫病的分子生物学诊断技术发展迅速,该技术利用 DNA 探针技术、PCR技术及 DNA 测序技术等检测标本中某种寄生虫的 DNA 片段及序列,现已应用于锥虫病、利什曼病、肺孢子虫病、弓形虫病等的实验诊断。生物芯片技术通过高通量、自动化的 DNA杂交或免疫学检测,可在一张芯片上同时检测众多的特异性靶分子,将为包括寄生虫病在内的感染性疾病和遗传性疾病的高通量的组合检测带来一场变革。

本章将就寄生虫病相关实验室诊断技术、方法及临床应用进行简述,结合患者的病史、临床表现等资料,有助于对寄生虫病及其相关的疾病诊断、鉴别诊断,并且对检测疗效、判断预后等具有重要意义。

第一节　病毒学诊断

病毒(virus)是结构最简单、体积最小的微生物。其感染十分常见,70% ~ 80%的传染病由病毒感染所引起。迄今已证实 500 多种病毒对人有致病性,其中不少病毒危害极大,如最近流行的禽流感及 SARS 病毒。因此尽快获得病毒的实验诊断,对控制病毒的传播、疾病的诊断和防治具有重要的意义。

病毒性疾病实验诊断的一般原则是特异、敏感、快速和简便。首先根据流行病学和临床特点,初步判断可能感染的病毒;然后根据可疑病毒生物学特点、机体免疫应答和临床过程,以及患者当前所处的时机,确定实验诊断的方法。目前病毒感染的检查主要依靠经典的方法和近年来发展起来的分子生物学等方法。前者主要包括病毒分离培养、鉴定及血清学实验;后者主要是核酸杂交与 PCR 及现代免疫学技术。

一、标本采集与运送

（一）标本的采集

1. 采样时间　尽可能在发病的初期、急性期或患者入院的当天进行，越早越好，最好在治疗之前。疾病后期体内产生免疫力，病毒量减少或消失。

2. 标本种类的选择　根据临床感染的症状及流行病学资料，判断可能感染病毒的种类，选择相应部位采取标本，处理标本时要考虑病毒的生物学特性。常见分离病毒标本有：心脏疾病、中枢神经系统感染、先天或新生儿感染、胃肠道疾病、呼吸道感染。

3. 常见标本的采集方法　呼吸道感染一般采集鼻咽洗漱液或痰液，肠道感染采集粪便，脑内感染无菌抽取脑脊液，发疹性疾病取疱疹内积液，有病毒血症时取血液。采集的标本应尽量含有感染的细胞。血清学检查的标本尤其要检测抗病原体的 IgG 型抗体，应分别在发病初期和恢复期采集双份血清，对比检测双份血清抗体效价的动态变化，只有当恢复期血清抗体效价比初期升高 4 倍或以上时，才具有确诊意义。

（二）标本的运送和保存

标本采集后注意无菌、冷冻、保湿、立即送检。最好在标本采集后 1~2 小时内送到病毒实验室。血清标本应做好标记存放于 −20℃ 保存。病毒在室温中易灭活，标本采集后应低温保存并迅速送检。如需运送，应将标本放入装有冰块或低温的材料（如低温凝胶袋、固态二氧化碳等）的保温瓶内冷藏。送检的组织等可放入含有抗生素的 50% 甘油缓冲盐水或二甲基亚砜（DMSO）中低温冷藏。不能立即检查的应保存在 −70℃。

二、病毒的分离与鉴定

由于病毒分离培养与鉴定的方法繁杂，要求条件严格及需时较长，不能广泛应用于临床诊断。仅在以下情况考虑应用：①病程长且诊断困难的患者疑似病毒感染时，针对病毒的检测结果均阴性，进行病毒分离对诊治有指导性意义；②怀疑为新现病毒（emergent virus）感染或已被消灭的病毒"死灰复燃"；③怀疑具有相同症状的疾病为不同病毒所致，以明确何种病毒感染；④监测所用的减毒活疫苗是否出现恢复毒力突变株。病毒具有严格的细胞内寄生性，故应根据不同的病毒受体选用敏感细胞，如利用鸡胚和敏感动物进行病毒的分离。

（一）病毒的分离培养

1. 细胞培养　是最常用的方法。根据病毒的细胞嗜性，选择适当的细胞。常用的细胞有：①原代培养细胞（primary cultural cells），如猴肾或人胚肾细胞等，敏感性高但来源困难；②二倍体细胞株（diploid cell strain），可有限传 50 代左右，便于实验室使用，但经多次传代后会出现细胞的老化和衰亡；③传代细胞系或株（continuous or infinite cell line or strain），如 Hela、Hep-2 细胞等，便于实验室保存，对病毒感染性稳定，应用广泛。标本接种后溶细胞型病毒可致细胞出现病变效应(cytopathic effect,CPE),稳定感染病毒的细胞并不出现明显病变,但被感染的细胞膜表面会出现病毒的表达蛋白等标志物,如血凝素、病毒特异性抗原等,可用血细胞吸附或免疫学方法检测是否有病毒的增殖。当CPE或检测试验结果均阴性时,可能因标本中病毒含量较低,即便病毒有增殖也未被检出,此时则需盲目传代3次,若仍为阴性方可确定标本中无病毒存在。

2. 鸡胚培养和动物接种流感病毒的分离培养　虽可用犬肾传代细胞,但鸡胚接种仍是最常用的敏感而特异的方法,并用血凝试验和血凝抑制试验加以鉴定。动物接种是最原始的分离病毒的方法,但目前已很少应用,只在对狂犬病毒或乙型脑炎病毒的分离鉴定中还用小白鼠脑内接种。

（二）病毒的鉴定

1. 病毒在培养细胞中增殖的鉴定指标

（1）细胞病变效应(CPE)：大多数病毒属溶细胞型感染,病毒在敏感细胞内增殖会出现CPE,CPE可表现为细胞内颗粒增多、聚集团缩或融合,有的可形成包涵体,最后出现细胞溶解、脱落、死亡等。不同病毒的CPE特征不同,如腺病毒可引起细胞圆缩、团聚,典型者呈葡萄串样;脊髓灰质炎病毒可引起细胞圆缩、分散、坏死、脱落;呼吸道合胞病毒等引起细胞融合,形成多核巨细胞等。因此,根据选择的细胞类型和观察病毒所致CPE的特点,可对感染病毒进行初步判定。有包膜的病毒(如流感病毒等)以出芽方式释放子代病毒,属稳定感染,不出现CPE或所致病变轻微不易觉察,此类病毒可用其他方法鉴定。

（2）红细胞吸附：流感病毒包膜上带有血凝素,感染敏感细胞后可于细胞膜表面出现血凝素,使感染细胞能与加入的红细胞结合,称为红细胞吸附现象,这是检测正黏病毒和副黏病毒的间接指标。

2. 病毒感染性测定及病毒数量测定

（1）红细胞凝集试验：含有血凝素的病毒接种鸡胚或感染细胞后,如病毒增殖并释放至细胞外,收集鸡胚羊膜腔液、尿囊液,或收集细胞培养液,加入动物红细胞后可出现红细胞凝集,可作为病毒增殖的指标。如将病毒悬液做不同稀释,以血凝反应的最高稀释度作为血凝效价,可对病毒含量进行半定量检测。

（2）中和试验(neutralization test,NT)：用已知抗某病毒血清先与待测病毒悬液混合,在适温下作用一定时间后接种敏感细胞,经培养后观察CPE或红细胞吸附现象是否消失,即特异性抗体能否中和相应病毒的感染性,这是比较可靠的病毒诊断方法。如用不同浓度的抗血清进行中和试验,还可根据抗体的效价对待测病毒液进行半定量检测。

（3）空斑形成试验(plaque formation)：是检测标本中病毒数量的一种方法,将一定量适当稀释的待检病毒液接种于敏感的单层细胞中,经一定时间培养后,在细胞上方覆盖一层融化且尚未凝固的琼脂后继续培养,可见单个病毒的增殖使感染的单层细胞溶解脱落,形成肉眼可见的空斑,一个空斑是由一个病毒增殖所致,计数培养皿所长空斑数可推算出样品中病毒的数量。通常以每毫升病毒液的空斑形成单位(plaque formation unit,PFU)PFU/ml表示。

（4）50%组织细胞感染量(50% tissue culture infectious dose,TCID)测定：将待测病毒液做10倍系列稀释,分别接种单层细胞,经培养后观察CPE等指标,以能感染部署细胞的最高稀释度的病毒量为终点,经统计学处理计算 TCID50。该法以 CPE 来判断病毒的感染性和毒力。

(5) 感染复数(multiplocity of infection,MOI)测定:原指在一特异性试验中感染单一细菌细胞的噬菌体的平均数,现作为病毒感染性的定量检测。

三、病毒感染的快速诊断

快速诊断主要指绕过分离鉴定过程,采用非培养法鉴定技术,包括在电镜下直接观察标本中的病毒颗粒,或直接检测标本中的病毒成分(抗原、核酸)和 IgM 型特异抗体等,以做出快速诊断。

(一) 形态学检查

1. 电镜和免疫电镜检查 含有高浓度病毒颗粒($\geqslant 10^7$颗粒/毫升)的样品,可直接应用电镜技术观察病毒颗粒。对含低浓度病毒的样本可用免疫电镜技术使病毒颗粒富集后再观察,或经超速离心后取标本沉淀物进行电镜观察,以提高检出率。电镜下不仅能观察病毒的形态学特征,还可测量病毒的大小与计数。

2. 光学显微镜检查 病理标本或含有脱落细胞及针吸细胞的标本可在有病毒增殖的部位(胞核、胞质)出现嗜碱性或嗜酸性包涵体,包涵体对病毒的诊断有一定价值。病理标本根据病理特征,再结合组化染色技术也可进行诊断。

(二) 病毒蛋白抗原检测

一般采用免疫学技术直接检测标本中的病毒抗原进行早期诊断。目前常用酶联免疫吸附试验(enzyme linked immunosorbent assay,ELISA)、免疫荧光测定(immunofluorescence assay,IFA)和放射免疫测定(radioimmunoassay,RIA)等技术。这些技术操作简便、特异性强、敏感性高。用标记的高质量的特异性抗体,尤其使用单克隆抗体标记技术可测到 ng(10^{-9}g)至 pg(10^{-12}g)水平的抗原或半抗原。由于放射性核素可引起放射性污染,故放射免疫标记技术的使用逐渐减少,并被非放射性标记物(如地高辛等)所代替。应用蛋白质印迹(western blot,WB)试验检测病毒抗原,具有确诊意义。

(三) 早期抗体检测

1. IgM 型特异性抗体检测 检测病毒感染机体产生的特异性抗体 IgM,如孕妇羊水中查到 IgM 型特异抗体可早期诊断某些病毒引起的胎儿先天性感染;抗 HBc 出现较早,常以抗 HBcIgM 作为急性 HBV 感染的指标。IgM 抗体的测定有助于早期诊断病毒感染,但感染机体产生 IgM 抗体有明显的个体差异。

2. 免疫印迹试验(western blot,WB) 对某些病毒感染的诊断需慎重,如 AIDS 和成人白血病等,在初筛试验阳性后,尚需用 WB 法进行确认试验。此法是将提纯的 HIV 处理后,经聚丙烯酰胺凝胶电泳将病毒蛋白质按分子量大小分开,再经电转移至硝酸纤维素膜上制成膜条,然后将待检患者血清与带有 HIV 蛋白质的膜条反应。若血清中含有抗 HIV 某种抗原的抗体,即可结合到相应的蛋白质条带部位。

（四）检测病毒核酸

由于大多数病毒基因已成功地被克隆并进行了全基因的测序,为病毒的核酸检测奠定了基础,使其成为对病毒感染进行诊断的又一快捷和特异的检测方法。

1. 核酸电泳　正黏病毒属和呼肠病毒属的核酸是分节段的,甲型和乙型流感病毒8个节段,丙型流感病毒7个节段;呼肠病毒10个节段,轮状病毒11个节段。从标本中直接提取轮状病毒的核酸,不用内切酶水解就具有11个节段,经聚丙烯酰胺凝胶电泳和银染色后在凝胶板上清楚可见11个条带,结合临床情况可进行诊断。

2. 核酸杂交　核酸杂交的原理是应用已知序列的核酸单链作为探针(probe),探针预先用放射性核素(^{32}P或^{131}I)或生物素、地高辛、辣根过氧化物酶等标记,在一定条件下按碱基互补规律与标本中靶序列结合,通过对标记物的检测证明标本中存在代表某病毒的特异核酸序列,从而做出病毒病原学诊断。常用的核酸杂交技术如下:

(1) 斑点杂交(dot blot hybridization):将待测的DNA或RNA直接点样在杂交滤膜上,变性后与标记的探针核酸序列杂交,根据标记物的不同采用放射自显影或酶反应技术等检测放射性核素或非放射性标记物。

(2) 原位杂交(in site hybridization):是核酸杂交结合细胞学技术的一种特殊检测方法,在病理切片上,用细胞原位释放的DNA或RNA与标记的特异核酸探针进行杂交。通过显色技术可直接观察待测病毒核酸在细胞内的分布状态及与细胞染色体的关系等。

(3) DNA印迹(southern blot)和RNA印迹(northern blot)杂交技术:是将标本中提取的DNA或RNA用限制性内切酶切割后,经琼脂糖电泳形成核酸内切的条带图谱,然后再将琼脂糖凝胶中的核酸条带转移至硝酸纤维膜上,与标记的探针序列进行杂交,可以检测病毒的DNA或RNA中的特异序列。

3. 聚合酶链反应(polymerase chain reaction,PCR)　选择病毒的特异、保守片段作为靶基因,用设计的特异引物(primer)序列在多聚酶(Taq酶)的作用下扩增病毒特异序列,对病毒感染进行诊断;或选择病毒的易变区,结合限制性片段长度多态性(RFLP)分析,或测序等技术可对病毒进行分型和突变的研究。对RNA病毒的PCR检测采用反转录PCR(reverse transcription PCR,RT-PCR)。随着实验诊断的要求而不断改进的PCR技术,近年来出现了连接酶链反应(ligase chain reaction,LCR)和实时荧光定量PCR(quantitative real-time PCR),该技术将基因扩增、分子杂交和光化学融为一体,实现了对PCR扩增产物进行实时动态的定量检测。

4. 基因芯片(gene chip)技术　利用病毒基因测序所获得的生物信息与自动化技术相结合,便产生了基因芯片技术,它是单核苷酸多态性(single nucleotide polymorphisms,SNP)标记技术与自动化连锁微量分析技术的结合产物。原理是将已知的生物分子探针或基因探针大规模或有序排布于微型硅片等载体上,与待检测样品中的生物分子或基因序列相互作用和并行反应,在激光的顺序激发下,产生的荧光谱信号被接收器收集,经计算及分析和处理数据得出结果。这样可一次性完成大通量样品DNA序列的检测,在病毒病原学诊断和流行病学调查方面具有广阔的应用前景。

5. 基因测序　包括病毒全基因测序和特征性基因片段的测序。目前对已发现的致病性病毒的全基因测序已基本完成,这些基因库里的病毒基因序列为开展病毒感染的基因诊断打下良好的基础。

第二节 细菌学诊断

一、标本的采集和处理原则

标本质量的好坏直接影响实验结果的正误,标本采集不当可导致假阴性、假阳性结果的出现,因此在标本采集、送检、保存等各个环节都要规范操作,严格进行质量控制,是确保实验结果准确可靠的前提。

(一)标本采集的一般原则

1. 早期采集 采集时间最好是病程早期、急性期或典型症状时,而且必须在使用抗菌药物之前采集。

2. 无菌采集 采集的标本应无外源性污染。在采集血液、脑脊液、胸腔积液、关节液等无菌部位标本时,应注意对局部及周围皮肤的消毒,严格进行无菌操作;对于与外界相通的腔道,如窦道标本应由窦道底部取活组织检查,而不应从窦道口取标本,以免受皮肤表面正常菌群的污染,造成混淆和误诊;对于从正常菌群寄生部位(如口腔)采集的标本,应明确检查的目的菌,在进行分离培养时,采用特殊选择培养基。采集的标本均应置于无菌容器内,盛标本的容器须先经高压灭菌、煮沸、干热等物理方法灭菌,或用一次性无菌容器,而不能用消毒剂或酸类溶液处理。

3. 根据目的菌的特性选择用不同的方法 采集厌氧菌、需氧菌或兼性厌氧菌,以及L型细菌所采用的方法不同。如尿液标本,疑为厌氧菌感染时,应以无菌注射器从耻骨上缘行膀胱穿刺术抽取;若怀疑是需氧或兼性厌氧菌感染,则可通过自然导尿或清洁中段尿获取标本。

4. 采集适量标本 采集量不应过少,而且要有代表性,同时对于有些标本还要注意在不同时间采集不同部位。如肠热症患者,发病的第 1 周应采集血液,第 2 周应采集粪便,第 3 周应采集尿液,否则影响细菌检出率。

5. 安全采集 采集标本时不仅要防止皮肤和黏膜正常菌群对标本的污染,同时还要注意安全,防止传播和自身感染。

所有标本采集均需要严格进行质量控制,对于不符合要求的标本,临床微生物室应拒绝接收标本。

(二)标本的处理

一些对环境敏感的细菌如脑膜炎奈瑟菌、淋病奈瑟菌和流感嗜血杆菌等应保温并立即送检,而其他所有的标本采集后最好在 2 小时内送到实验室。若不能及时送检,标本应置于一定环境中保存,如尸检组织、支气管灌洗液、心包液、痰、尿等标本应保存在4℃环境中,脑脊液、滑膜液等则要在25℃保存。一般情况下,用于细菌培养的标本保存时间不应超过 24 小时。

患者标本中可能含有大量致病菌,无论标本运送距离远近,都必须注意安全防护,切勿污染容器的瓶口和外壁。容器必须包装好,防止送检过程中倒翻或碰破流出。对于烈性传染病标本运送时更要特别严格,必须按规定包装,由专人运送;厌氧标本应放在专门的运送瓶或试管内运送,有时可直接用抽取标本的注射器运送。

二、细菌形态学检查

细菌的形态学检查是细菌检验中极为重要的基本方法之一,包括不染色标本检查法和染色标本检查法,显微镜是观察细菌形态所必备的基本工具。

镜检不仅可以迅速了解标本中有无细菌及大致的菌量,而且根据细菌形态、结构和染色特性有助于对病原菌的初步识别和分类,为进一步生化反应、血清学鉴定提供依据。对于某些细菌,如痰中的抗酸杆菌和脑脊液中的脑膜炎奈瑟菌等,通过形态学检查可得到初步诊断,对临床早期诊断和治疗疾病有重要参考意义。

(一) 不染色标本

细菌不经染色直接镜检,主要用于检查生活状态下细菌的动力及运动状况。常用的方法有压滴法和悬滴法,以普通光学显微镜或暗视野显微镜观察。细菌如有动力,可看到细菌自一处移至另一处,有明显的方向性位移;细菌如无动力,受水分子撞击细菌呈现布朗运动,只在原地颤动而无位置的改变。

在临床上,有时通过不染色标本的动力检查可对某些病原菌做出初步鉴定。如疑似霍乱患者,取其水样便,制成悬滴标本或压滴标本,高倍镜或暗视野下观察细菌动力,若看到来回穿梭似流星状运动的细菌,同法重新制备另一标本并加入 O_1 群霍乱弧菌诊断血清,如果原运动活泼的现象停止(为制动试验阳性),可初步诊断为“疑似 O_1 群霍乱弧菌”。除细菌标本外,螺旋体由于不易着色并有形态特征,故多用于不染色标本做暗视野显微镜检查。

(二) 染色标本

细菌标本经染色后,除能清楚看到细菌的形态、大小、排列方式外,还可根据染色反应将细菌进行分类,因此染色标本的检查在细菌的鉴定中应用最广,起着非常重要的作用。在细菌感染标本的检查中,临床上常用的染色方法有革兰氏染色、抗酸染色和荧光染色及特殊染色。

1. 革兰氏染色　革兰氏染色是细菌学中最经典、最常用的染色方法。除血液等极少数标本外,绝大多数标本在分离培养之前都要进行革兰氏染色、镜检。通过革兰氏染色将所有细菌分为 G^+ 菌和 G^- 菌两大类,可初步识别细菌,缩小范围,有助于进一步鉴定。甚至有时结合细菌特殊形态结构及排列方式,对病原菌可进行初步鉴定,如脑脊髓膜炎患者,取其脑脊液涂片、革兰氏染色、镜检,如检测到革兰氏阴性、肾形、凹面相对的双球菌,位于细胞内或细胞外,可报告“找到革兰阴性双球菌,形似脑膜炎奈瑟菌”;如检测到革兰阳性、菌体周围有明显荚膜的双球菌,可报告“找到革兰氏阳性双球菌,形似肺炎链球菌”。其结果为临床早期诊断及治疗提供了依据。

革兰氏染色除用以鉴定细菌外,病原菌革兰氏染色特性可为临床选择用药提供参考,帮助临床制订有针对性的治疗方案。因为 G^+ 菌和 G^- 菌对一些抗菌药物表现出不同的敏感性,且其致病物质(前者产生外毒素而后者产生内毒素)及其作用机制不同。

2. 抗酸染色 抗酸染色将细菌分为抗酸性细菌和非抗酸性细菌两大类。因为临床上绝大多数病原菌为非抗酸性细菌,所以抗酸染色不作为临床上常规的细菌检查项目,只针对性用于结核病、麻风病等的细菌检查。疑似结核分枝杆菌感染的标本,经抗酸染色后以油镜检查,即可做初步鉴定。根据涂片染色结果,即可报告"找到(未找到)抗酸菌",对临床疾病的诊断和治疗具有重要参考价值。

3. 荧光染色 荧光染色法敏感性强、效率高而且容易观察结果,在临床细菌鉴定中有很高的实用价值。主要用于结核分枝杆菌、麻风杆菌、白喉棒状杆菌、痢疾志贺菌、螺旋体等的检测。

4. 特殊染色 为进一步观察细菌的一些特殊结构,进一步鉴定细菌,需要用特殊染色方法。特殊染色方法包括荚膜染色、墨汁染色、芽孢染色、异染颗粒染色和鞭毛染色等。如新性隐球菌感染标本用墨汁负染色,在黑色背景下,观察到白色发亮的菌体荚膜;疑为白喉棒状杆菌感染,进行涂片检查,除证实为革兰氏阳性典型棒状杆菌外,还需用异染颗粒染色法,镜检异染颗粒,方可初步报告"检出形似白喉棒状杆菌",为临床早期诊断提供依据。

三、细菌分离培养和鉴定

在绝大多数情况下,只有通过细菌分离培养和鉴定,才能对细菌感染性疾病进行病原学诊断。因此,细菌培养对疾病的诊断、预防和治疗具有重要的作用。

(一) 分离培养

临床标本送往细菌实验室后,应立即接种到适当的分离培养基上。根据标本来源和可能存在的病原菌,确定选用何种分离培养基。如痰标本一般选用血平板、中国蓝/麦康凯、巧克力平板做分离。其中血平板用于肺炎链球菌、白喉棒状杆菌等的分离;中国蓝/麦康凯用于筛选革兰氏阴性杆菌;而含有杆菌肽的巧克力平板用于筛选嗜血杆菌等,以提高细菌分离培养的阳性率。对于一些液体标本,如血液、胸腹水、脑脊液、胆汁、浓汁等也可注入血培养瓶中进行自动血培养。

(二) 病原菌鉴定

对培养阳性的可疑致病菌株进行菌株鉴定:不同细菌具有各自独特的酶系统,因而对底物的分解能力各异,其代谢产物也不同,这些代谢产物又各自具有不同的生物化学特性,利用生物化学方法测定这些代谢产物以鉴定细菌。临床细菌检验工作中,除根据细菌的形态、染色、培养特性进行初步鉴定外,对绝大多数分离的未知菌属、种无论手工还是自动化仪器鉴定,大部分都需要通过这些生物化学试验来实现。目前,绝大多数均采用的是自动化仪器通过生物化学反应试验来对分离菌株进行菌种鉴定和药敏实验。但最近质谱鉴定系统通过制备、分离、检测气相离子来进行细菌鉴定,其与普通的基于生化反应的细菌鉴定系统有很好的符合性,且其准确性也很高。

四、细菌的非培养检测方法

细菌感染性疾病的病原学检查除细菌的涂片镜检、直接分离培养鉴定外,还可应用非培养的检测方法,如免疫学检测、分子生物学检测、细菌毒素检测和动物实验等方法对多种标本进行直接检测,并结合临床对细菌感染性疾病做出病原学诊断。

(一) 免疫学检测

利用免疫学试验的方法和原理,用已知的抗体检测抗原,或用已知的抗原检测抗体,是临床细菌性疾病诊断的重要手段之一。

1. 抗原检测　抗原检测常用的方法有凝集反应、免疫荧光技术、酶免疫测定等。

(1) 凝集反应:用于直接检测传染病早期血液、脑脊液和其他分泌液中可能存在的微量抗原,如取流脑患者的脑脊液,直接检测脑膜炎奈瑟菌,有助于传染病的快速诊断。

(2) 免疫荧光技术:免疫学特异性反应与荧光示踪技术相结合的显微镜检查手段。既保持了血清学的高特异性,又极大地提高了检测的敏感性,在细菌检测方面占有重要地位。

(3) 酶联免疫吸附试验:既可以用于病原检测、抗体检测,还可用于细菌代谢产物的检测,几乎所有可溶性抗原-抗体反应系统均可检测,最小检测值可达 ng,甚至 pg 水平,具有高度特异性和敏感性。

除以上所述方法外,对流免疫电泳、免疫印迹试验、发光免疫技术等也可用于临床标本中细菌抗原的检测。

2. 抗体检测　人体感染病原菌后,刺激其免疫系统产生免疫应答而产生特异性抗体。抗体的量常随感染过程而增多,表现为效价(或滴度)的升高。因此用已知细菌或其特异性抗原检测患者血清中有无相应抗体及其效价的动态变化,可作为某些传染病的辅助诊断。主要用于抗原性较强的致病菌和病程较长的感染性疾病。

血清学诊断试验以抗体效价明显高于正常人水平或患者恢复期抗体效价比急性期升高≥4 倍者方有意义。

(二) 分子生物学检测

1. 核酸杂交　来自两个不同个体的单链 DNA 相互结合成互补的 DNA 双链,这个过程称为杂交。利用这一特性,制备特定序列 DNA 片段,进行标记后用作探针,在一定条件下,按照碱基互补配对原则与标本中已变性的细菌 DNA 进行杂交,通过检测杂交信号确定是否发生杂交反应,从而鉴定标本中有无相应的病原菌基因。核酸探针技术是一项特异性强、敏感、简单、快速的检测方法,可直接检出临床标本中的病原菌,而不受非致病菌的影响,尤其对那些尚不能分离培养或很难培养的细菌的检测具有特殊意义。

2. PCR 反应　对于目前传统培养方法不能及时准确检出或敏感性太低或培养时间长的病原体可应用 PCR 技术,如结核分枝杆菌培养需要 2~3 个月,耗时太长,影响诊断;沙眼衣原体感染时常无特殊症状,而且常规培养颇为困难,不易得到及时诊治和预防控制;还有军团菌、肺炎支原体、立克次体等,此类病原体用 PCR 检测无疑是一个较好的检测手段。另外,PCR 方法在细菌毒素检测方面也有广泛应用,不同细菌产生不同毒素,根据各毒素基因设计合成特异性引物,扩增特异性的毒素基因片段,不仅特异性强,而且敏感性高。目前随着PCR技术的发展,荧光定量PCR技术不仅克服了PCR技术易产生假阳性的缺点,而且能够准确定量。

3. 生物芯片技术 生物芯片是近年来在生命科学领域中迅速发展起来的一项高新技术,通过微加工技术和微电子技术在固体芯片表面构建微型生物化学分析系统,以实现对细胞、蛋白质、DNA及其他生物组分的准确、快速、大信息量的检测。常用的生物芯片有基因芯片和蛋白质芯片。病原性细菌诊断芯片可以在一张芯片上同时对多个标本进行多种病原菌的检测,仅用极少量的样品,在极短时间内提供大量的诊断信息,为临床细菌感染疾病的诊断提供了一个快速、敏感、高通量平台。

(三) 细菌毒素学检测

1. 内毒素 内毒素的测定主要用于确诊患者是否发生革兰氏阴性细菌感染。细菌内毒素具有致热作用,大多数革兰氏阴性菌可产生内毒素,并在菌体死亡裂解后释放,其有多种生物学效应。内毒素作为外源性致热源,可刺激白细胞释放内源性致热源,作用于体温中枢,引起机体发热。

内毒素检测通常应用鲎试验,本试验对革兰氏阴性菌产生的内毒素具有高度特异性,革兰氏阴性菌内毒素以外的物质及革兰氏阳性菌、病毒的毒素在本实验中均为阴性。该试验的灵敏度高,可检出 $0.0005 \sim 0.005 \mu g/ml$ 内毒素。且操作简便,速度快,在2小时内即可得出结论,判明病原菌类型,有利于合理用药和早期治疗。

2. 外毒素 外毒素的测定可用于待检菌的鉴定,同时可区分产毒菌株与非产毒株。

(1) 体内毒力试验:细菌外毒素对机体的毒性作用可被相应抗毒素中和,若先给动物注射抗毒素,然后再注射外毒素,则动物不产生中毒症状。以此可鉴定细菌是否产生与抗毒素相对应的外毒素。

(2) 体外毒力试验:外毒素抗原性强,可刺激机体产生相应的抗体。在体外以细菌外毒素的特异性免疫血清为抗体与被检细菌外毒素(抗原)进行抗原-抗体反应来检测外毒素,从而确定细菌是否产生该种毒素。

除上述方法外,多数细菌的外毒素还可用ELISA法测定,如葡萄球菌肠毒素、肠产毒型大肠埃希菌LT及ST等的测定。

(四) 动物实验

动物实验也是临床细菌学检验的重要组成部分,并且有时是其他实验所不能取代的。其主要用途有分离和鉴定病原微生物,测定细菌的毒力,制备免疫血清,建立致病动物模型,取动物的血液配制细菌培养基,用于生物制品或一些药物的安全、毒性、疗效检验。另外,通过在易感和不易感动物内的传代,细菌的毒力、免疫原性等会发生变化。动物实验不仅要了解实验动物的分类,而且要根据实验目的和要求选择合适的实验动物及接种方法。常用的实验动物有小鼠、豚鼠、家兔及绵羊等,常用的接种方法有皮下注射、皮内注射、肌内注射、腹腔注射、静脉注射和脑内注射等。

第三节 免疫学诊断

一、寄生虫免疫学诊断

寄生虫侵入人体,刺激机体产生免疫反应,利用免疫反应的原理在体外进行抗原或抗体的检测,达到诊断的目的称为免疫学诊断。包括皮内反应和血清学诊断。皮内反应的特异性较低,可供初次筛选患者之用。血清学诊断包括应用不同的反应方法检查特异性抗原或抗体。特异性抗原阳性表示有现存感染,而特异性抗体阳性表明患者过去或现在的感染,因而可作为诊断或辅助诊断方法。

二、寄生虫免疫学诊断技术分类

皮内试验是一种速发型变态反应,将皮试抗原注入表皮内层,以形成的皮丘结果判断阳性或阴性。多用于蠕虫病的诊断及某些螨类所致变态反应的诊断。

血清学诊断包括沉淀反应、凝集反应、补体结合试验、免疫荧光抗体技术、酶免疫技术、放射免疫技术、免疫印迹技术等,血清学诊断已从简单血清沉淀试验和凝集试验发展为微量、高效和快速的免疫标记技术,以及分子水平的酶联免疫印渍技术,这些诊断技术可用以检测感染宿主体内的循环抗体或循环抗原,并有望用于鉴别不同的病期、新感染活动期或治疗效果的评价等。血清学诊断方法在弥补病原学诊断的缺陷方面,将起着越来越重要的作用。几乎所有免疫学方法均可用于寄生虫病的诊断,但并不是都很理想。国内已有几种寄生虫病血清学诊断方法,不但可用于辅助诊断,也可作为治疗患者的依据,并逐步推广到临床和现场应用。下面将介绍几种常用的免疫学诊断方法。

三、免疫学诊断方法

(一) 皮内试验

1. 基本原理 将皮试抗原注入表皮内层,以形成的皮丘结果判断阳性或阴性。多用于蠕虫病的诊断及某些螨类所致变态反应的诊断。

2. 优缺点 该方法操作简便、快速,可在短时内观察结果,一般认为其阳性检出率可达90%以上,但特异性较低,寄生虫病之间有明显的交叉反应;患者治疗若干年后皮内试验仍呈阳性反应。因此,皮内反应不能作为确诊的依据,也不宜用于疗效考核,只能在流行区对可疑患者起过筛作用。

(二) 沉淀试验

可溶性抗原(如细菌的外毒素、内毒素、菌体裂解液、病毒的可溶性抗原、血清、组织渗出液等)与相应抗体结合,在适量电解质存在下,形成肉眼可见的白色沉淀,称为沉淀实验。如环卵沉淀试验(circumoval precipitin test,COPT),这是最常用的诊断血吸虫病的有效血清学方法之一。COPT 基本原理是以血吸虫虫卵为抗原的特异性免疫学试验。虫卵内的毛蚴成熟后能分泌可溶性虫卵抗原(soluble egg antigen,SEA),SEA 自卵壳微孔渗出,附于卵壳表面,与待检血清内特异性抗体相结合,在虫卵周围形成抗原-抗体复合物沉淀,镜下可见泡状或指状沉淀物沉积在虫卵表面,此为阳性反应。在正常人血清中,因无相应抗体存在,在虫卵周围不出现特异性沉淀物,即为阴性。根据环沉率(是指 100 个虫卵中出现沉淀物的虫卵数,即阳性虫卵数/观察虫卵数×100%)可判定待检血清的 COPT 反应是否为阳性,根据所形成的沉淀物大小可判定反应强度。现在该法已趋向完善,不但可以提高诊断效果,而且更适合于现场推广应用。虫卵的处理有甲醛处理冰冻干卵抗原、热处理超声干卵抗原等。

(三)间接血凝试验

1. 基本原理 间接血凝试验(indirect hemagglutination assay,IHA)是凝集试验的一种。抗原与相应抗体结合形成复合物,在电解质存在下,复合物相互凝集形成肉眼可见的凝集小块或沉淀物。根据是否产生凝集现象来判定相应抗原或抗体,称为凝集试验。颗粒性抗原与抗体直接结合后出现的凝集现象,称直接凝集试验。将可溶性抗原或抗体先吸附于一种与免疫无关的、一定大小的载体颗粒表面,然后与相应抗体或抗原作用,在适宜的条件下由于抗原抗体的特异性结合,会带动载体颗粒的凝集,出现肉眼可见的凝集现象,称间接凝集试验。常用的载体颗粒有红细胞(“O”型人红细胞,羊红细胞)、聚苯乙烯胶乳颗粒、白陶土、离子交换树脂、火棉胶等。若以红细胞为载体,就称为间接血凝试验。

2. 种类 IHA 已用于多种寄生虫病的诊断和流行病学调查,可检测抗原或抗体,有较高的敏感性和一定的特异性,分为下列 4 种类型。

(1)正向间接血凝实验:先将抗原吸附于红细胞表面,用已知血凝抗原检测未知血清抗体的试验,称为正向间接血凝试验。

(2)反向间接血凝试验:用特异性抗体致敏红细胞,以检测标本中的抗原。

(3)间接血凝抑制试验:该试验用抗原致敏的红细胞来检测相应的抗原。方法是先在被检样本中加入相应抗体,作用一段时间后再加入致敏红细胞。如标本中含有相应的抗原,则抗原将先与抗体结合,再加入抗原致敏的红细胞后则不出现凝集。若标本中不存在抗原,则出现凝集。

(4)反向间接血凝抑制试验:该试验用抗体致敏的红细胞检测标本中的抗体。方法为先在待检样本中加入相应抗原,作用一段时间后再加入致敏红细胞。若标本中含有相应抗体,则不出现凝集,若不含抗体,则出现凝集。

3. 优缺点 IHA 已广泛用于寄生虫病的诊断和流行病学调查,有较高的敏感性和一定的特异性,如对日本血吸虫病的诊断,阳性检出率可达 91.9% ~ 100%,假阳性率为 0.7% ~ 3.2%。致敏红细胞冷冻干燥后,在 4℃可保存 1~2 年,所用器材简单,国内均已生产。且方法简便快速,便于基层单位使用。缺点是不同实验室制备的红细胞和不同批号制品,其敏感性和特异性可能不一致,因此试剂制品需标准化和商品化。另外还存在一定的非特异性反应,这与致敏红细胞的质量优劣有关。必要时可用血凝抑制试验来排除非特异性反应。

(四)免疫荧光技术

1. 基本原理 免疫荧光技术(immunofluorescence method)又称荧光抗体标记技术,是指用荧光素对抗体或抗原进行标记,然后用荧光显微镜观察所标记的荧光以分析示踪相应的抗原或抗体的方法。

2. 荧光色素　某些物质在光的照射下吸收光能进入激发状态,而从原来的激发状态回到原来的基态时,能够从电磁辐射形式放射出所吸收的光能,这种现象称光致发光。在光致发光现象中,如果用一波长较短的光(如紫外光)照射某种物质时,这种物质在极短的时间内能发射出波长较照射光波长长的光(如可见光),这种光称荧光。能产生荧光的物质称为荧光色素或荧光素。荧光色素种类很多。用于标记抗体的荧光色素必须具有下列条件:①能与免疫球蛋白共价结合,结合物稳定;②结合后不影响免疫球蛋白免疫活性,同时对荧光效率无明显影响;③标记方法简单、迅速、安全无毒。目前最常用的荧光色素有以下 3 种:异硫氰酸荧光素、四乙基罗丹明、四甲基异硫氰基罗丹明。目前,荧光免疫技术已在许多寄生虫病中得到应用,如血吸虫病、锥虫病、旋毛虫病、弓形虫病、利什曼病等。

(五) 免疫酶技术

免疫酶技术(immunoenzymatic techniques)是近年来发展起来的一项高度特异和敏感性较强的酶免疫技术,已广泛应用于寄生虫病免疫学诊断。例如,血吸虫病、肺吸虫病、黑热病、包虫病、弓形虫病、隐孢子虫病、卡氏肺孢子虫病、囊虫病、阿米巴病等。除传统的 ELISA 外,又发展了 K-EIISA、ABC-ELISA、DOT-EIISA、薄膜 EIISA 等,应用于血吸虫病、肺吸虫病、肝吸虫病等的诊断。可检测抗体,也可检测循环抗原及粪便样品、脓液及其他体液中的抗原。目前存在的问题主要有抗原制备和试验方法尚需进一步标准化和规范化。

1. 基本原理　免疫酶技术是继免疫荧光技术之后发展起来的又一种免疫标记技术,是根据抗原与抗体特异性结合,以酶作为标志物,酶对底物具有高效催化作用的原理而建立的。酶标抗体或抗原与相应的抗原或抗体结合后,形成酶标抗体-抗原复合物。复合物中的酶在遇到相应的底物时,催化底物分解,使供氢体氧化而生成有色物质。有色物质的出现,客观地反映了酶的存在。根据有色产物的有无及其浓度,即可间接推测被检抗原或抗体是否存在及其数量,从而达到定性或定量的目的。

2. 分类　免疫酶技术在方法上分为两类,一类用于组织细胞中的抗原或抗体成分检测和定位,称为免疫酶组织化学或免疫酶染色法;另一类用于检测液体中可溶性抗原或抗体成分,称为免疫酶测定法。免疫酶染色法是标本制备后,先将内源酶抑制,然后进行免疫酶染色检查。其基本原理和方法与荧光抗体法相同,只是以酶代替荧光素作为标记物,并以底物产生有色产物为标志。常规免疫酶染色法可分为直接法和间接法两种。直接法是用酶标记特异性抗体,直接检测寄生虫或其抗原。在含有寄生虫或其抗原的标本固定后,消除其中的内源性酶,用酶标记的抗体直接处理,使标本中的抗原与酶标抗体结合,然后加底物显色,进行镜检;间接法是将含有寄生虫或其抗原的组织或细胞标本,用特异性抗体处理,使抗原抗体结合,洗涤清除未结合的部分,再用酶标记的抗抗体进行处理,使其形成抗原-抗体-酶标记抗抗体复合物,最后滴加底物显色,进行镜检。间接法虽然多一个步骤,但比直接法特异性强,使用范围广。酶标记第二抗体可用葡萄球菌 A 蛋白 SPA 或生物素与抗生物素蛋白系统等代替,亦已成功地用于许多抗原和抗体的检测。同时,在不同程度上提高了检测方法的特异性与敏感性。免疫酶测定法分固相免疫酶测定法和均相免疫酶测定法两类。固相免疫酶测定法需用固相载体,以化学的或物理的方法将抗原或抗体连接其上,制成免疫吸附剂,随后进行免疫酶测定。酶联免疫吸附试验是固相免疫酶测定法中应用最广泛的一种。均相免疫测定法不需将游离的和结合的酶标记物分离,也不需载体,直接从溶液中测定结果。本法主要用于激素、抗生素等小分子半抗原的检测。

3. 用于标记的酶及其底物 应用较多的有辣根过氧化物酶、葡萄糖氧化酶、酸性磷酸酶、碱性磷酸酶和 β-半乳糖苷酶等,其中以辣根过氧化物酶应用最广。

4. 酶标抗体 抗体的酶标记中,酶的活性和纯度至关重要。抗体也要求纯化程度高,最好用亲和层析纯化,但在单抗标记中也可直接标记小鼠的腹水。理想的结合剂应具备生产率高,结合物稳定,不影响酶的活性和抗体的活性,不产生干扰物质,操作简便等条件。目前主要采用戊二醛标记法和过碘酸钠标记法。戊二醛标记法的原理是通过它的醛基与免疫球蛋白上的氨基共价结合,即戊二醛上的两个活性醛基,一个与酶分子上的氨基结合,另一个与免疫示蛋白上氨基结合,形成一个酶-戊二醛-免疫球蛋白结合物。过碘酸钠法主要用于 HRP 的标记。优点是标记率高,未标记的抗体量少,但结合物分子量较大,穿透细胞的能力不如用戊二醛法标记的抗体,故不适于在免疫电镜中应用。

(六) 乳胶凝集试验

乳胶凝集试验(latex agglutination test,LAT)是以胶乳微粒作为载体取代红细胞的凝集反应。主要应用于弓形虫病、囊虫病、旋毛虫病、血吸虫病、棘球蚴病等诊断。该法有较好的敏感性和特异性,方法简便,判断结果快速,适于现场应用。

(七) 免疫印迹

免疫印迹实验(immunoblotting test,IBT)又称 Western 印迹试验,是以聚丙烯酰胺凝胶电泳、转移电泳、固相酶免疫试验三种方法合一的实验技术,是近年来发展迅速的一种新技术。已应用于血吸虫病、绦虫病、包虫病、肺吸虫病、卡氏肺孢子虫、阿米巴病、囊虫病等。随着技术的完善,IBT 有望成为高度敏感和特异的诊断寄生虫病和区别寄生虫感染期的有效方法。

(八) 免疫层析技术

免疫层析技术(immunochromatography,ICT)是近年来发展的快速诊断技术,可检测抗体或抗原。应用于寄生虫病的有恶性疟原虫/间日疟原虫抗原检测和班氏丝虫抗原及利什曼原虫抗原检测。该法敏感、快速、特异性较好,适于临床快速诊断和现场调查。

总之,由于免疫技术发展迅速,已使寄生虫病免疫学诊断方法达到简易、微量、快速、准确和经济的目的。随着高新技术的应用,寄生虫病免疫学诊断方法具有更为理想的诊断价值。

第四节 基因诊断

随着现代生命科学技术的飞速发展,寄生虫病的实验室诊断技术已不仅局限于病原学诊断和免疫学诊断,基因诊断的检测方法也已得到一定应用,发挥出巨大作用。基因诊断的靶物质为寄生虫基因组中特异性的 DNA 片段,相对于病原学诊断和免疫学诊断而言,基因诊断方法的最大优势是检测的敏感性高、特异性强。本节就寄生虫的基因诊断方法做简略介绍。

一、核酸分子探针技术

(一) 简介

核酸分子探针技术是近几年来迅速发展起来的一种敏感性高、特异性强、应用面广的基因诊断方法。该方法的原理是具有一定同源性的两条核酸单链在一定条件下(适宜的温度和离子强度),按照碱基互补原则退火形成双链,利用已知探针来检测待测核酸序列。核酸分子探针是指用放射性核素或其他标记物标记的、能与特定靶分子发生特异性结合的DNA或RNA片段。

(二) 操作步骤

一般来说,此技术包括4个步骤:作为探针的核酸片段的选取、标记、杂交、显示或杂交信号的检测。

1. 探针种类及选择 按来源及性质划分可将核酸探针分为基因组DNA探针、cDNA探针、RNA探针和人工合成的寡核苷酸探针等。按标记物划分有放射性标记探针和非放射性标记探针两大类。探针的选择原则为:①高度特异性:如人类基因组,常选用外显子作探针;②制备容易:单链优于双链,且杂交效率高;③检测方便且灵敏性高:片段短时,携带标记物少,灵敏度低;④一般长度17~50bp:过长会使杂交时间长,过短会使特异性降低;⑤含40%~60%的G-C:特异性结合效率高;⑥重复碱基数<4,真核细胞基因组不选内含子作探针;⑦与非靶分子区同源性<70%或小于8个连续碱基。

2. 标记 一种理想的探针标记物,应该具有以下几种特性:高灵敏度,低假阳性;标记物与探针的结合应不影响碱基配对的特异性;不影响探针的主要特性,如理化特性、杂交特异性、杂交稳定性、T_m值等;检测方法具有高灵敏性、高特异性;标记及检测方法简单,保存时间长;对环境无污染,对人体无伤害,价格低廉。包括放射性标记物如(^{32}P、^{3}H、^{35}S等)和非放射性标记物(如生物素、地高辛、酶类等)。放射性标记物敏感性高、特异性强,但有污染、需要防护、半衰期短。非放射性标记物无污染、安全可靠、稳定性较好、可存放较长时间,但灵敏度和特异性较放射性同位素低。探针的标记方法可分为体内标记法和体外标记法两种。现人们普遍使用体外标记法主要包括化学标记法和酶促标记法两种。

3. 杂交 核酸分子杂交实质上是双链DNA变性和具有同源序列的两条单链的复性过程。根据介质及反应环境可分为固相杂交和液相杂交两种。固相杂交是指将需要杂交的一条核酸链先固定在固体支持物上,另一条核酸链游离在液体中,因检测方便而应用广泛。液相杂交是指参与反应的两条核酸链都游离在液体中,杂交速度快,常与核酸电镜技术结合研究不同DNA的同源性及mRNA与染色体DNA之间的关系。根据鉴定物质的不同可分为Southern印迹杂交(Southern blotting),用于基因组DNA、重组质粒和噬菌体的分析;Northern印迹杂交(Northern blotting),用于RNA的定性、定量分析;Western印迹杂交(Western blotting),用于蛋白质定性定量及相互作用研究。根据检测核酸种类及手段不同又可分为 Southern 印迹、斑点杂交、原位杂交和 Northern 印迹。

4. 杂交信号检测 杂交信号的检测方法因探针上的标记物不同而异。用放射性同位素标记的探针需用放射自显影曝光在 X 线片上;生物素标记探针可通过 ABC 系统以酶反应显色底物指示;地高辛标记探针,酶标抗地高辛抗体结合地高辛后,最终也是以显色底物指示。

（三）在寄生虫病诊断中的应用

在寄生虫病的诊断中,探针是病原体的特异性核苷酸序列,可用于检测病原寄生虫的存在。此法的关键在于制备高质量的特异探针。目前使用的寄生虫核酸探针包括:全基因组 DNA 探针、动基体 DNA 探针、质粒或噬菌体重组 DNA 探针、人工合成的寡核苷酸探针。

目前,核酸分子探针检测寄生虫主要用于检测寄生于血液中的寄生虫,如疟原虫、利什曼原虫、锥虫和弓形虫等。因为这些原虫在血液中密度很低时,在显微镜下很难被发现,不能满足大规模流行病学调查的需求。检查血清中抗体的方法虽可为检测原虫感染提供重要依据,但因抗体在原虫消失后很长一段时间内仍持续存在,故靠检测抗体的方法难以确定体内是否仍有活虫。随着分子生物学发展,通过检测核酸确定病原体是否存在的方法应运而生。一般来说,异源核酸在血液中能很快被分解,因此,当检测到病原核酸时,可以证明血液中还存在病原体。

二、PCR 技 术

（一）简介

聚合酶链反应(PCR)是 20 世纪 80 年代中期发展起来的体外核酸扩增技术。它具有特异、敏感、产率高、快速、简便、重复性好、易自动化等突出优点;能在一个试管内将所要研究的目的基因或某一 DNA 片段于数小时内扩增至十万乃至百万倍,使肉眼能够直接观察和判断;可从一根毛发、一滴血,甚至一个细胞中扩增出足量的 DNA 供分析研究和检测鉴定。PCR 技术是生物医学领域中的一项革命性创举和里程碑。

（二）原理及过程

PCR 技术的基本原理类似于 DNA 的天然复制过程,其特异性依赖于与靶序列两端互补的寡核苷酸引物。PCR 由变性、退火、延伸 3 个反应步骤构成。

1. 模板 DNA 变性 模板 DNA 经加热至 93℃左右一定时间后,其双链或经 PCR 扩增形成的双链 DNA 解离,使之成为单链,以便与引物结合,为下一轮反应做准备。

2. 模板 DNA 与引物的退火(复性) 模板 DNA 经加热变性成单链后,温度降至 55℃左右,引物与模板 DNA 单链互补序列配对结合。

3. 引物的延伸 DNA 模板-引物结合物在 *Taq* DNA 聚合酶的作用下,以 dNTP 为反应原料,靶序列为模板,按碱基配对与半保留复制原理,合成一条新的与模板 DNA 链互补的半保留复制链。

重复变性、退火、延伸 3 个反应步骤,就可获得更多的"半保留复制链",而且这种新链又可以成为下一次复制的模板。每完成一个循环需 2~4 分钟,2~3 小时就能将待扩目的基因扩增至几百万倍。到达平台期所需循环次数取决于样品中模板拷贝数。

(三) 反应成分

PCR 的基本反应体系为 DNA 模板、寡核苷酸引物、dNTP、DNA 聚合酶及含有必需离子的反应缓冲液,这些因素都对 PCR 反应产生影响。

1. DNA 模板(DNA plate)　DNA 模板亦称靶序列。它既可以是单链 DNA,也可以是双链 DNA。闭环模板 DNA 的扩增效率略低于线状 DNA,因此用质粒作模板时最好先将其线状化。模板 DNA 中不能混有蛋白酶、核酸酶、DNA 聚合酶抑制剂,以及能与 DNA 结合的蛋白质等。在一定范围内,PCR 的产量随模板 DNA 浓度的升高而显著增加,但模板浓度过高会导致反应的非特异性增加。为保证反应的特异性,基因组 DNA 作模板时可用 1μg 左右,质粒 DNA 作模板时用 10ng 左右。

2. 引物　引物是 PCR 特异性反应的关键,PCR 产物的特异性取决于引物与模板的互补程度。理论上,只要知道任何一段模板 DNA 序列,就能按其设计互补的寡核苷酸链作引物,利用 PCR 就可将模板 DNA 在体外大量扩增。

3. 耐热 DNA 聚合酶　除经典的 *Taq* DNA 聚合酶外,目前还发现了多种耐热 DNA 聚合酶,如 *Tth* DNA 聚合酶、*Vent* DNA 聚合酶、*Pfu* DNA 聚合酶等。

(1) *Taq* DNA 聚合酶:天然 *Taq* DNA 聚合酶是从嗜热水生菌(*Thermus aquatics*)YT-1 菌株中直接分离获得的,具有较好的热稳定性,92.5℃、95℃、97.5℃的半衰期分别为 130 分钟、40 分钟和 6 分钟。催化 DNA 合成的最适温度为 72~80℃。*Taq* DNA 聚合酶具有以下特性:$5'→3'$方向的聚合活性;$5'→3'$方向的外切酶活性;逆转录酶活性;较弱的非模板依赖性;无 $3'→5'$外切酶活性。

除天然 *Taq* DNA 聚合酶外,还有修饰 *Taq* DNA 聚合酶。一种是重组 *Taq* DNA 聚合酶,它是利用基因工程技术在大肠杆菌中表达所得,另一种称为 Stoffel 片断,它是 Stoffel 等人将天然 *Taq* DNA 聚合酶 N 端 289T 除去获得,它们的热稳定性均较好。

(2) *Tth* DNA 聚合酶:它是从嗜热栖热菌 HB8 中分离出来的一种热稳定 DNA 聚合酶。在高温和 $MnCl_2$ 条件下,能有效地逆转录 RNA。当螯合了 Mn^{2+},加入 Mg^{2+}后,该酶的聚合酶活性增加,使 cDNA 合成与扩增可用同一种酶催化。

(3) *Vent* DNA 聚合酶:又称 *Tli* DNA 聚合酶,它是从深海底火山口发现的嗜热球菌中分离的。此酶不仅具有非常好的热稳定性,而且有 $5'→3'$外切酶活性,具有校正功能,另外它还可扩增大于 12kb 的模板 DNA。

(4) *Pfu* DNA 聚合酶:该酶是从激烈热球菌(*Pyrococcus fariosus*)菌株中纯化。它具有 $5'→3'$DNA 聚合酶的活性及 $3'→5'$外切酶活性,催化 DNA 的忠实性比 Taq DNA 聚合酶高 12 倍,其热稳定性也非常好,97.5℃的半衰期大于 3 小时。

DNA 聚合酶的浓度是影响 PCR 反应的重要因素,不同的 PCR 反应都有最适聚合酶用量。增加酶量会导致反应特异性下降,酶量过少则影响反应产量。50μl PCR 反应体系中 Taq DNA 聚合酶的用量一般为 0.5~2.5 单位。

4. 脱氧核糖三磷酸　PCR 反应中脱氧核糖三磷酸(dNTP)包括 4 种,即 dATP、dGTP、dCTP 和 dTTP,统称为 dNTPs。4 种 dNTP 的摩尔浓度应相等,否则会诱发聚合酶的错误掺入,降低新链合成速度。dNTP 的浓度取决于扩增片断的长度、MgCl$_2$浓度及引物浓度等条件,一般终浓度应在 50~200μmol/L。高浓度的 dNTP 易产生错误碱基的掺入,而浓度过低则会降低反应产量。dNTP 溶液应用 NaOH 调 pH 至 7.0,以保证反应中的 pH 不低于 7.1。

在临床检测中,为防止来自扩增产物的污染,控制假阳性的形成,往往用脱氧尿苷(dUTP)代替脱氧胸苷(dTTP)。

5. 缓冲液　PCR 反应的标准缓冲液的组成成分通常有 Tris-HCl、KCl、MgCl$_2$。一般采用(10~50)mmol/L Tris-HCl。Mg^{2+}的存在非常重要,Mg^{2+}的浓度可影响 DNA 聚合酶的活性和 DNA 双链的解链温度,因此对反应的特异性及产量有显著影响。Mg^{2+}浓度过低会使 DNA 聚合酶活性降低、PCR 产量下降;Mg^{2+}浓度过高则影响 PCR 反应的特异性。Mg^{2+}的最佳浓度为 1.5~2.0mmol/L。PCR 混合物中的 DNA 模板、引物和 dNTP 的磷酸基团及缓冲液中的螯合剂(如 EDTA)均可与 Mg^{2+}结合,降低 Mg^{2+}的实际浓度。

(四) 反应条件

1. 变性温度与时间　PCR 反应中模板 DNA 或 PCR 产物的变性非常重要,要确保它们完全解开形成单链。一般来说,变性温度越高、时间越长,变性就越充分;但温度过高、时间过长又会影响 *Taq* DNA 聚合酶的活性。因此,通常选用的变性温度是 95℃,30 秒。由于模板 DNA 的链比较长,因此 PCR 反应的第一个循环变性时间需要较长一些。

2. 退火温度与时间　变性温度决定着 PCR 反应成败,退火(复性)温度则是决定着 PCR 反应特异性的关键。温度越低复性越好,但容易出现引物与靶 DNA 的错配,增加非特异性结合;温度太高则不利于复性。通常情况下,复性温度为 55℃左右。

3. 延伸温度与时间　引物延伸温度一般为 72℃。这个温度既要考虑 Taq DNA 聚合酶的活性,又要考虑引物和靶基因的结合。不适合的延伸温度不仅会影响扩增产物的特异性,也会影响其产量。

4. 循环数　循环数决定了 PCR 扩增的产量。在其他参数已优化的条件下,最适循环数取决于靶序列的初始浓度。靶序列的初始浓度较低时,要增加循环次数。如果酶活性降低或酶量不足,也要增加循环次数,以便达到有效扩增量。

(五) 扩增产物的检测和分析

1. 凝胶电泳分析　PCR 产物电泳,EB(溴乙锭)染色后紫外仪下观察,初步判断产物的特异性,PCR 产物片段的大小应与预计的一致。

2. 琼脂糖凝胶电泳　通常用 1%~2% 的琼脂糖凝胶,供检测用。

3. 聚丙烯酰胺凝胶电泳　6%~10% 聚丙烯酰胺凝胶电泳分离效果比琼脂糖好,条带比较集中,可用于科研及监测分析。

4. 酶切分析　根据 PCR 产物中限制性内切酶位点,用相应的酶酶切,电泳分离后获得符合理论的片段,此法既能进行产物的鉴定,又能对靶细胞分型,还能进行变异性研究。

5. 分子杂交　是检测 PCR 产物特异性的有力证据,也是检测 PCR 产物碱基突变的有效方法。

6. Southern 印迹杂交　在两引物之间另合成一条寡核苷酸链,标记后作探针,与 PCR 产物杂交。此法既可做特异性鉴定,又可以提高检测 PCR 产物的灵敏度,还可知其分子量及条带形状,主要用于科研。

7. 斑点杂交　将产物点在硝酸纤维素膜或尼龙薄膜上,再用内部寡核苷酸探针杂交,观察有无着色斑点,主要用于 PCR 产物特异性鉴定及变异分析。

(六) 在寄生虫病诊断中的应用

近年来,PCR 技术已应用于检测疟原虫、阿米巴原虫、弓形虫、锥虫、利什曼原虫、隐孢子虫、贾第鞭毛虫等。因为在一些原虫病中,病原体数量极少,用一般手段无法检测,而 PCR 扩增则为其提供了确切检测途径。尤其是组织内寄生虫,解决了病原学检测的难题,提高了检出率。如在检测锥虫病时,通过 PCR 扩增纯化 DNA,可使探针检测到血样中的一个虫体。目前,国内已建立了弓形虫病和恶性疟疾的 PCR 诊断方法。在寄生虫病的诊断方法中,PCR 是很有发展前途的一种分子生物学检测技术,具有广阔的应用前景。

三、基因芯片技术

(一) 简介

基因芯片又称 DNA 芯片(DNA chip)、DNA 微阵列(DNA microarray),是指将大量 DNA 探针分子固定于支持物上,然后与标记的样品进行杂交,通过检测杂交信号的强度及分布来进行分析。近年来,该技术不断完善,已经在基因诊断、基因表达研究、基因组研究、发现新基因及各种病原体检测等方面显示出应用价值。

(二) 原理

基因芯片技术是建立在基因杂交技术上的一种高效、快速的核酸序列分析手段。其原理是首先将大量探针分子固定于支持物上,然后与标记的样品进行杂交,通过检测杂交信号的强度及分布来进行基因的分析。在一块 $1cm^2$ 大的基因芯片上,根据需要可固定数以千计甚至万计的基因,形成一个基因方阵,以此实现对千万个基因的同步检测。基因芯片技术主要包括 4 个主要步骤:芯片制备、样品制备、杂交反应、信号检测和结果分析。

(三) 操作步骤

1. 芯片制备

(1) 合成探针:探针合成是基因芯片制作的首要步骤。基因芯片的探针包括基因组探针、cDNA 探针及寡核苷酸探针等。对于基因组探针,先从基因组文库中选择与待测靶序列完全匹配或带有突变位点的序列,通过 PCR 技术扩增获得;对于较短的寡核苷酸探针,则可以直接应用 DNA 合成仪合成;而 cDNA 探针,可根据待分析基因表达的 mRNA,从 cDNA 文库中通过 PCR 技术扩增获取,扩增片段的选择尽可能靠近 cDNA 序列的 3′端,长度一般在 1kb 左右。

(2) 探针在载体表面的固定:有多种方法可以将探针固定到固相支持物上,可分为两大类:一类是原位合成,即在支持物表面原位合成寡核苷酸探针,适用于寡核苷酸,有原位光刻合成法、压电打印法和分子印章原位合成 3 种途径;一类是合成点样,即将预先合成好的探针、cDNA 或基因组 DNA 通过特定的高速点样机器人直接点在芯片上的技术,多用于大片段 DNA,有时也用于寡核苷酸,甚至 mRNA。可以作为基因芯片的固相载体材料主要有固体片状材料和薄膜状材料两种,固体片状材料包括玻片、硅片和瓷片等;膜性材料包括硝酸纤维素膜、尼龙膜及聚丙烯膜等。基因芯片多采用载玻片或者尼龙膜作载体。

2. 样品制备 待测的样品主要是从血细胞或组织中获得的 DNA 或 mRNA。由于测定时常需要较多的样品分子,在进行标记和分析前一般要对样品进行适当的扩增,以提高阅读的灵敏度。对于分离的基因组 DNA 可通过 PCR 直接扩增,对于 mRNA 则需要通过 RT-PCR 制备 cDNA。

用于标记待测样品的物质很多,有荧光分子,如花青素(cyanine,Cy)3、Cy5、生物素、放射性同位素^{32}P 等。样品的标记就是将带有标记的 dNTP(Cy3-dNTP 或 Cy5-dNTP、生物素-dNTP、^{32}P-dNTP)通过 DNA 或 cDNA 的扩增掺入到靶分子序列,或者是在合成引物时掺入标记的 dNTP,以此扩增靶序列后,扩增产物末端即带有了标志物。其中采用较多的主要是荧光标记法,它是利用标记分子在特定的波长范围可被激光光源激发出荧光这一特点,从而对含有标记分子的样品进行检测。此法由于没有同位素标记的限制,而且具有极高的灵敏度,能够进行定量检测,因此被广泛应用于基因芯片样品的标记。

3. 杂交反应 杂交反应是荧光标记的样品与芯片上的探针进行反应,产生一系列信息的过程。选择合适的反应条件能使生物分子间反应处于最佳状况、减少生物分子之间的错配率。在杂交反应完成后,将矩阵插入杂交模式被检测的扫描仪中。当已经结合在目标上的荧光信号被激发时,就可收集到杂交信号数据。探针与目标核苷酸匹配时通常产生的信号比不匹配的要强。既然在矩阵上每个探针的序列和位置是已知的,应用探针矩阵,目标核苷酸的特性就能被确定了。

4. 信号检测和结果分析 杂交信号的检测方法很多,如荧光显影法、质谱法、化学发光法和光导纤维法等,其中使用最广泛的是荧光显影法。

对于以核酸杂交为原理的检测技术,荧光检测法的主要过程为:首先用荧光素标记扩增(也可以用其他放大技术)过的靶序列或样品,然后与芯片上的大量探针进行杂交,将未杂交的分子洗去(如果用实时荧光检测可省去此步),再用荧光显微镜对片基进行扫描,采集每点荧光强度并对其进行分析比较。由于正常的碱基配对双链要比具有错配碱基的双链分子具有较高的热力学稳定性,探针与样品完全正常配对时所产生的荧光信号强度是具有单个或两个错配碱基探针的 5~35 倍,而且荧光信号的强度还与样品中靶分子的含量呈一定的线性关系。因此精确测定荧光信号强度就可反映杂交反应的特异性和强弱。对高密度探针阵列每个位点的荧光强度进行定量分析检测主要的手段有激光共聚焦显微扫描技术和电荷偶联装置照相机。

(四) 在寄生虫病诊断中的应用

由于 DNA 芯片技术操作简便,能在一次实验中同时快速、敏感的检测上千个基因,检测结果可实现自动化,因而获得的信息具有高度特异性、稳定性,可以认为它是遗传信息分析革命性的里程碑,也为寄生虫学领域的研究与应用提供了广阔前景,正在应用或可能应用的领域包括:从基因水平上揭示寄生虫分类、进化规律、寄生虫与环境的关系;寄生虫疫苗的研究;寄生虫病的分子诊断;寄生虫抗药性与新药研制方面的研究。

四、DNA 测序

(一) 简介

DNA 测序(DNA sequencing),就是确定组成 DNA(脱氧核糖核酸)的 4 种化学碱基的顺序(即核酸一级结构的测定),是现代分子生物学的一项重要技术。常规测序方法的基本过程包括:①把待测序列的 DNA 分子进行处理,得到只差一个核苷酸的一系列逐步缩短的 DNA 分子混合物;②通过凝胶电泳把这些 DNA 分子分离开来,形成阶梯状排列的条带,然后逐个读出 DNA 的碱基序列。

(二) 原理

DNA 测序的方法主要有 1977 年由 F. Sanger 等提出的双脱氧链终止法和 1977 年由 Maxam 和 Gilbert 提出的化学降解法。Sanger 测序法的原理是利用一种 DNA 聚合酶来延伸结合在待测序列模板上的引物,直到掺入一种链终止核苷酸为止。每一次序列测定由一套四个单独的反应构成,每个反应含所有四种脱氧核苷三磷酸(dNTP),并混入限量的一种不同的双脱氧核苷三磷酸(ddNTP)。由于 ddNTP 缺乏延伸所需要的 3-OH 基团,使延长的寡聚核苷酸选择性地在 G、A、T 或 C 处终止。终止点由反应中相应的双脱氧而定。每一种 dNTPs 和 ddNTPs 的相对浓度可以调整,使反应得到一组几百至几千碱基长的链终止产物。它们具有共同的起始点,但终止在不同的的核苷酸上,可通过高分辨率变性凝胶电泳分离大小不同的片段,凝胶处理后可用 X 线胶片放射自显影或非同位素标记进行检测。化学修饰法测序原理是某些化学试剂可以使 DNA 链在特定碱基(或特定类型的碱基)处发生碱基修饰,然后发生碱基脱落或取代,最后发生专一性的断裂。不同分子在不同位点断裂,从而可获得一系列大小不同的 DNA 片段,将这些片段经凝胶电泳进行分离。分析前,用同位素标记 DNA 的 5′-末端,经放射自显影即可在 X 线胶片上读出 DNA 链的核苷酸序列。

(三) 第二代及第三代测序技术

随着科学的发展,传统的 Sanger 测序法已经不能完全满足研究的需要,对模式生物进行基因组重测序及对一些非模式生物的基因组测序都需要费用更低、通量更高、速度更快的测序技术,第二代测序技术(next generation sequencing)应运而生。第二代测序技术的核心思想是边合成边测序(sequencing by synthesis),即通过捕捉新合成的末端的标记来确定 DNA 的序列,现有的技术平台主要包括 Roche/454 FLX、Illumina/Solexa Genome Analyzer 和 Applied Biosystems SOLID system。

来自美国华盛顿大学等地的研究人员利用纳米生物学技术获得了新一代测序技术的突破,这种新方法能为癌症、糖尿病或某些成瘾患者量身绘制个性化基因测序蓝图,提供更加高效的个体医疗。这一研究成果已发表在 PNAS 杂志上。第三代测序技术,也就是被称为下下一代的测序的直接测序方法。这一测序技术是基于纳米孔(nanopore)的单分子读取技术,不同于之前的两代技术(需要荧光或者化学发光物质的协助下,通过读取 DNA 聚合酶或 DNA 连接酶将碱基连接到 DNA 链上过程中释放出的光学信号而间接确定的),可以直接读取序列信息,简洁快速。

(四) 在寄生虫病诊断中的应用

近几年,由于 DNA 测序策略日益成熟,以及自动测序仪的改进,序列测定速度和准确率都大为提高。生物体内不同的基因密码顺序是区分不同生物种类的依据,国内已有研究者进行了并殖吸虫等的 DNA 序列的研究。DNA 测序未来将会广泛应用于寄生虫的检验。

五、核糖体展示技术

(一) 简介

核糖体展示技术(ribosome display technology,RDT)是由 Plückthun 实验室在多聚核糖体展示技术的基础上改进而来的一种利用功能性蛋白相互作用进行筛选的新技术,它将正确折叠的蛋白及其 mRNA 同时结合在核糖体上,形成 mRNA-核糖体-蛋白质三聚体,使目的蛋白的基因型和表型联系起来,可用于抗体及蛋白质文库选择、蛋白质体外改造等。运用此技术已成功筛选到一些与靶分子特异结合的高亲和力蛋白质,包括抗体、多肽、酶等,是蛋白质筛选的重要工具。

(二) 原理

核糖体展示技术的原理是通过聚合酶链反应(PCR)扩增 DNA 文库,同时引入 T7 启动子、核糖体结合位点及茎环结构,将其转录成 mRNA,在无细胞翻译系统中进行翻译,使目的基因的翻译产物展示在核糖体表面,形成"mRNA-核糖体-蛋白质"复合物,构成核糖体展示的蛋白文库,然后用相应的抗原从翻译混合物中进行筛选,以乙二胺四乙酸(EDTA)解离结合的核糖体复合物或以特异抗原洗脱整个复合物,并从中分离 mRNA。通过反转录聚合酶链反应(RT-PCR)提供下一轮展示的模板,所得 DNA 进入下一轮富集,部分 DNA 可通过克隆进行测序分析等。

(三) 发展历程

Kawasaki 曾建议采用类似的途径从肽库中筛选多肽配体。在此之前,利用前期多肽抗体进行免疫沉淀,已经分离到了与核糖体和多肽偶联的 mRNA。Mattheakis 等首次将前人的设想付诸实践,建立了筛选多肽类配体的多聚核糖体展示技术,并从一个库容为 10^{12} 的肽库中筛选到亲和力常数达到 10^9(nmol 级)的固定化单抗的多肽配体。Gersuk 等人利用该技术也筛选到前列腺癌肿瘤标记的多肽配体。体外翻译时,蛋白或多肽的折叠与翻译同步进行。与核糖体结合的天然多肽也具有酶活性。这些研究结果说明,如果某种蛋白质的折叠不受核糖体蛋白通道的影响,那么与核糖体的解离就不是该蛋白获得天然构象的必要条件。1997 年,Plückthun 实验室在以上研究成果的基础上,对 Mattheakis 的多聚核糖体展示技术进行了改进,建立了体外筛选完整功能蛋白(如抗体)的新技术:核糖体展示技术。

(四) 操作步骤

1. 基因片段的改造 为了使基因片段能有效转录和翻译,5′端应接上 T7 启动子序列和 SD 序列,去掉 3′端的终止密码子,从而成功地使核糖体停留在 mRNA 3′末端,将蛋白质和 mRNA 连接在一起。在对基因片段改造时,常进行多次延伸 PCR。

（1）分别将需要的基因片段和间隔序列各自扩出来。

（2）用引物 4 和引物 5 做连接 PCR 将目的基因和间隔子连接起来,引物 5 含有 SD 序列,引物 4 含有 3′端茎环结构序列。

（3）PCR 产物再进行延伸 PCR,引物 6 含有 T7 启动子序列和 5′端茎环结构序列,下游产物同前。最后得到的 PCR 产物,5′端接上 T7 启动子和茎环结构及 SD 序列,3′端则融合了间隔序列并含有 3′端的茎环结构。

2. 体外转录和翻译

（1）体外表达可以利用来自原核的 *E. coli* S30 无细胞蛋白质合成系统,或真核的兔网织红细胞裂解液和麦胚提取物的蛋白质合成系统,至于何种系统更适合,目前尚有争议。体外转录与体外翻译可以偶联进行,也可以分别进行。目前,已有以 DNA 为模板的体外蛋白翻译系统和以 RNA 为模板的体外转录与翻译偶联的商用系统问世。

对于含二硫键的 ScFv 抗体和其他蛋白质,转录和翻译应分别进行,因为含有二硫键的蛋白质要在氧化条件下才能正确折叠,但转录时,T7 RNA 聚合酶要求具有还原性的 β-巯基乙醇维持其稳定性。如果目标蛋白在还原性条件下能正确折叠,则体外转录/翻译偶联体系效果可能更好。

（2）若分别进行,则需要控制 RNase 的影响。VRC-过渡态类似物作为 RNase 抑制剂,能有效抑制核酸酶,提高 *E. coli* 核糖体展示效率。翻译结束后立即冷却反应混合物,所有筛选步骤在冰上进行,降低 RNase 的影响。另外,3′端和 5′端的茎环结构也可以使 mRNA 避免核酸外切酶 RNase Ⅱ 和核酸内切酶 RNase E 的影响。

3. 亲和筛选　体外翻译反应结束后,将翻译混合物稀释 4 倍终止反应。反应试剂中始终保持 5mmol/L Mg^{2+} 浓度,稳定 mRNA-核糖体-蛋白质三元复合体。可以直接用于筛选实验,也可以于 4℃保存,核糖体复合物在 4℃至少可以稳定 10 天,但产量会逐渐减少。体外筛选时加入 1%～2% 脱脂奶粉和 0.2% 肝素可以降低抗原-抗体的非特异性反应,肝素还能抑制核酸酶。

（1）亲和筛选:分为固相筛选和液相筛选,主要有 ELISA 和磁珠法。Hanes 等认为,ELISA 方法中,抗原包被在塑料表面上,而塑料表面的疏水作用有可能会影响吸附蛋白的空间构象,从而导致筛选出的抗体分子不能识别抗原的天然表位;磁珠法是在抗原上连接捕获标签,如生物素,然后在形成抗原-抗体复合物后,采用磁珠-链霉亲和素捕获该标签,进行亲和筛选。

（2）mRNA 的分离:筛选完后,加入含 20mmol/L EDTA 的冰冷缓冲液洗脱 mRNA。洗脱下来的 mRNA 用 DNase Ⅰ 处理去除残留的 DNA 模板,进行 RT-PCR 反应重新引入 T7 启动子,SD 序列等核糖体展示必需元件用于下一轮展示或直接进行 Northern 杂交,评价筛选效率。将最后一轮筛选到的靶标基因与质粒连接,转化到大肠杆菌中,可以得到单个靶标克隆。进一步采用体外或体内(分泌型或包涵体型)表达方式表达单链抗体分子,进行活性鉴定。

4. 体外分子定向进化　用核糖体展示技术对未变异的文库进行筛选时,可以通过易错 PCR 或体外同源重组技术(DNA shuffling)等方法引入突变和重组技术,增加分子多样性,从而提高获得高亲和力、良好稳定性或增加酶活性靶标分子的概率。Plückthun 小组利用核糖体展示技术筛选到 1.1nmol 高亲和力的 ScFv,之后通过引入 DNA 重排技术,又提高了其亲和力。

(五) 在寄生虫病诊断中的应用

核糖体展示技术完全在体外进行,与噬菌体或酵母菌展示技术相比具有建库简单、库容量大、分子多样性强、筛选方法简便、无需选择压力,还可通过引入突变和重组技术来提高靶标蛋白的亲和力等优点,是一种筛选大型文库和获取分子进化强有力的方法,在寄生虫病诊断中具有一定应用前景。

第五节 病理学诊断

寄生虫病的病原学检验主要是通过对寄生虫不同发育阶段的形态学识别来确定是否有寄生虫感染,从而达到临床诊断的目的。不同的寄生虫进入人体的途径不同,进入人体后最终寄生的部位和所致病变的器官、组织不同。因此,对于寄生虫病的病原学检验,无论是可疑样本的收集,还是虫体的识别和鉴定,了解寄生虫可能存在或寄生的部位都是非常重要的。

一、人体各部位可能出现的寄生虫

一般来说,每种寄生虫在人体的寄生部位相对固定,具有寄生部位特异性,如疟原虫先后寄生于肝细胞和红细胞,卫氏并殖吸虫寄生在肺。但是,许多寄生虫又可以出现在其常见部位以外的其他部位,形成异位寄生,如血吸虫除寄生在肠系膜静脉外,又可寄生在肺、脑等其他部位,并造成异位损害,血液或血细胞内寄生的原虫可随血流带到全身各个部位,引起多脏器或全身的广泛性病变,如疟原虫、杜氏利什曼原虫、锥虫等;肠道内寄生虫一般多局限在消化系统,主要引起消化道症状,但有相当一部分肠道线虫的幼虫有经过血液体内移行的过程,如蛔虫、钩虫、粪类圆线虫等;组织内寄生虫则因虫种不同分别寄生于不同的器官和组织,引起相应部位炎症和占位性症状。

二、不同部位样本的采集及寄生虫检验方法的选择

规范的样本采集和处理是发现和正确鉴定寄生虫感染的关键。对于某一个脏器,有多种寄生虫可以感染,感染的虫种不同,临床表现也是有差异的,因此,对于寄生虫病要获得确切的诊断和有效的治疗,就必须查到病原体,需要根据不同部位可能存在的虫体,运用不同的方法采集不同的样本,并对样本进行适当的处理。

寄生虫检验所要采集的样本多种多样,可以是排泄物,如粪便和肠道引流物、尿液;也可以是分泌物,如痰液、脑脊液、胆汁、泪液、前列腺液、阴道分泌物等;还可以是不同脏器、不同部位的活检组织,如手术中获取的样本、穿刺获得的组织细胞、皮肤的刮取物、病变组织坏死液化的脓液等。不同样本采集的途径不同,难易度亦不同,如粪便、尿液等样本容易采集,量也容易控制,而针吸活检则取材有限,且会给患者带来痛苦。因此,除了正确掌握

样本采集的方法、步骤外,对采集的样本进行及时处理也至关重要,如是用新鲜样本还是用固定保存的样本、固定液的选择,是否染色、染色剂的选用,是否用冷藏或冷冻的样本,样本处理的程序、保存的时限等,都会对检验结果有不同程度的影响,有的甚至直接关系到能否查到虫体,或虽然查到虫体,但能否得到正确的鉴定。

　　适当检验方法的选用是寄生虫病正确诊断的保证。对于寄生虫检验的方法,一般将其分为病原学检验、免疫学检验和分子生物学检验。具体的方法多种多样,对不同的虫种有不同的价值。对于蠕虫感染,一般通过在各种临床标本,主要是肠道样本中发现虫卵、幼虫和(或)成虫即可以诊断,如蛔虫、鞭虫、钩虫等通过粪便直接涂片,镜检虫卵就可以确定诊断;对于原虫,因其虫体微小,仅为 1.5μm(微孢子虫)至 80μm(结肠小袋纤毛虫),有些甚至是细胞内寄生虫,确定诊断均需经过涂片、染色,甚至是特殊染色才能完成,有些虫种的鉴定还要借助于生化和分子生物学技术,如疟原虫,要通过采血、涂片、染色,然后镜检才能确诊;又如微孢子虫,确定虫种往往需要用电镜检查或 PCR 等分子生物学检测。同一份样本,采用不同的方法,对查到虫体的敏感性和特异性不同。因此,对于不同的可疑样本,选用正确的检验方法对于能否查到虫体,以及能否正确鉴定虫种至关重要。

第二篇　寄生虫病临床各论

第六章 原 虫 病

原虫(protozoa)为单细胞真核生物,整个虫体由一个细胞构成,原虫整个机体虽仅由一个细胞构成,却能独立完成生命活动的全部生理功能。在自然界分布广泛,种类繁多,已命名的原虫约20万种,多数营自生或腐生生活,分布在海洋、土壤、水体或腐败物内。约有近万种为寄生性原虫,生活在动物体内或体表。

医学原虫是寄生在人体腔道、体液、组织或细胞内的致病及非致病性原虫,约40种。进入人体的原虫可寄生在腔道、体液或内脏组织中,有的则为细胞内寄生。其症状和传播方式因原虫寄生部位不同而表现各异。本病可经口或媒介生物等不同方式传播。对人体的危害程度也因虫种、寄生部位及寄主免疫状态等而异,通常寄生于组织的原虫比寄生于腔道的危害大。其中的一些种类以其独特的生物学和传播规律危害人群或家畜,构成广泛的区域性流行。

一、原虫特征及生理

原虫的基本结构包括胞膜、胞质和胞核。

1. 胞膜 胞膜包裹虫体,也称表膜(pellicle)或质膜(plasmalemma)。电镜下可见为一层或一层以上的单位膜结构,其外层的类脂和蛋白分子结合多糖分子形成细胞被(cell coat),或称糖萼(glycocalyx)。原虫表膜的功能除具有分隔与沟通作用外,还以其动态结构参与原虫的营养、排泄、运动、感觉、侵袭、隐匿等多种生理活动。

2. 胞质 胞质主要由基质、细胞器和内含物组成。

3. 胞核 胞核为原虫得以维持生命、繁衍的重要结构。由核膜、核质、核仁和染色质组成。

多数原虫借助运动细胞器进行移位、摄食、防卫等活动。原虫的运动方式有伪足运动、鞭毛运动和纤毛运动。没有运动细胞器的原虫也可通过滑动、扭转和弯曲等方式运动。寄生原虫生活在富有营养的宿主内环境,摄取养料的方式一般包括渗透、胞饮和吞噬。寄生原虫以无性(二分裂、多分裂和出芽生殖)、有性(接合生殖和配子生殖)或两者兼有的生殖方式(世代交替)增殖,同时以一定的方式排离和转换宿主以维持种群世代的延续。

二、原虫生活史类型

寄生原虫的增殖本质上是一种种族生存适应,必然伴随着排离和宿主更迭。因此医学原虫的生活史包括原虫生长、发育和繁殖等各个阶段,以及虫体从宿主到宿主的传播过程,形式多样,在医学上有着重要的流行病学意义。其生活史类型可按传播特点大致分为3型。

1. 人际传播型 生活史简单,只需要一种宿主,凭借接触或中间媒介而在人群中直接传播。可分为两类:

(1)生活史只有滋养体发育阶段,一般以直接接触的方式传播。阴道毛滴虫、口腔毛滴虫和齿龈阿米巴等属此类。

（2）生活史有滋养体和包囊两个阶段,前者以二分裂方式增殖,包囊处于静止状态,是原虫的感染(传播)阶段。溶组织内阿米巴和蓝氏贾第鞭毛虫属此类型。

2. 循环传播型 完成生活史需一种以上的脊椎动物作为终末宿主和中间宿主。如刚地弓形虫以猫为终宿主,以人、鼠或猪等为中间宿主。

3. 虫媒传播型 完成生活史需经吸血昆虫体内的无性或有性繁殖,再接种人体或其他动物,如利什曼原虫和疟原虫。

三、原虫病分类

一般根据虫体寄生的部位,将原虫病分为:

1. 肠道原虫感染 如肠阿米巴病等。临床常表现为腹痛、腹泻,排稀便或脓血便,粪便中常可找到滋养体或包囊。

2. 肝脏及胆道原虫感染 如阿米巴肝脓肿等。临床常表现为发热、肝区疼痛、肝脏肿大并有压痛等。

3. 血液及淋巴系统原虫感染 如疟疾、巴贝原虫病等。常有局部或全身性淋巴结肿大、贫血、发冷、发热等症状。

4. 神经系统原虫病染 如原发性阿米巴脑膜脑炎、非洲锥虫病、脑型疟等。常有发热、头痛、颅内压增高、癫痫、昏迷等症状。

5. 皮肤和肌肉原虫感染 如皮肤阿米巴病、皮肤利什曼氏原虫病等。常出现皮肤红肿、溃疡等症状。

6. 肺部原虫感染 如阿米巴肺脓肿等。常有发热、胸痛、咳嗽、干咳或咳出脓痰症状,痰中有时可找到虫体。

7. 眼部原虫感染 如眼弓形虫病。表现虹膜睫状体炎、视网膜脉络膜炎等。

8. 泌尿生殖系统原虫感染 如滴虫性阴道炎等。临床上有尿道炎或阴道炎的征象。值得注意的是有些原虫所致病变常不局限于一个脏器,而是数个脏器同时受累。

四、原虫病特点

1. 增殖作用

（1）破坏细胞:原虫只有在其生活史的某一发育阶段增殖到相当数量后才表现为明显的损害或临床症状。此种病原个体数量在无重复感染前提下的大量增长与一般的蠕虫感染不同,也是体积微小的原虫足以危害人类的生物学条件。寄生血液或血细胞的原虫在单位容积内的虫体密度称"虫血症",可借助于计数法测量,以提示病情。不同病原虫种的增殖结果往往产生特殊的致病表现,为临床检查诊断提供可靠的信息。

（2）播散能力:当虫体增殖至相当数量时,则具备了向邻近或远方组织、器官播散的潜能,可造成病理组织学改变。

2. 机会致病 临床发现一些极度营养不良,晚期肿瘤,长期应用激素制剂及免疫缺陷、免疫功能低下或获得性免疫缺乏综合征(艾滋病)患者等常并发致死的原虫感染。此种因疾病、治疗等各种人为或自然因素,导致机体免疫机制削弱而激活某种感染的个体称为免疫功能受累宿主(immune compromised host)。此类原虫被称为机会性致病原虫(opportunistic protozoan)。

3. 毒性作用 致病性医学原虫产生的毒性物质,可通过多种途径损伤宿主细胞、组织和器官。原虫的分泌物(包括多种酶类)、排泄物和死亡虫体的分解物对宿主均有毒性作用。

第一节 阿米巴病

阿米巴虫病(amebiasis)是由内阿米巴科、内阿米巴属的内阿米巴虫引起的疾病,其呈世界分布,墨西哥、南美洲东部、东南亚等地为高发地区,主要发生在热带和亚热带地区,人群平均感染率为20%以上,我国主要在西北、西南和华北地区,其中云南、贵州、新疆、甘肃等地感染率超过2%,感染的高峰年龄为14岁以下的儿童和40岁以上的成人。阿米巴虫病是一种人畜共患肠道原虫病,寄生于动物的结肠和盲肠内,引起大肠黏膜糜烂和溃疡,动物犬、猫、猪、大鼠、灵长类等均有易感性。

阿米巴虫病的传染源主要为粪便里持续有包囊排出的带虫者及带虫动物。本病经口感染,人因食入被成熟包囊污染的食物、饮水而感染,犬、猪多因食入粪便中的包囊或粪便污染的饲料、饮水而感染。溶组织内阿米巴虫的生活史由滋养体、囊前期、包囊和囊后滋养体各期组成,虫体形态多变。整个生活过程仅需要一种哺乳类宿主,人是主要的宿主,但犬、猫、猪等动物在流行病学上也不可忽视。

本病起病缓慢,以顽固性腹泻为特征,亦可经血流运行或偶尔直接侵袭肝、肺、脑、皮肤等处,引起继发性阿米巴虫病,其中以阿米巴性肝脓肿最为常见。人和动物被感染后可呈现无症状带虫状态到急性痢疾或脓肿的各种临床类型。按WHO建议的临床分型可分为无症状的带虫感染(占90%以上,绝大多数系复合体中非侵袭性的感染)和有症状的侵袭性感染,后者又分肠阿米巴病(包括阿米巴痢疾、肠炎、阿米巴肿、阿米巴性阑尾炎等)和肠外阿米巴病(包括阿米巴肝、肺、脑脓肿及皮肤阿米巴病等)。

病 例 一

【病史摘要】 男性,20岁。患者自2010年10月出现黑便,2011年5月下旬病情较前加重,出现黏液血便,曾于当地医院就诊,诊断为"痔疮",未见缓解。2011年8月14日患者解较多量鲜血便,于当地医院行结肠镜检查,提示溃疡性结肠炎,给予艾迪莎2包/6小时,口服。2011年8月29日行结肠镜检查发现距肛门40~120cm所见结肠可见连续性弥漫性黏膜糜烂、溃疡,溃疡表面覆脓苔,触之易出血,局部可见肉芽组织增生,考虑为"溃疡性结肠炎",重度,活动性;静脉给予甲泼尼龙40mg/d冲击治疗3日,后改为口服泼尼松60mg/d,抗感染治疗后缓解出院。2011年11月4日因血便加重再次入院,给予禁食、营养支持、止血、抑酸、抗感染、艾迪莎、泼尼松等治疗,患者症状好转后出院。大便次数每日1次,成形便,长期复查大便OB阳性,无肉眼血便。激素逐渐减量,至2012年3月停用,患者坚持服用美沙拉嗪3g/d,同时自服中药至今。2012年9月17日患者开始解肉眼血便,每日2次,为成形软便上覆暗红色血便。2012年10月9日患者因受凉感冒出现发热,体温高峰38℃,予以抗生素输液治疗4日后体温好转。患者于1周前开始出现便血加重,每日5~6次,为脓血便,量约为100ml,伴阵发性脐周疼痛、头晕,无发热、恶心、呕吐,美沙拉嗪自行加量至4g/d,就诊于笔者所在医院急诊科,给予禁食、抑酸、止血、抗感染、补液支持治疗,近2日大便性状转为水样血便,每日3~4次,量约50ml。为进一步诊治收入院。发病以来,食欲差,体重近半年下降约10kg。入院粪便检查:棕色,稀薄,红细胞阳性(+++),白细胞阳性(++++),虫卵阴性(-),隐血试验阳性(+)。粪便查找寄生虫:阿米巴包囊阳性(+),溶阿米巴滋养体阳性(+)。

【影像表现】 见图 6-1、彩图 1。

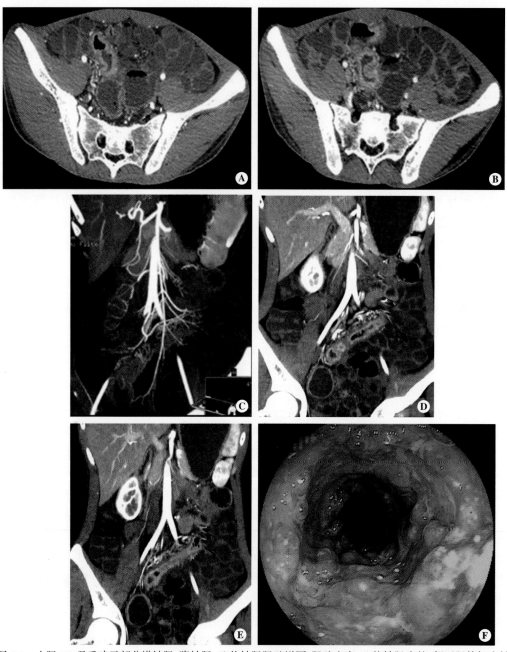

图 6-1 小肠 CT 及重建示部分横结肠、降结肠、乙状结肠肠壁增厚,肠腔变窄,乙状结肠为甚,邻近肠管轻度扩张,增强扫描肠壁呈分层强化,黏膜层明显强化,黏膜下层水肿,强化减弱,黏膜面凹凸不平,溃疡改变(A~E);结肠镜示病变肠腔密集分布的不规则溃疡样病灶,表面覆白苔,周围黏膜充血,水肿明显,可见颗粒样增生(F)

【诊断】 溃疡性结肠炎(中至重度),阿米巴结肠病。

【讨论】 溃疡性结肠炎(ulcerative colitis,UC)发病先累及直肠,结肠炎性的特点为表浅、弥散,以直肠和结肠黏膜与黏膜下炎症病变为主要特征。在活动期,组织学表现为肠黏膜充血、水肿、淋巴细胞、中性粒细胞和溃疡形成;长期病变可见核细胞浸润,隐窝脓肿腺体结构紊乱、萎缩及黏膜呈绒毛样外观。影像学表现为结肠肠壁轻至中度增厚,程度低于克罗恩病(Crohn's disease,CD),且是对称性和连续性的,常位于直肠及左半结肠,也可弥漫全结肠呈铅管征。可见分层强化,强化程度低于CD,且无典型梳征(comb sign)改变,淋巴结肿大少见。肠周渗出及回盲瓣累及少见,肠瘘罕见。中毒性巨结肠为本病最常见及特有的并发症,脓肿及肠管狭窄较CD少见。临床诊断需排除各种感染性疾病,尤其是细菌性痢疾、阿米巴痢疾及肠结核。阿米巴病是一组由溶组织内阿米巴感染所致的原虫病。按感染部位不同可分为肠阿米巴病和肠外阿米巴病。肠外阿米巴病是肠黏膜下层或肌层的滋养体进入静脉,经血行播散至其他脏器引起的阿米巴病,以阿米巴性肝脓肿最常见。肠道阿米巴病主要由于食入被包囊污染的食物和饮水而引起的肠道寄生虫病,具有共栖特点和潜在致病力,诊断标准为粪便中检出溶组织内阿米巴滋养体,两者合并感染后发生侵袭性病变的概率较高,本病肠镜显示结肠病变溃疡范围密集,病变颗粒样增生伴管腔狭窄,小肠CT提示本病累及范围和深度及强化程度均与普通溃疡性结肠炎表浅散在溃疡不同,结合肠道粪检结果,本病诊断明确。本病应考虑与克罗恩病相鉴别,克罗恩病CT表现为小肠或结肠节段性肠壁非对称性增厚伴强化,肠外表现为梳齿征、透壁炎症穿透浆膜层及相应系膜,渗出形成,增强后不同程度强化,内镜表现为纵行全层溃疡,与溃疡性结肠炎的浅溃疡及阿米巴肠病的地图样溃疡可以鉴别。

病 例 二

【病史摘要】 男性,59岁。肝囊肿6日,小便有灼热感1个半月,精神有异常。体温正常,36.8℃。实验室检查:WBC 8.9×10^9/L,NEUT% 为63.9%。超声引导下行肝脓肿穿刺术,术后诊断:肝脓肿。

【影像表现】 见图6-2。

【诊断】 阿米巴性肝脓肿。

【讨论】 阿米巴性肝脓肿起病缓慢,病程长,脓肿多在右叶,常为单发大脓腔,边缘较为光滑。声像图特征为肝区出现无回声区的脓腔。随脓肿病理过程的发展声像图表现不一:

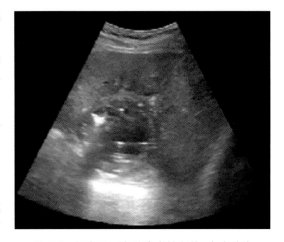

图6-2 超声示肝右叶囊实性包块,大小约为6.3cm×7.2cm,边界欠清,内回声不均匀

(1)脓肿前期(早期):肝组织充血、水肿时,肝区内局限性低回声,边界不清楚;

(2)脓肿形成期:由脓肿前期进展到坏死组织液化,通常在发病10日至1个月。脓腔呈无回声液性暗区,多为圆形、椭圆形,边缘不清楚,后壁回声及脓肿深部肝组织回声增强,脓液黏稠,蜂窝状脓腔,液化不全,以致呈不规则的透声区。

(3)脓肿恢复期:经穿刺排脓处理后,脓腔缩小,压力降低,腔壁塌陷,出现新生肝组织。CDFI 示周围无明显血流信号。

阿米巴性肝脓肿需与以下疾病相鉴别：

（1）细菌性肝脓肿：常为多发性，呈大小不一无回声区，边缘不整齐，单个者呈较大无回声区，壁厚。常继发于胆道感染或其他化脓性疾病，病情急剧加重，全身脓毒血症明显。

（2）肝癌性空洞：多为单发，壁厚薄不均，CDFI 示周围血流丰富。肝区疼痛，体重下降，实验室检查 AFP 阳性，可伴有腹水形成。

第二节 弓 形 虫 病

弓形虫病（toxoplasmosis）又称弓形体病，是由刚地弓形虫（*Toxoplasma gondii*）所引起的人畜共患病。广泛寄生在人和动物的有核细胞内，在人体多为隐性感染；发病者临床表现复杂，其症状和体征又缺乏特异性，易造成误诊，主要侵犯眼、脑、心、肝、淋巴结等。弓形虫是孕期宫内感染导致胚胎畸形的重要病原体之一。本病与艾滋病的关系也非常密切。弓形虫是专性细胞内寄生虫、球虫亚纲、真球虫目、等孢子球虫科、弓形体属。

一、流 行 病 学

（一）传染源

感染弓形虫的动物是本病的传染源，其中猫科动物为重要传染源，从其粪便中排出的卵囊是人体弓形虫感染的重要来源。

（二）传播途径

1. 先天性感染　胎儿在母体内经胎盘感染。

2. 获得性感染　主要经口感染，可因食入未煮熟的含弓形虫的肉制品、蛋品、奶类而感染。接触被卵囊污染的土壤、水源亦为重要的传播途径。经输血、器官移植可传弓形虫病。损伤的皮肤和黏膜也是一种传播途径。

（三）易感人群

人群普遍易感，尤其是胎儿、婴幼儿、肿瘤和艾滋病患者。

二、发病机制及病理变化

速殖子期是弓形虫的主要致病阶段，虫体侵入有核细胞后迅速发育繁殖，导致细胞破裂，逸出的虫体重新侵入新的细胞，刺激淋巴细胞、巨噬细胞的浸润，导致组织的急性炎症和坏死。包囊内缓殖子是慢性感染的主要形式，包囊可因缓殖子的增殖而体积增大，压迫器官，引起功能障碍。当包囊增大到一定程度或因其他因素破裂，游离的虫体诱发迟发型变态反应，形成肉芽肿、纤维钙化等，这些病变多见于脑、眼等部位。

弓形虫无论通过何种途径侵入人体，均经淋巴或直接进入血液循环，造成虫血症，然后再播散人体其他组织和器官。弓形虫的病理改变可分3种类型:①速殖子在宿主细胞内增殖引起的坏死病灶可被新的细胞取代,或形成纤维瘢痕,在瘢痕组织周围常见无炎症反应的包囊;②包囊破裂引起的病变;③弓形虫所致的局灶性损害。

三、临 床 表 现

一般分为先天性和后天获得性两类,均以隐性感染为多见,而重者可表现为多器官损害的严重症状。临床症状多由新近急性感染或潜在病灶活化所致。

(一) 先天性弓形虫病

神经系统病变多见,如无脑儿、脑积水、小头畸形及颅缝裂开等。脑钙化灶亦是常见现象,婴儿因脑部受损可出现不同程度的智力发育障碍、智商低下、惊厥、痉挛和瘫痪。预后不良,即使存活亦常伴如惊厥、智力减退、脉络膜视网膜炎、斜视或失明等后遗症。

(二) 后天获得性弓形虫病

轻者多为隐性感染,主要表现为头颈部淋巴结肿大。重者可并发心肌炎、肺炎、脑炎、视网膜脉络膜炎等。

四、检 查 方 法

(一) 实验室检查

1. 病原学检查
(1) 直接涂片和组织切片检查:体液或组织中,发现虫体速殖子为急性感染。
(2) 动物接种:从血液、体液、脑脊液及胎盘接种的小白鼠腹腔液中发现弓形虫,该患者处于急性感染期。
2. 免疫学检查
(1) 特异性抗体的检测:广泛应用于弓形虫病的诊断和流行病学调查。
(2) 特异性抗原的检测:弓形虫 CAg 可作为早期诊断或确诊弓形虫感染。
(3) 循环免疫复合物的检测:可作为诊断急性弓形虫感染的参考指标。
3. 分子生物学诊断 PCR 技术可对各种标本中的弓形虫 DNA 进行检测,具有快速、准确、灵敏和特异度高的特点。

(二) 影像学检查

头颅 CT 或 MRI 检查有助于脑弓形虫病的诊断,可提示病变部位及范围、随访病灶演变情况。

病 例 一

【病史摘要】 男性,42岁。头昏、头痛1个月余,加重伴呕吐2日就诊。HIV 抗体阳性

（＋），血清学酶联免疫吸附试验检测弓形虫 IgM 和 IgG 抗体均为阳性（＋）。

【影像表现】 见图 6-3。

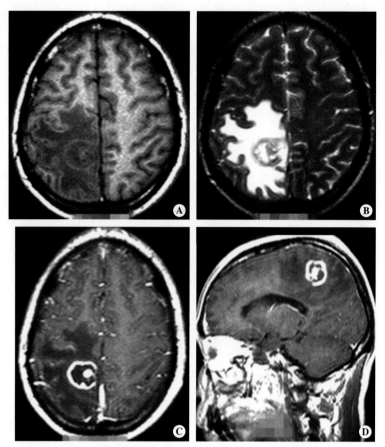

图 6-3 MRI 示右侧额顶叶病灶呈 T_1WI 低信号，T_2WI 高信号，周围伴
有水肿（A、B）；增强扫描示病灶由 3 个不同的部分组成，最内层是有强
化的中心，中间是低信号的部分，最外层是环形高信号强化层，最内层
的强化中心位于环形强化灶一侧，称为"偏心性靶"征（C、D）

【诊断】 脑弓形虫病（右侧额顶叶）。

【讨论】 艾滋病患者一旦出现神经、精神症状应高度怀疑合并脑弓形虫感染，应及早
行 CT、MRI 检查，当检查出现特征性"偏心性靶"征，尤其是基底核区病变者，即可考虑为本
病，如血清弓形虫补体结合试验阳性和弓形虫试验性治疗有效，临床基本可以确诊。

本病还需与下列疾病进行鉴别：

（1）脑原发淋巴瘤：常为单发，瘤周水肿较弓形虫脑炎轻，占位效应较明显，常侵犯室
管膜和脉脉体，增强扫描显示病灶轮廓呈"地图"状或"锯齿"状强化，抗弓形虫治疗无效，对
放射治疗效果明显；MRI 弥散成像在弓形虫脓肿与淋巴瘤的鉴别诊断中有重要价值。

（2）脑囊虫病：有较小的靶征，壁薄、光滑，其内见偏心头节，增强时环形强化，免疫学
检查有助于诊断。

（3）脑转移瘤：有原发灶，环壁厚薄不均，有附壁结节小病灶的出血坏死倾向，水肿范围广有利于转移瘤的诊断。

（4）脑结核瘤：脑结核的结核球多位于基底池附近及大脑额、顶、颞叶皮质和髓质区和小脑半球、蚓部。增强后常呈多发小结节状强化或环状强化，出现较典型的"靶"征。脑水肿明显，常伴基底池、脑表面脑膜的强化，脑积水、脑梗死及脑血管炎。如果有肺结核可更进一步支持诊断。

病 例 二

【病史摘要】 男性,60 岁。2010 年 9 月 2 日因"多囊肾肾衰竭（尿毒症期）"于笔者所在医院行同种异体尸肾移植术，手术顺利，术后以"环孢素、麦考酚钠肠溶片（米芙）、激素"三联方案维持免疫抑制治疗，出院时肌酐约 80μmol/L。患者曾分别于 2011 年 4 月、2012 年 2 月、2013 年 7 月因肺部感染入院治疗，治愈后出院，同年 2 月门诊随访化验，肌酐 170μmol/L。患者 6 日前无明显诱因下出现咳嗽，无咳痰，无发热，无胸闷气促，无胸痛，未引起重视；2 日前患者咳嗽加重，并出现咳嗽时胸痛，腹胀，无发热，无胸闷气促，遂就诊于当地医院，血常规检查：WBC 8.0×10^9/L，NEUT% 86%；胸片检查无异常；当地医院予以抗感染治疗（具体不详）。近日患者为进一步治疗就诊于笔者所在医院急诊科，CT 提示"双肺炎症，心包及两侧胸膜略增厚"，血常规：WBC 13.89×10^9/L，NEUT% 86.7%，CRP144mg/L；肾功能：BUN 11.3mmol/L，Cr 254μmol/L。咳嗽伴胸痛，无咳痰，无发热，无胸闷气促，肺部感染诊断明确，遂收治入院。目前免疫抑制方案为：环孢素、麦考酚钠肠溶片（米芙）、激素。患者入院后，完善相关病原学检查，先后给予头孢曲松钠（罗氏芬）、头孢他啶（复达欣）、氟康唑片（大扶康）抗感染，效果不佳。停用口服免疫抑制剂，甲泼尼龙维持免疫抑制。送血标本至中国 CDC 寄生虫病预防控制所，查弓形虫 IgG 阳性，2014 年 1 月 16 日抗弓形虫 IgG 21.20，抗弓形虫 IgM 0.11，考虑弓形虫肺炎，给予加用复方磺胺甲噁唑分散片、阿奇霉素抗弓形虫治疗。经治疗患者体温稳定，咳嗽、咳痰缓解，肾功能明显改善。

【影像表现】 见图 6-4。

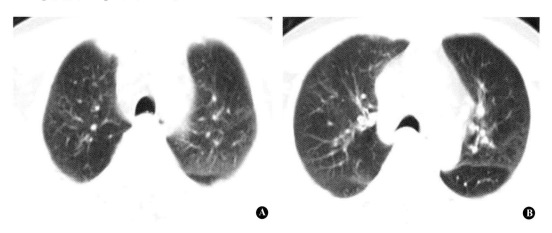

Ⓐ　　　　　　　　　　　　　　　　Ⓑ

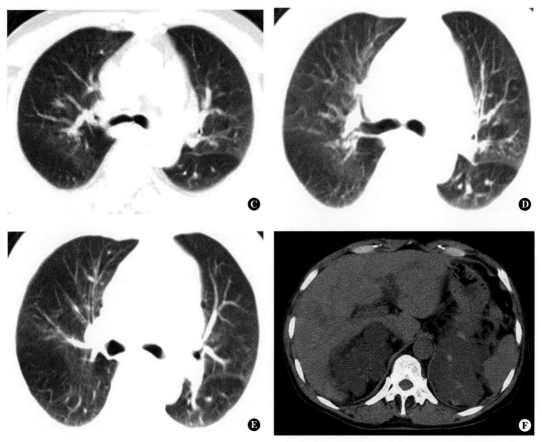

图6-4　CT示两肺野散在片絮状高密度模糊影,两肺纹理增多增粗(A~E);CT示双侧多囊肾(F)

【诊断】　弓形虫病,肺部感染,高血压,移植肾伴肾功能不全。

【讨论】　弓形虫只寄生于宿主有核细胞内,可造成多种脏器和组织损害,引起弓形体病。本病可以侵犯各脏器,危害性大,严重者常致残致死。该病临床表现复杂,特异性低,易误诊。哺乳动物和鸟类是弓形虫宿主,均可作为传染源。本病传染途径包括:①吃生肉或未熟的肉致胃肠道感染;②与家禽家畜如猫、犬接触后可经黏膜及损伤的皮肤感染;③经输血及器官移植传播;④初次急性感染的孕妇可由血流经胎盘传染胎儿,多数弓形虫感染在免疫功能健全的人体表现为隐性感染。当宿主免疫功能移植或低下时(如恶性肿瘤患者、器官移植患者及 AIDS 患者等)可由静止期转为活动期,呈显性感染,主要表现为全身淋巴结肿大,精神神经系统症状如脑炎、脑膜脑炎、癫痫和精神异常,眼部表现为脉络膜视网膜炎、虹膜睫状体炎等。此外尚有心肌炎、心包炎、肺炎、肝炎等,可伴有发热、头痛、肌痛、皮疹等全身症状。本病确诊需依靠实验室行病原学检查及免疫学检查。本例患者有多囊肾、肾衰竭和肾移植病史,术后以"环孢素、麦考酚钠肠溶片、激素"三联方案维持免疫抑制治疗,本次发病表现为肺部感染症状,表现为咳嗽伴胸痛,血常规示 WBC 13.89×10⁹/L,NEUT% 86.7%;CT示两肺野散在片絮状高密度模糊影,常规抗炎治疗效果不佳,送血标本至上海中国 CDC 寄生虫病预防控制所,查弓形虫 IgG 阳性,抗弓形虫 IgG 及抗弓形虫 IgM 明显升高,考虑弓形虫肺炎可能,给予加用复方磺胺甲噁唑分散片、阿奇霉素抗弓形虫治疗后症状及实验室检查明显好转,故本病诊断明确,鉴别诊断诊断移植肾病史,需考虑其他机会性感染。国内临床及影像学医生需要提高对宿主免疫功能移植或低下时与弓形虫病共存问题的认识,因为弓形虫病一旦诊断明确,及时治疗,其临床预后较好。文献报道弓形虫感染是艾滋病患者重要的机会性感染之一,两者关系密切,艾滋病患者发生弓形虫脑病的比例明显高于移植及肿瘤患者,影像学医生应提高对此类患者神经影像学表现的认识。另外文献报道器官移植患者术后弓形虫感染途径有供者携带、输血或受者隐性感染的活化,其中前者为最主要原因,因此及时诊断及治疗弓形虫隐性感染,可以减少本病的传播和发生,对献血员的常规弓形虫感染的指标检测有重要临床意义,可以达到消灭本病血源性传播的目的。对育龄妇女孕前常规血清学检测,可以减少本病对孕妇及胎儿的危害,有利于优生优育。

第三节 疟 疾

疟疾(malaria)是经按蚊(雌性按蚊为主)叮咬而感染疟原虫所引起的虫媒传染病,分为间日疟(plasmodium vivax)、卵形疟(plasmodium ovale)、三日疟(plasmodium malariae)和恶性疟(plasmodium falciparum)4种类型。

一、流 行 病 学

(一) 传染源

疟疾患者和无症状带虫者是疟疾的传染源,但只有外周血液中存在配子体时才具有流行病学意义。雌、雄配子体的比率与成熟程度,亦影响传播感染的成功率。通常间日疟的传染期为1~3年,三日疟3~10年,恶性疟在1年以内。

(二) 传播途径

疟疾的传播媒介为雌性按蚊,经叮咬人体传播。少数病例可因输入带有疟原虫的血液或经母婴传播后发病。

(三) 易感人群

非流行地区居民对疟疾均易感。疟疾高发区居民25岁以上者,对疟疾有一定的免疫力;但年幼者仍属易感,以2岁以内发病率最高。感染后虽可获一定程度的免疫力,但不持久。各型疟疾之间亦无交叉免疫性。

(四) 流行特征

疟疾主要流行于热带和亚热带,其次为温带,主要是因为本病的流行与传播媒介的生态环境因素密切相关。流行区以间日疟最广,恶性疟主要流行于热带,三日疟和卵形疟相对较少见。我国除云南和海南两省为间日疟及恶性疟混合流行外,其他地区主要以间日疟流行为主。发病在夏秋季较多,在热带地区则较少受季节的影响。此外,目前我国亦发现不少输入性疟疾。

本病在全球致死的寄生虫病中居第 1 位,其次是血吸虫病和阿米巴病。目前全球每年新发的疟疾患者有 3 亿~5 亿例。病死约 300 万例,其中约 100 万例为儿童,多为 5 岁以下的幼儿。在某些疟疾流行区,约 10% 死亡儿童是死于疟疾。

二、临 床 表 现

(一) 一般临床表现

反复发作的周期性寒战、高热、头痛、出汗、贫血及脾大为特征。

(二) 并发症表现

1. 脑型疟疾 最多见,病情凶险,病死率较高。常以高热、寒战起病,伴有剧烈头痛、恶心和呕吐,随后出现嗜睡、谵妄、全身抽搐,逐渐进入昏迷。患者多有脾大、贫血,少数有肝大。

2. 肺型疟疾 伴有典型和不典型疟疾全身症状的同时,出现以呼吸系统症状为突出表现的临床综合征,包括疟疾性支气管炎、疟疾性肺炎、疟疾性哮喘、疟疾性间质性肺炎、肺水肿和急性呼吸窘迫综合征。

3. 疟疾性肾病

(1) 急性肾衰竭:疟疾所致的高热、大量出汗、摄入水量不足引起肾衰竭。

(2) 肾病综合征:三日疟长期反复发作后多见,少见于恶性疟疾;由疟疾抗原抗体复合物沉积于肾小球毛细血管基底膜与血管间质所致。

(3) 黑尿热:又称溶血-尿毒综合征(hemolytic uremic syndrome, HUS)是一种以微血管性溶血性贫血、急性肾衰竭和血小板减少为主要临床特征的疾病。临床表现为急起寒战、高热,伴有腰腹痛、尿量骤减、数小时后即出现黑褐色血红蛋白尿。

三、临床确诊方法或依据

1. 流行病学病史 近 2 周内去过疫区或输血。

2. 典型临床表现 周期性发冷、发热、出汗,而在间歇期无明显症状,或伴有进行性贫血及脾大等。

3. 实验室检查

(1) 血涂片:检见疟原虫是确诊的依据。

(2) 免疫学诊断:检测疟原虫抗原或其特异性抗体。

(3) 基因诊断:利用 PCR 技术直接检测疟原虫 DNA(敏感性和特异性高)。

(4) 诊断性治疗:临床表现酷似疟疾,多次血涂片均系阴性,在排除其他疾病后,试用氯喹等进行抗疟治疗 3 日,有效者可拟诊为疟疾。

病 例 一

【病史摘要】 女性,26 岁。产后 3 日,抽搐约 20 分钟后患者心跳停止,贫血。血涂片疟原虫阳性,原虫密度为 300 个/微升血。

【影像表现】 见图 6-5。

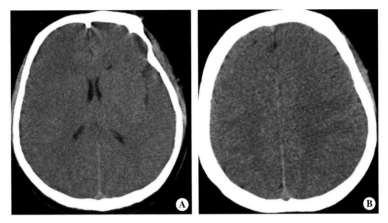

图 6-5 CT 平扫示脑实质密度弥漫减低,灰白质界限欠清,脑室脑池变窄

【诊断】 疟疾并发脑水肿。

【讨论】 脑型疟疾的主要病理基础是脑血管血液内弥漫分布含虫红细胞并黏附于脑毛细血管内皮细胞,阻塞血管,妨碍了脑组织的气体交换,导致脑缺氧,进而致使新陈代谢紊乱,加之疟原虫有毒因子的作用,从而造成严重的脑部病变,以脑水肿最常见。CT 主要表现为脑实质密度弥漫性减低,灰白质分界不清,MRI 表现为稍长 T_1、稍长 T_2 信号影,脑沟脑回变浅。结合临床表现,脑水肿需与缺血性病变、产后子痫进行鉴别。其次是局灶性小血管栓塞或栓塞后出血,需与多发腔隙性梗死或小血管畸形破裂出血相鉴别。

病 例 二

【病史摘要】 男性,55 岁。蚊虫叮咬后,发热 5 日,伴抽搐、意识障碍 3 日。血涂片疟原虫阳性,原虫密度为 2000 个/微升血。

【影像表现】 见图 6-6。

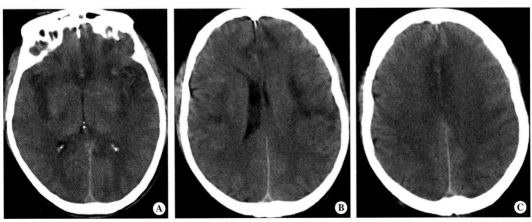

图 6-6 CT 平扫示双侧颞叶、额叶片状低密度影,左侧脑室受压变窄

【诊断】 疟疾并发脑水肿。

【讨论】 影像学主要与病毒性脑炎、脑梗死鉴别。脑型疟疾者脑水肿常见。脑内可见多发低密度灶及点状出血灶。Patankar 等将脑型疟疾的 CT 表现分为下列 4 种类型:①正常;②弥漫性脑水肿;③弥漫性脑水肿伴双侧丘脑低密度病灶;④弥漫性脑水肿伴双侧丘脑和小脑低密度病灶。后两型低密度病灶边界清楚,无出血表现。Patankar 等报道,CT 表现正常者预后较好,病变累及小脑者预后差,所报道的 5 例患者均死亡。本病例属于第 2 种。

病 例 三

【病史摘要】 男性,38 岁。头昏、头痛、吞咽困难、言语不清 2 周。疟原虫感染,脑型疟疾。血涂片疟原虫阳性,原虫密度为 670 个/微升血。

【影像表现】 见图 6-7。

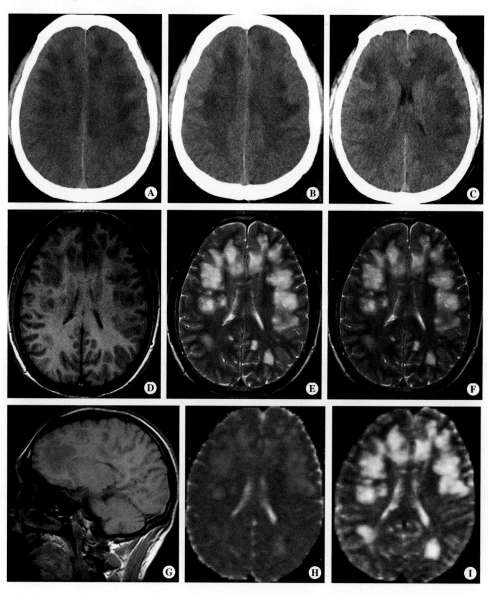

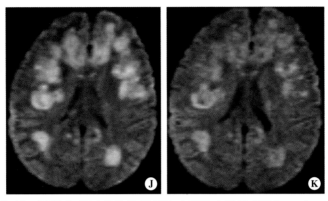

图 6-7　CT 平扫示双侧颞叶、额叶片状低密度影,左侧脑室受压变窄(A~C);MRI 平扫示双侧大脑半球斑片状长 T_1、长 T_2 信号影(D~G);FLAIR 示上述病灶呈高信号影,弥散受限(H~K)

【诊断】　疟疾并发脑水肿伴脑缺血。

【讨论】　疟疾的病理改变主要是由单核吞噬细胞系统增生所致。疟原虫在人体内增殖引起强烈的吞噬反应,由于日间疟和三日疟原虫红内期裂体在周围血中增殖,以致全身单核吞噬细胞系统显著增生,肝脾大,骨髓增生,周围血中单核细胞增多,血浆球蛋白升高。恶性疟原虫的红内期裂体增殖多在内脏微血管内进行,感染红细胞常与毛细血管内皮细胞黏附,造成内脏受损,特别是脑损害明显,其次是肾及其他器官。在短时间内,大量含虫红细胞黏附于脑毛细血管或微小内皮细胞就会造成小阻塞血管,导致皮质下白质缺氧,与疟原虫有毒因子的协同作用引发广泛的白质缺血缺氧性改变和弥漫性脑白质水肿。CT 主要变现为广泛脑白质弥漫性低密度影,侧脑室受压变窄。MRI 主要表现为广泛脑白质长 T_1、长 T_2 信号影,FLAIR 为高信号影。需与其他原因的脑白质病变鉴别。

病 例 四

【病史摘要】　女性,18 岁。反复上腹痛半月,牙龈肿胀 10 日,反复发热。血涂片疟原虫阳性,原虫密度为 150 个/微升血。

【影像表现】　见图 6-8。

【诊断】　疟疾并发肺水肿、感染,肝脾大。

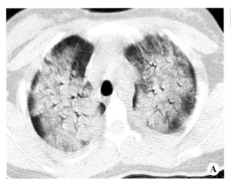
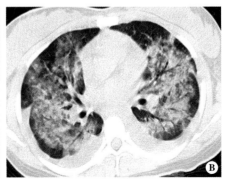

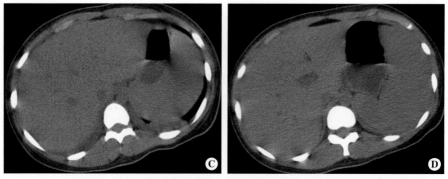

图 6-8　CT 示双肺透光度减低,双肺血管支气管束模糊,双肺散在絮状高密度
影,以肺门周围为明显,双侧少量胸腔积液(A、B);肝脾大(C、D)

【讨论】　疟疾患者尸检均可见肺水肿。肺毛细血管和小静脉中充满炎性细胞,主要包括中性粒细胞、血浆中的血细胞、色素沉积的巨噬细胞和疟疾感染的红细胞。血管内皮细胞水肿,引起毛细血管管腔狭窄、肺间质水肿和玻璃膜生成。继发的支气管炎也较常见。

<h2 style="text-align:center">病　例　五</h2>

【病史摘要】　女性,44 岁。发热伴活动后累、气促 1 个月余,反复发热、盗汗。血涂片疟原虫阳性,原虫密度为 100 个/微升血。

【影像表现】　见图 6-9。

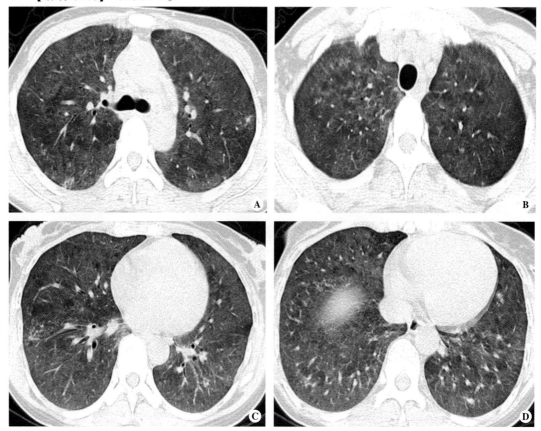

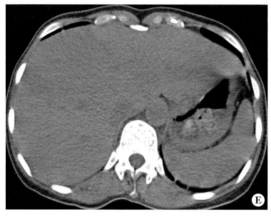
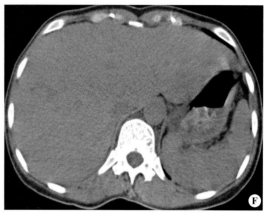

图6-9 CT示双肺弥漫磨玻璃样改变伴散在小斑片影(A~D);肝脾体积增大(E、F)

【诊断】 疟疾并发肺水肿,肝脾大。

【讨论】 疟疾患者尸检均可见肺水肿。肺毛细血管和小静脉中充满炎性细胞,主要包括中性粒细胞、血浆中的血细胞、色素沉积的巨噬细胞和疟原虫感染的红细胞。少量含疟原虫的红细胞充满肺毛细血管及小静脉,黏附于血管内皮,导致毛细血管腔的狭窄或少量毒素影响下,渗出较少、肺水肿较轻,表现为弥漫磨玻璃样密度影。此种表现需与一般炎症或肺泡少量出血相鉴别。

病 例 六

【病史摘要】 男性,3.6岁。高热、气促6日。血涂片疟原虫阳性,原虫密度为50个/微升血。

【影像表现】 见图6-10。

【诊断】 肺型疟疾(大叶性肺炎型)。

【讨论】 根据病情的轻重,肺型疟疾的肺部X线表现呈多样性,主要分为以下5型:

(1)支气管炎型:表现为两肺纹理明显增粗增多,主要分布在两下野中内带,外带分布常见间质性改变,缺乏特异性。

(2)间质性肺炎型:在肺纹理增多、增重模糊的同时,伴有网状阴影及小点状小叶间隔的改变,分布以中外带为主,也可全肺分布。

(3)支气管肺炎型:表现为两肺下野增粗的肺纹理中有斑片状模糊阴影。

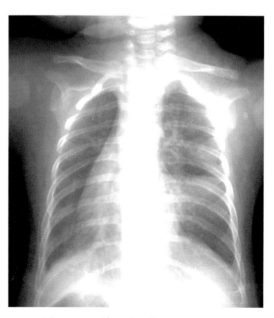

图6-10 X线示右肺中叶楔形致密影

(4)大叶性肺炎型:表现为按肺叶或肺段分布的大片云雾状高密度阴影,其肺段实变以基底部病变为主。

（5）肺水肿。

此外，还可见到胸膜增厚、胸腔积液等改变。本病例属第 4 型。

病 例 七

【病史摘要】 女性,33 岁。发热、咳嗽、胸痛半个月。血涂片疟原虫阳性,原虫密度为 300 个/微升血。

【影像表现】 见图 6-11。

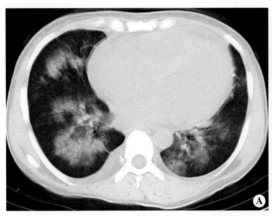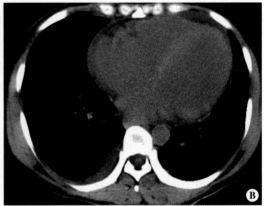

图 6-11 CT 示双肺肺水肿,心脏增大,少量心包积液,右侧少量胸腔积液

【诊断】 疟疾并发肺水肿,心脏增大,心包积液,右侧胸腔积液。

【讨论】 肺性疟疾症状加上咽干痛、胸痛、咳嗽、咳痰或咳血痰,重者呼吸急促、发绀、肺部闻及干湿性啰音。CT 主要表现为肺水肿。

病 例 八

【病史摘要】 男性,45 岁。患者因"反复发热 2 个月,伴全身酸痛"入院。患者于 5 月 20 日无诱因下出现发热、畏寒,体温最高达 39.4℃,稍感全身肌肉酸痛。于当地医院拟"感冒"就诊,患者全身大汗后体温下降;1 日后出现晕厥,于南昌市第九医院拟"疟疾"住院,给予复方青蒿素、伯安奎等治疗。后体温降至正常,出现肾功能损害,BUN 35.38mmol/L,CREA 944μmol/L,UA 713μmol/L,HBG 5.2g/L,给予输血、利尿治疗,肾功能逐渐恢复。后出现发热、血性胸腔积液、皮疹,CT 示右侧大量胸腔积液,肝大,脾包膜下出血,转院至南昌大学第一附属医院,拟"流行性出血热,胸腔积液",给予美罗培南、注射用头孢哌酮钠舒巴坦钠(舒普深)、阿莫维酸钾(安灭菌针)、海昆肾喜胶囊治疗,胸腔积液较前好转,脾包膜下血肿较前缩小。出院后再次发热,体温达 38.1℃,追问病史,患者 1 年前工作于非洲赞比亚,5 月初回中国,工友中 90%于非洲当地确诊疟疾。现为进一步诊治,拟"发热待查"入我科治疗。入院超声提示肝损伤,脾大;2010 年 7 月 9 日中国 CDC 寄生虫病预防控制所报告,疟原虫镜检:恶性疟疾,找到疟原虫少量。抗疟治疗同时并予盐酸莫西沙星片(拜复乐)、注射用盐酸头孢吡肟(马斯平)抗肺部、腹腔感染、注射用复合辅酶(贝科能)及注射用甲硫氨酸维 B_1(二叶梦)护肝尚注射用胸腺五肽(和信)调节免疫、人体白蛋白等对症治疗,后患者体温平稳,一般情况尚可。

【影像表现】 见图 6-12。

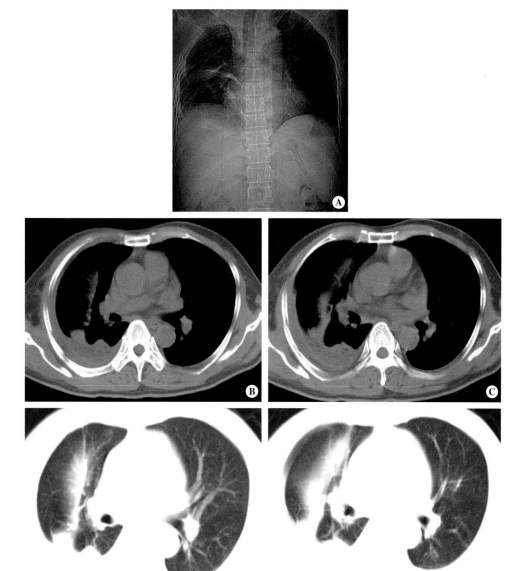

图 6-12 CT 定位相示右肺中野可见纤维条索影,肝脾体积明显增大(A);CT 平扫示右
侧胸腔积液、叶间积液,右下肺膨胀不全,双肺下叶多发条索影(B~E)

【诊断】 恶性疟原虫疟疾,胸腔积液,肺部感染,肝大,脾大。

【讨论】 疟疾是严重危害人类健康和生命安全的重大传染病之一,WHO 把疟疾、艾滋病、结核一起列为全球三大公共卫生问题。疟疾曾经是我国重要传染病之一,在各级政府高度重视下,我国疟疾防治取得举世瞩目的成就,2010 年我国制订并启动了国家消除疟疾行动,但在观念和认识方面仍有差距,技术和措施方面主要存在发现低原虫密度病例和带虫者困难,间日疟根治及抗药性疟疾治疗的难点,以及输入性恶性疟疾增多。

撒哈拉以南非洲国家是恶性疟疾流行地区,本例患者曾有发病前 1 年至赞比亚劳务输出流行病学病史。非洲输入性恶性疟疾的临床表现缺乏明显特异性,以发热、畏寒、头痛、肌肉酸痛、腹泻、脾大为常见症状和体征,临床上常误诊为上呼吸道感染,但恶性疟疾更多地表现为畏寒伴有脾大,血小板明显减低,这与本例患者病史较为符合,患者脾包膜下还有血肿形成。另外,本例患者外院治疗时并发急性肾衰竭,文献及大量研究表明恶性疟疾并发急性肾衰竭原因如下:

(1) 大量血红蛋白管型阻塞肾小管及集合管导致少尿、无尿。

(2) 严重疟疾感染时毛细血管内皮损伤,血管通透性增高,蛋白质及水分渗入组织间隙,导致微循环障碍。

(3) 被疟原虫感染的红细胞堵塞毛细血管内皮,以及炎症和溶血使局部血管内凝血。本例患者 CT 表现为肝脾明显肿大,右侧胸腔积液、叶间积液,右下肺膨胀不全,两下肺纤维灶,这与宋晓彬等在援非医疗实践总结的恶性疟疾肺部 X 线征象相吻合,这与疟原虫所致血流动力学异常及受累组织病理学改变有关。本例非洲输入性恶性疟疾治疗提示对自非洲归国发热人员,不管症状是否典型,应首先考虑恶性疟疾的可能性,临床医生应仔细询问流行病学史,尽早进行疟原虫镜检,早期以青蒿素及其衍生物为基础,联合药物治疗。

病 例 九

【病史摘要】 女性,44 岁。发热 1 个月余,腹痛、腹胀。血涂片疟原虫阳性,原虫密度为 650 个/微升血。

【影像表现】 见图 6-13。

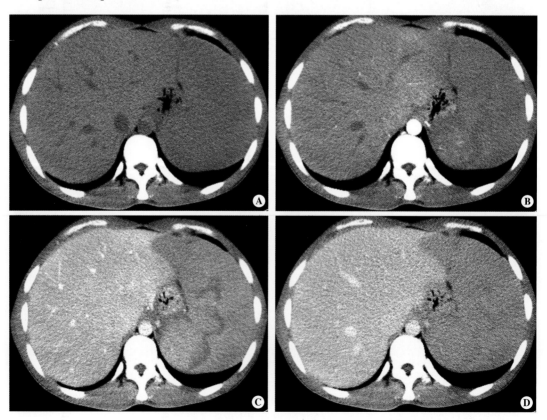

图 6-13 CT 示脾脏显著增大,跨越脐中线,胃受压移位(A);增强扫描,动脉期脾脏可见小团片状稍低密度影,平衡期呈等密度(B~D)

【诊断】 疟疾并发脾大,贫血。

【讨论】 脾大的主要原因是充血和淋巴细胞、巨噬细胞增生,静脉窦扩张,充满红细胞及巨噬细胞。由于巨噬细胞内含大量疟色素,故脾颜色变深。临床发作后 3~4 日,脾开始肿大。经多次反复发作或多次感染疟原虫,脾明显肿大,可达脐下,重者可达 100g 以上。慢性患者脾纤维化,包膜增厚,故质地坚硬,虽经抗疟药治疗,也不能恢复至正常大小。

病 例 十

【病史摘要】 男性,36 岁。寒战、恶寒、潮热、盗汗。血涂片疟原虫阳性,原虫密度为170 个/微升血。

【影像表现】 见图 6-14。

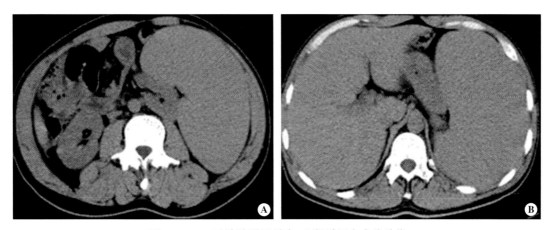

图 6-14 CT 示脾脏明显增大,左肾受压向中线移位

【诊断】 疟疾并发巨脾。

病 例 十 一

【病史摘要】 男性,72 岁。洗澡后出现四肢乏力。血涂片疟原虫阳性,原虫密度为 90个/微升血。

【影像表现】 见图 6-15。

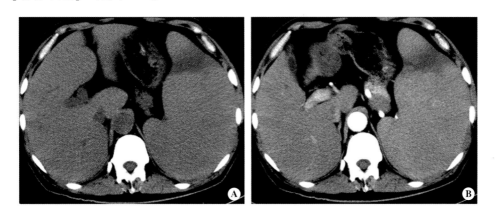

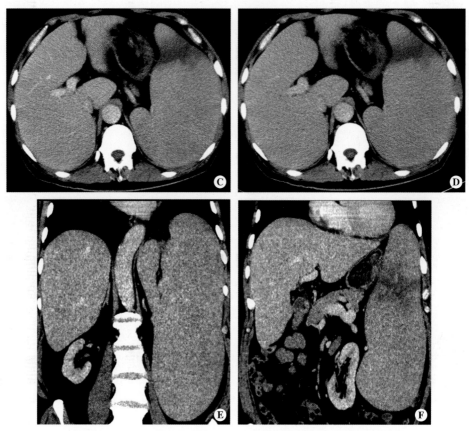

图 6-15　CT示脾脏体积明显增大,下极达盆腔,左肾向右侧推压移位,
脾内可见多发条片状低密度影

【诊断】　疟疾并发巨脾,脾梗死。

【讨论】　疟疾并发腹部病变常见肝脾大。平扫脾缘处多发楔形、长条形低密度灶,增强扫描无强化,其中楔形病灶被认为是脾梗死的典型表现。脾梗死的发生机制可能与脾脏清除功能增加所致的网状内皮系统增生有关。动物模型证明,长条状的低密度病灶是扩张的脾静脉中感染的红细胞所形成的机化血栓。Kim等报道,脾脏的病变为可逆性改变,随诊复查,脾脏长条形低密度病灶消失,同时脾脏恢复至正常大小。

病 例 十 二

【病史摘要】　男性,17岁。乏力、纳差、上腹部不适7日余。血涂片疟原虫阳性,原虫密度为35个/微升血。

【影像表现】　见图6-16。

【诊断】　肝大(肝内淋巴淤滞),脾大。

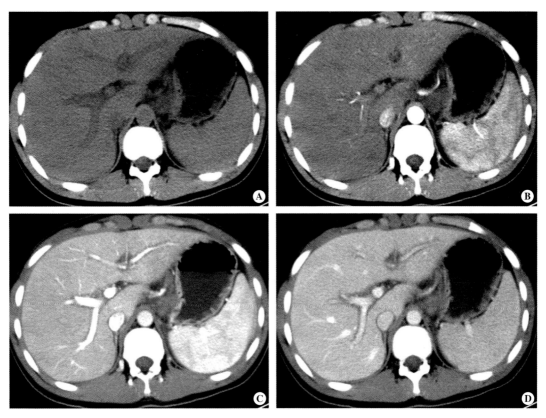

图 6-16 CT示肝大,肝实质密度稍减低,增强扫描门静脉左右支旁可见线状未强化低密度影
(肝内淋巴淤滞);脾稍大,增强扫描未见确切异常

【讨论】 四种疟原虫均可以感染肝脏,以恶性疟原虫感染导致肝损害最为严重。肝细胞感染疟疾后,孢子经血液进入肝细胞进一步发育,被感染的肝细胞混浊肿胀变性破裂,发育成熟的裂殖子从破裂的肝细胞释放再次入血,被巨噬细胞吞噬或与红细胞结合,含虫的红细胞和巨噬细胞进入血液,充满肝窦及中央静脉,导致肝窦及中央静脉充血、肝脏增大和水肿,因库普弗细胞(Kupffer cell)大量增生,血液内含疟色素、有虫或无虫红细胞碎片及少量含铁血黄素,肝脏呈青砖色或黑色。临床表现为黄疸型肝炎,出现畏寒、发热、纳差、呕吐、巩膜黄染、尿黄、右上腹部胀痛、肝大和肝功能损害,严重者导致急性肝功能衰竭。影像表现主要是肝大及肝功能降低,肝脓肿较少见。

病 例 十 三

【病史摘要】 男性,60 岁。腹胀、双下肢水肿 8 日余,反复发热。血涂片疟原虫阳性,原虫密度为 2100 个/微升血。

【影像表现】 见图 6-17。

【诊断】 疟疾并发结肠壁水肿,腹水。

【讨论】 胃肠道疟疾主要表现为胃肠壁广泛水肿和腹水。影像学表现为胃肠壁明显增厚,肠壁尚光滑,黏膜强化,可以并发腹腔积液。影像学上主要与结核性肠炎和溃疡性结

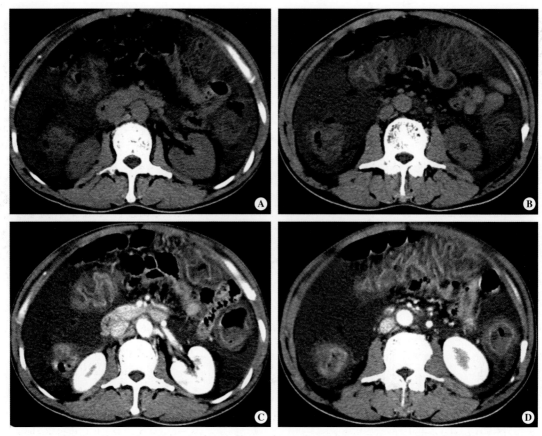

图 6-17　CT 示全结肠壁明显增厚,增强扫描显示黏膜强化,肠管周围环绕液性密度影

肠炎鉴别,结核性肠炎主要表现为回盲部肠管壁不均匀增厚,增强扫描不均匀强化;溃疡性结肠炎主要表现为肠管壁广泛增厚或节段性增厚,管腔无狭窄,肠壁较明显强化。

病 例 十 四

【病史摘要】　男性,47 岁。腹胀、腹痛 1 个月余。血涂片疟原虫阳性,原虫密度为 400 个/微升血。

【影像表现】　见图 6-18。

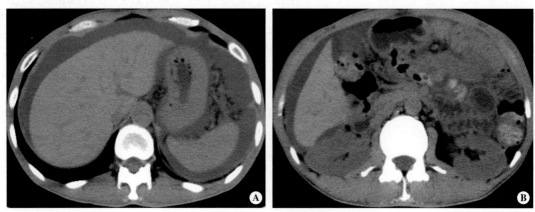

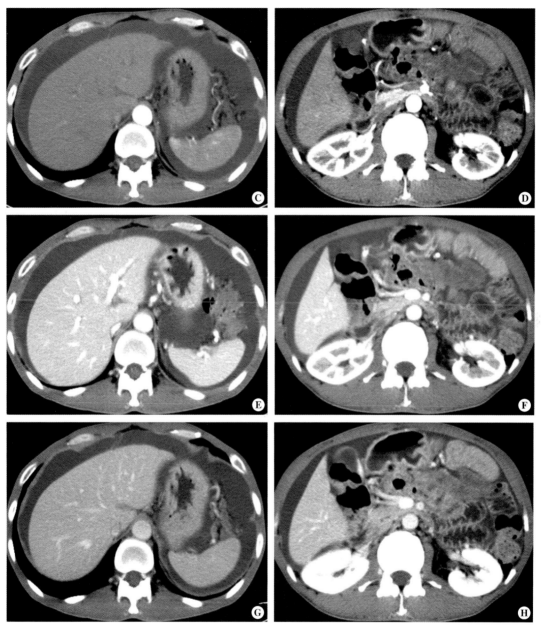

图 6-18　CT 平扫示小肠肠壁肿胀,增强扫描示三层肠壁结构消失,肠间脂肪间隙密度增高,
肝、脾及肠管周围环绕液性密度影

【诊断】　疟疾并发肠壁广泛水肿,腹水。

【讨论】　胃肠道疟疾主要表现为胃肠壁广泛水肿和腹水。影像学上需与缺血性肠病和免疫性肠炎鉴别。

病 例 十 五

【病史摘要】　男性,61 岁。反复双下肢水肿 8 个月余,加重伴颜面水肿近 1 个月。血涂片疟原虫阳性,原虫密度为 700 个/微升血。

【影像表现】 见图 6-19。

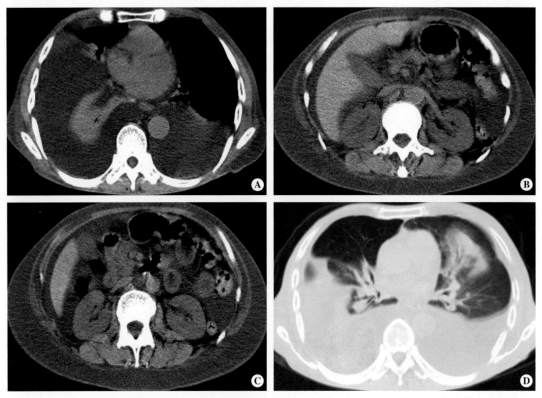

图 6-19　CT 示双肾体积缩小、密度减低、皮髓质分界不清,腹水(A~C);双下肺可见条片状密度增高影,双下肺不张,双侧胸腔可见弧线形液性密度影(D);腹壁水肿

【诊断】 双肾功能减低,腹水。双下肺炎症、不张,双侧胸腔积液。腹壁水肿。

【讨论】 本例患者影像学表现为双肾体积缩小、密度减低、皮髓质分界不清,腹水;双下肺炎症、不张,双侧胸腔积液,腹壁水肿,根据影像学表现及临床病史不难考虑为肾型疟疾,肾型疟疾主要为肾功能受损引起肾脏体积缩小、密度减低,增强扫描强化程度减低,继发腹水。疟疾性肾病,以三日疟患者多见。抗原-抗体复合物经血行沉积于肾小球的毛细血管基底膜上,并激活补体,诱导白细胞趋化因子引起中性粒细胞局部积聚,释放蛋白溶解酶,造成血管栓塞及局部坏死,其中主要是 IgM 及少量 IgG。长期未愈的部分患者可出现肾病综合征,临床表现为全身水肿、腹水、蛋白尿及高血压,最后导致肾衰竭。

病 例 十 六

【病史摘要】 男性,17 岁。反复间断发热 5 天,呕吐、腹胀 4 天,腰胀 3 天。血涂片疟原虫阳性,原虫密度为 70 个/微升血。

【影像表现】 见图 6-20。

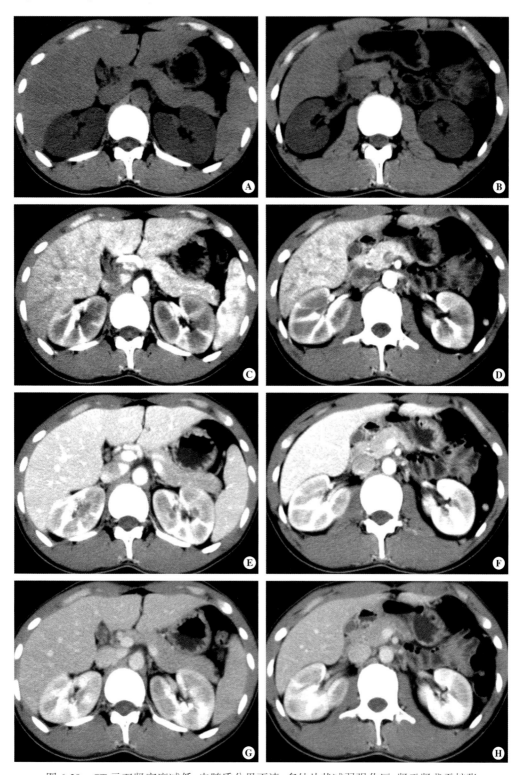

图 6-20　CT 示双肾密度减低, 皮髓质分界不清, 多处片状减弱强化区, 肾盂肾盏无扩张

【诊断】　疟疾并发双肾功能不全。

【讨论】　本例患者上腹部CT主要表现为双肾密度减低,皮质变薄,皮髓质分界不清,肾周筋膜稍增厚,双侧肾强化稍减弱、延迟,根据临床病史及影像学表现需与尿路结石、肾炎等引起的肾功能不全相鉴别。在患恶性疟疾时,肾脏病变主要为急性增生性肾炎及肾病综合征,其病变是可逆的。三日疟时发生的免疫复合物性肾病是一种慢性进行性膜性肾小球肾炎,患者肾组织活检不仅可找到三日疟原虫的抗原,且可检测到抗三日疟原虫的特异性抗体,它是一种免疫反应性肾病,即经过充分抗疟治疗后,病变仍无法逆转,病变严重的患者可发生肾衰竭。

病 例 十 七

【病史摘要】　女性,39岁。发热、咳嗽、头痛3日。血涂片疟原虫阳性,原虫密度为600个/微升血。

【影像表现】　见图6-21。

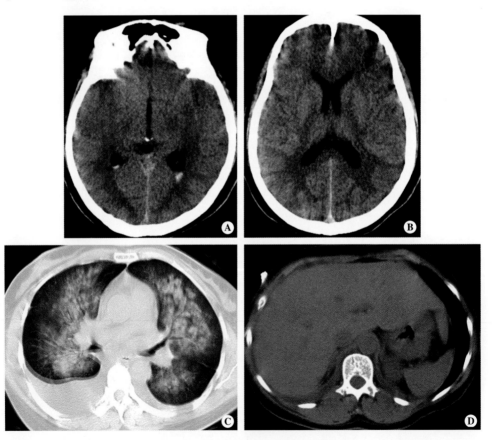

图6-21　CT示双侧侧脑室旁可见片状低密度影,右侧颞叶边缘可见斑片状高密度影(A、B);双肺弥漫絮片状密度增高影;双侧胸腔内可见弧线状液性密度影(C);肝脏体积增大(D)

【诊断】　疟疾多器官病变(脑、肝和肺同时受累)。

【讨论】 本例患者头颅 CT 表现为双侧大脑半球多发片状低密度影,局部可见稍高密度影,脑池、脑沟变浅;胸腹部 CT 表现为双肺血管支气管束增多,多发絮片影,双侧胸腔见弧形低密度影,肝脏增大,包膜饱满。根据临床病史及影像学表现需与深部脑白质缺血、心源性肺水肿等鉴别。疟疾是疟原虫经蚊虫叮咬而传播的疾病,本病在全球致死的寄生虫病中居第一位。恶性疟疾主要流行于热带地区,可引起脑型疟,凶险发作,病死率高,当按蚊叮人吸血时,疟原虫随其唾液腺分泌物进入人体,经血液循环迅速进入肝脏,当被寄生的肝细胞破裂,可释放大量裂殖子,很快进入血液循环侵犯红细胞。输入性疟疾可能会产生一些黏附因子,通过细胞间黏附分子 1(ICAM-1,CD$_{54}$)受体与内皮细胞、吞噬细胞、单核细胞等结合,黏附到人体肝脏细胞中,导致局部血液循环障碍,出现肝、脾大,引起肝功能异常,肝脏镜检可见肝窦及中央静脉充血,库普弗细胞大量增生。疟原虫在红细胞内生长繁殖的过程中使红细胞大量破坏,出现黄疸。恶性疟患者短期内发生大量被疟原虫感染的 RBC 破坏,可诱发血红蛋白尿,发生急性肾衰竭。

第四节 黑 热 病

黑热病(Kala-azar)又称内脏利什曼病(visceral leishmaniasis),是由杜氏利什曼原虫(*Leishmania donovani*)引起,经白蛉传播的慢性地方性传染病。临床上以长期不规则发热、进行性肝脾大、消瘦、贫血、全血细胞减少及血浆球蛋白增高为特征,晚期可出现水肿、黄疸、腹壁静脉曲张和腹水。

一、流 行 病 学

（一）传染源

患者与病犬为主要传染源。皖北和豫东以北平原地区以患者为主;西北高原山区以病犬为主。

（二）传播途径

中华白蛉是我国黑热病主要传播媒介,主要通过白蛉叮咬传播。

（三）人群易感性

人群普遍易感,易感性随年龄增长而降低。病后有持久免疫力。

二、病 理 变 化

黑热病的基本病理变化为巨噬细胞及浆细胞明显增生,主要病变在富有巨噬细胞的脾、肝、骨髓及淋巴结。

三、临 床 表 现

发热是黑热病患者最主要的症状,典型的热型是双峰热型。患者常有出汗、疲乏、无力及全身不适。病程晚期可出现贫血及营养不良、鼻出血、牙龈出血及皮肤出血点等。感染较重时患者面部、四肢等皮肤逐渐呈现暗黑色,因此本病也称为黑热病。

全身淋巴结轻度肿大及肝、脾明显增大。脾呈进行性增大,发病 2~3 周即可触及,半年可平脐,年余可达盆腔。早期脾脏质地柔软,晚期则质地较硬。

在病程中症状缓解与加重可交替出现,一般病后 1 个月进入缓解期,体温下降,症状减轻,脾缩小,血象好转,持续数周后又可反复发作,病程迁延数月。

四、检 查 方 法

(一) 实验室检查

1. 病原学检查　主要包括涂片检查和培养法。

2. 血清免疫学检测　主要包括检测特异性抗体和检测特异性抗原。

3. 分子生物学方法　用 PCR 及 DNA 探针技术检测利什曼原虫的 kDNA 或 DNA 片段,敏感性及特异性均较高。

(二) 影像学检查

超声、CT、MRI 等检查有助于腹部病变及相关并发症的检出,但不能进行定性诊断。

病 例 一

【病史摘要】　男性,25 岁。2009 年在甘肃文县服兵役,2011 年 4 月起在西藏当兵 4 个月,患者 2011 年 8 月因"发热 12 日,神志淡漠 4 日"于中国人民解放军成都军区总医院治疗。实验室检查:白细胞正常,HBG 104g/L,ALT 154IU/L,AST 223IU/L。给予保肝治疗。10 月 3 日复查骨髓:PK39 抗体阳性,血吸虫、肝吸虫、肺吸虫等检测阴性,考虑"黑热病",给予心电监护下肌内注射葡萄糖酸锑钠,并于 10 月 31 日安排第二疗程葡萄糖酸锑钠治疗,口服环孢素和保肝治疗,治疗后患者症状好转。为进一步确诊,患者于 2012 年 1 月来笔者所在医院就诊,2012 年 3 月 3 日实验室检查:WBC $2.30×10^9$/L,NEUT% 15.9%,NEUT $0.37×10^9$/L,RBC $3.09×10^{12}$/L,HBG 79g/L,HCT 0.237,MCH 25.5pg,PTL $121×10^9$/L,免疫球蛋白 IgG 4320mg/dl。骨髓穿刺回报:骨髓增生明显活跃,粒红比降低,粒红巨三系均增生活跃,粒系核左移,可见血小板散在或成簇存在;髓片中部分组织细胞胞质内可见吞噬类利杜小体样病原体,也可见细胞外散在或成簇分布。腹部 B 超提示肝、脾增大。自发病以来,纳差,睡眠一般,大小便如常,体重略减轻。查体:脾三度肿大。B 超回报:①胆囊、胰、肾未见明显异常;②肝、脾大。患者入院后完善相关检查,确诊"黑热病"。嘱注意休息,给予葡萄糖酸锑钠一个疗程控制病情,现患者病情控制良好。

【影像表现】 见图 6-22、彩图 2。

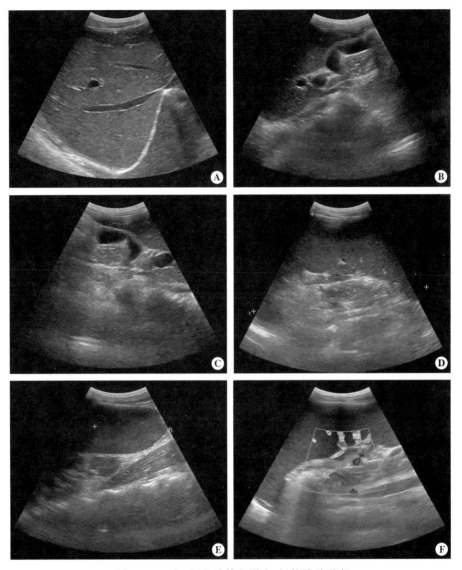

图 6-22 B 超示肝、脾体积增大,门静脉稍增宽

【诊断】 黑热病(内脏利什曼病)肝、脾大。

【讨论】 黑热病,又名内脏利什曼病,是由杜氏利什曼原虫引起的慢性地方性寄生虫病。杜氏利什曼原虫分为无鞭毛体(利杜体)和前鞭毛体两个阶段。无鞭毛体寄生在网状内皮系统的巨噬细胞内大量繁殖,使巨噬细胞大量破坏并增生,多见于脾脏、肝脏、淋巴结和骨髓组织。本病人群普遍易感,是一种慢性地方性传染病,主要传播途径是白蛉叮咬,临床表现以长期不规则发热,肝、脾和淋巴结肿大,末梢血全血减少及血浆球蛋白明显增高为主要特征,缺乏特异性,故误诊率较高,常误诊为血液系统肿瘤、伤寒、结核、肝硬化等。本病例患者在疫区服役,有发热,肝、脾、淋巴结肿大病史,实验室血常规:粒系及红系减低,免疫球蛋白 IgG 4320mg/dl。骨髓检查提示粒红比降低,粒红巨三系均增生活跃,粒系核左移,髓片部分组织细胞胞质内找到利杜小体,取得病原学证据,并且经葡萄糖酸锑钠治疗后症状明显好转,故诊断明确。疫区生活病史的询问对本病诊断十分重要,鉴别诊断需要考虑肝炎后肝硬化失代偿所致,肝脏超声、CT 及肝脏活检有助于鉴别;本病临床症状与非霍奇金淋巴瘤、原发性巨球蛋白血症等极为相似,但本病免疫球蛋白增高为多克隆性,并且无骨质破坏、肾功能损害,骨髓检查胞浆内常可找到利杜小体,取得病原学证据明确诊断,可资鉴别。但文献报道骨髓涂片检查找到利杜小体的阳性率较低,故建议临床使用 PCR 法和 rk39 抗体试纸条检测。

病 例 二

【病史摘要】　男性,35 岁。间歇性发热 6 个月。实验室检查:黑热病血清学测定阳性(+)。

【影像表现】　见图 6-23。

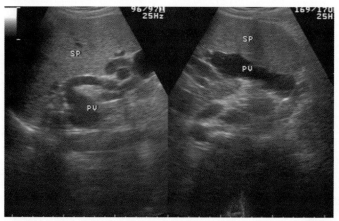

图 6-23　超声示脾脏增大,于脐下探及脾脏下极,呈巨脾,脾静脉迂曲并扩张

【诊断】　黑热病脾大。

病 例 三

【病史摘要】　男性,38 岁。持续发热 2 个月,体温 39℃。患者在疫区从事工程建筑工作,有蚊虫叮咬史。黑热病血清学测定阳性(+)。

【影像表现】　见图 6-24、彩图 3。

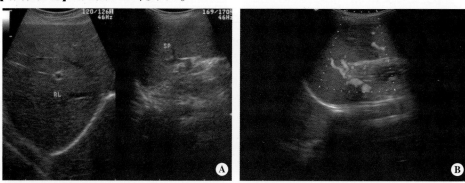

图 6-24　超声示肝大,肝右叶最大斜径约 151mm,形态略饱满,实质回声尚均匀(A);脾大,脾实质回声不均匀,于脾中部被膜处至脾门探及范围约为 49mm×39mm 楔形低回声区,内可见少许点状及短棒状强回声,CDFI 示低回声区内未见明显血流信号,考虑脾梗死(B)

【诊断】 黑热病脾大。

病 例 四

【病史摘要】 男性,43 岁。以"间歇性发热 5 个月"入院。患者在疫区居住,有蚊虫叮咬史。黑热病血清学测定(+)。

【影像表现】 见图 6-25。

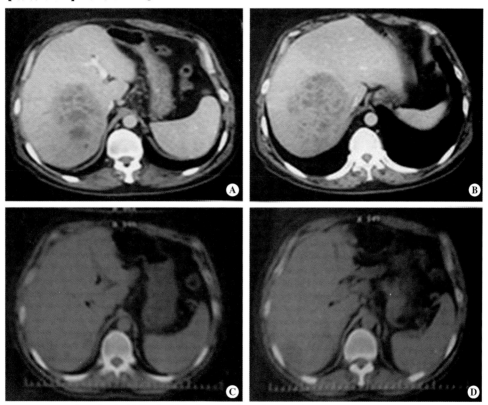

图 6-25　CT 示肝右叶大片"蜂窝"状低密度影,边缘尚清,其内密度不均,增强后病灶强化不明显,考虑杜氏利什曼原虫引起的肝脓肿(A、B);经葡萄糖酸锑钠治疗后,肝右叶病灶消失,脾脏体积缩小(C、D)

【诊断】 黑热病并发肝脓肿。

病 例 五

【病史摘要】 男性,38 岁。持续发热 2 个月,体温 39℃。有疫区蚊虫叮咬史。黑热病血清学测定(+)。

【影像表现】 见图 6-26。

【诊断】 黑热病并发脾梗死。

【讨论】 黑热病由杜氏利什曼原虫引起,主要寄生于内脏网状-内皮系统,其抗原可在巨噬细胞表面表达。因此,实验室检查是黑热病定性诊断的重要标准,可以通过检测血清抗体、血清循环抗原、骨髓穿刺做出定性诊断,影像检查可以对病变范围及相关并发症做出准确诊断。

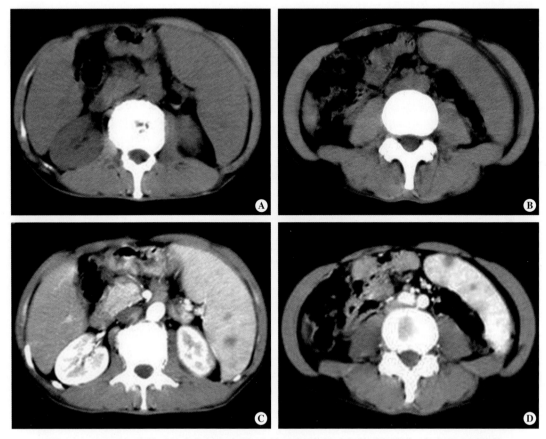

图 6-26　CT 平扫脾脏可见多发低密度影,边界不清,增强后未见明显强化,考虑杜氏利什曼
原虫引起的脾梗死

　　超声检查为常规检查,可以早期发现患者肝、脾大,部分患者可出现巨脾,但不能定性。CT 增强检查有助于腹部病变及相关并发症的检出,尤其是多排 CT 重建可对病变范围多方位显示,但不能进行定性诊断。MRI 有很高的组织分辨率,且任意角度成像,可以更清晰地显示脓肿及周围组织的受累情况,并且能较 CT 更早、更清晰地发现组织是否受累及其范围,是本病影像学检查的重要补充手段。

参 考 文 献

柴君杰,管立人.2006.新疆维吾尔自治区的利什慢病与白蛉.乌鲁木齐:新疆人民出版社

陈振华,邵先玉.2000.溃疡性结肠炎的 X 线和肠镜检查.世界华人消化杂志,8(3):335~336

黄华,邓莹莹,陆普选.2010.艾滋病合并弓形虫脑病的影像学表现.磁共振成像,5(1):353~358

康兴,刘焱斌,刘凯.2009.黑热病 86 例临床分析.中国感染与化疗杂志,9(4):241~243

黎青山.2005.45 例重症恶性疟疾临床分析.中国热带医学,5(2):282~285

李宏军,齐石.2010.艾滋病神经系统感染临床与影像学表现.磁共振成像,1(5):380~388

林瑞炮,林冰影,杨芊.2002.凶险性恶性疟疾临床分型及治疗.中华传染病杂志,20(5):317~318

刘敏,陈晓光.2010.中国人群弓形病的流行特征分析.寄生虫与医学昆虫学报,17(3):184~191

马永昌,马海英,杜庆霞.2001.肺弓形虫病误诊为肺结核四例分析.中华结核和呼吸杂志,24(10):640

邵蕾,郑晓慧,宋平.2007.超声诊断阿米巴性肝脓肿 1 例.中国医学影像学杂志,15(4):291~292

宋晓彬,景晓红,柏春梅.2004.恶性疟疾肺部 X 线征象(附 86 例分析).实用放射学杂志,20(7):602~604

谭栩,陈建斌,杨泽松,等.2014.黑热病误诊为肝硬化及淋巴系统恶性肿瘤 1 例.疑难病杂志,13(2):204

王青,许琳.2000.溃疡性结肠炎的实验室检查和活动性评估.世界华人消化杂志,8(3):336~337

吴红卫,李书武,胡丹,等.2013.黑热病流行病学及临床特征分析.湖南师范大学学报(医学版),10(3):88~93

徐柳,李胜保,童强,等.2012.溃疡性结肠炎合并阿米巴肠病临床特点探讨.临床消化病杂志,24(3):167~169

詹希美,陈建平.2003.人体寄生虫学.北京:人民卫生出版社

赵明泽,伍四春,黄燕.2010.黑热病误诊 1 例.中国医学影像技术,26(9):1789

Anstey NM, Jacups SP, Cain T, et al. 2002. Pulmonary manifestations of uncomplicated falciparum and vivax malaria:cough,small airways obstruction,impaired gas transfer,and increased pulmonary phagocytic activity. J Infect Dis,185(9):1326~1334

Asiedu DK, Sherman CB. 2000. Adult respiratory distress syndrome complicating Plasmodium falciparum malaria. Heart lung,29(4):294~297

Bae K, Jeon KN. 2006. CT findings of malarial spleen. Br J Radiol,79(946):e145~e147

Bejon P, Mwangi TW, Lowe B, et al. 2008. Helminth infection and eosinophilia and the risk of Plasmodium falciparum malaria in 1-to 6-year-old children in a malaria endemic area. PLoS Negl Trop Dis,2(1):e164

Cordoliani YS, Sarrazin JL, Felten D, et al. 1998. MR of Cerebral Malaria. AJNR Am J Neuroradiol,9(5):871~874

Focà E, Zulli R, Buelli F, et al. 2009. P. falciparum malaria recrudescence in a cancer patient. Le Infezioni Med,17(1):33~34

Gamanagatti S, Kandpal H. 2006. MR imaging of cerebral malaria in a child. Eur J Radiol,60(1):46~47

Khan W, Zakai HA, Umm-e-Asma. 2014. Clinico-pathological studies of Plasmodium falciparum and Plasmodium vivax-malaria in India and Saudi Arabia. Acta Parasitol,59(2):206~212

Kim EM, Cho HJ, Cho CR, et al. 2010. Abdominal computed tomography findings of malaria infection with Plasmodium vivax. Am J Trop Med Hyg,83(6):1202~1205

Kumar GG, Mahadevan A, Guruprasad A, et al. 2010. Eccentric target sign in cerebral toxoplasmosis-neuropathological correlate to the imaging feature. Magn Reson Imaging,31(6):1469~1472

Nickerson JP, Tong KA, Raghavan R. 2009. Imaging cerebral malaria with a susceptibility-weighted MR sequence. AJNR Am J Neuroradiol,30(6):e85~e86

Patankar TF, Karnad DR, Shetty PG, et al. 2002. Adult cerebral malaria:prognostic importance of imaging findings and correlation with postmortem findings. Radiology,224(3):811~816

Plewes K, Royakkers AA, Hanson J, et al. 2014. Correlation of biomarkers for parasite burden and immune activation with acute kidney injury in severe falciparum malaria. Malar J,13:91

Punsawad C, Viriyavejakul P. 2014. Nuclear factor kappa B in urine sediment:a useful indicator to detect acute kidney injury in Plasmodium falciparum malaria. Malar J,13:84

Rafieian-Kopaei M, Nasri H, Alizadeh F, et al. 2013. Immunoglobulin a nephropathy and malaria falciparum infection:a rare association. Iran J Public Health,42(5):529~533

Sowunmi A, Ogundahunsi OA, Falade CO, et al. 2000. Gastrointestinal manifestations of acute falciparum malaria in children. Acta Trop,74(1):73~76

Srinivas R, Agarwal R, Gupta D, et al. 2007. Severe sepsis due to severe falciparum malaria and leptospirosis co-infection treated with activated protein C. Malar J,6:42

Viriyavejakul P, Khachonsaksumet V, Punsawad C. 2014. Liver changes in severe Plasmodium falciparum malaria:histopathology,apoptosis and nuclear factor kappa B expression. Malar J,13:106

Vásquez AM, Tobón A. 2012. Pathogenic mechanisms in Plasmodium falciparum malaria. Biomedica,32(Suppl 1):106~120

Wichapoon B, Punsawad C, Chaisri U, et al. 2014. Nuclear factor kappa B in urine sediment:a useful indicator to detect acute kidney injury in Plasmodium falciparum malaria. Malar J,13:176

Wilairatana P, Riganti M, Looareesuwan S, et al. 1992. Dyspepsia in acute falciparum malaria:a clinico-pathological correlation. Southeast Asian J Trop Med Public Health,23(4):788~794

Yadav P, Sharma R, Kumar S, et al. 2008. Magnetic resonance features of cerebral malaria. Acta Radiol,49(5):566~569

第七章 蠕 虫 病

蠕虫(helminths)是一类收缩身体肌肉以实现蠕形运动的多细胞无脊椎动物。大部分的蠕虫存在于自然界中,少部分会寄生在动植物体内或体表。在动物分类学史上,蠕虫曾被认为是具有特殊性的、独立的一类动物,但随着分类学研究的不断发展,人们发现与人体有关的蠕虫,属于多个无脊椎动物门、包括扁形动物门,环节动物门及棘头动物门等。因此,在分类学上,蠕虫这个名词已无分类学意义,但在习惯上仍沿用。

医学蠕虫(medical helminths)即与医学有关的寄生于人体的蠕虫,蠕虫病(helminthiasis)就是医学蠕虫所引起的疾病。有160多种医学蠕虫,其中20~30种比较重要。在蠕虫的发育过程中有多个发育阶段,不同发育阶段需要不同的环境条件。根据蠕虫在发育过程中是否需要宿主的转换,将其分为两大类:

(1)土源性蠕虫:这类蠕虫的虫卵或幼虫直接在外界发育,在发育过程中不需要中间宿主,宿主食入被其虫卵或幼虫污染的食物,或因接触到被其污染的环境经皮肤而感染。包括绝大多数线虫。

(2)生物源性蠕虫:这类蠕虫必须要在中间宿主体内发育,随后终宿主才能被其感染。

吸虫、绦虫、线虫、棘头虫所引起的疾病均属于医学蠕虫的范畴。它们既可以寄生于人体的管道系统如消化道、胆管、血管,又可寄生于实质脏器如肝脏、脑,也可寄生于肌肉组织。根据寄生部位的不同,医学蠕虫会对人体造成不同程度的危害,轻者发热、腹泻、自感不适,重者意识丧失、过敏性休克,甚至危及生命。因此,蠕虫病慢慢得到了更多人的重视。

现代科学的飞速发展使得影像学在蠕虫病的诊断方面也起着至关重要的作用。影像技术对寄生虫病的贡献已不仅仅局限于辅助诊断。通过几种影像技术的联合使用,可以为某些部位蠕虫病的早期诊断提供直观依据。本章就蠕虫病的影像学诊断方法及某些蠕虫病的影像学特征进行介绍。

第一节 蛔 虫 病

蛔虫病(ascariasis)是由似蚓蛔线虫(简称蛔虫)寄生于人体小肠或其他器官所引起的慢性传染病。流行广泛,本病患者以儿童居多。

一、病 原 学

(一) 形态

蛔虫成虫为长圆柱形,形似蚯蚓。体形向头尾两端逐渐变细,尾部钝圆锥形,虫体呈乳脂色或淡红色,两侧缘有明显的白色侧线。

（二）生活史

蛔虫不需要中间宿主。其生活史包括虫卵在外界发育,幼虫在宿主体内移行和发育,以及成虫在小肠内寄生。

二、流 行 病 学

蛔虫感染在世界各地最为常见,全世界约有 1/4 的人口感染蛔虫,主要在温带及热带、经济不发达、温暖潮湿及卫生条件差的国家或地区流行最为广泛。我国农村人口的感染率高于城市,儿童高于成人。

（一）传染源

蛔虫患者中粪便内含有蛔虫卵者,是人群中蛔虫感染的传染源。

（二）传播途径

主要是吞入感染期蛔虫卵感染。

（三）易感人群

人群普遍易感,农村人群感染率高于城市,儿童高于成人,尤以学龄期和学龄前期儿童感染率最高。随着年龄的增长,多次感染产生免疫力,是成人感染率降低的原因之一。

三、临 床 表 现

（一）幼虫移行期

少量幼虫在肺部移行时,可无任何临床表现。但短期内生吃了含大量感染期蛔虫卵的蔬菜和其他被污染食物的患者,常可引起蛔虫性肺炎、哮喘和嗜酸粒细胞增多症。此症潜伏期一般为 7~9 日,临床上出现全身和肺部症状。

（二）肠蛔虫症

大多数无明显症状,少数出现腹痛与脐周压痛,有时呈绞痛,不定时反复发作。严重感染者有食欲减退、体重下降与贫血等。可从粪便中排出蛔虫。

（三）并发症及异位寄生

并发症包括肠梗阻、胆道蛔虫病、胰管蛔虫病、阑尾蛔虫病等。

四、检 查 方 法

（一）实验室检查

1. 血常规 幼虫移行、异位蛔虫症及并发感染时血细胞和嗜酸粒细胞增多。

2. 病原学检查 粪便直接涂片方法简单,蛔虫卵检出率高,是目前诊断肠道蛔虫的主要方法。十二指肠引流液查见虫卵是胆道蛔虫病的直接证据。肺蛔虫所致肺炎时,痰中可检出蛔虫幼虫。

(二) 影像学检查

1. 超声 腹部 B 超检查胆道蛔虫病者,可显示蛔虫位于扩张的胆总管内。

2. X 线 X 线钡餐检查可显示蛔虫的形态与数量。腹部 X 线平片对蛔虫性肠梗阻或肠穿孔腹膜炎有重要诊断价值。

病 例 一

【病史摘要】 女性,7 岁。半月前患儿无明显诱因出现脐周阵发性腹痛,可自行缓解,伴呕吐,医院诊断为"胆道蛔虫症",驱虫药物治疗后病情缓解。其后患儿仍间断诉腹痛,全身皮肤黏膜轻度黄染,巩膜黄染,再次住院。实验室检查:ALT 197U/L,AST 156U/L,总胆红素升高,结合胆红素升高。

【影像表现】 见图 7-1。

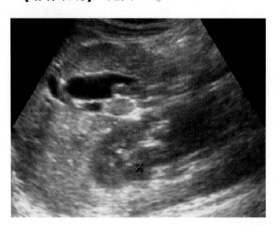

图 7-1 超声示肝外胆管下段内见等号样强回声,肝外胆管增宽,内径 1.2cm

【诊断】 胆道蛔虫症。

【讨论】 蛔虫病临床表现因虫体的寄生部位和发育阶段不同而异。肠道寄生环境改变时可离开肠道进入其他带孔的脏器,引起异位蛔虫症,常见以下几种:

(1) 胆道蛔虫症:以儿童及青壮年女性较常见。诱因有高热、腹泻、妊娠、分娩等。此病发病突然,右上腹偏中有剧烈阵发性绞痛,钻凿样感,患者辗转不安、恶心、呕吐,可吐出蛔虫。蛔虫钻入肝脏可引起蛔虫性肝脓肿,必须及早手术治疗。

(2) 胰管蛔虫症:多并发于胆道蛔虫症,临床征象似急性胰腺炎。

(3) 阑尾蛔虫症:多见于幼儿,因小儿阑尾根部的口径较宽,易被蛔虫钻入。患者粪便中检查出虫卵,即可确诊。

既往有肠道蛔虫、胆囊炎、结石及胆道手术史者,蛔虫易进入胆道,甚至可多次进出胆道。超声显示,胆道蛔虫症发病初期,胆总管可无明显扩张;随病程延长,胆总管及左右肝管均可有轻度扩张。在扩张胆管内可见数毫米宽的长条状双线征状("等号"样)高回声带,前端圆钝,边缘清晰光整,中心贯穿的液性暗带是假体腔;活虫体时可见蛔虫蠕动,死虫体中心因无回声而模糊不清,甚至呈现斑片状强回声;多条蛔虫在胆管内出现多条线状高回声带,有时蜷曲成团状,并可出现声影。胆管腔内胆汁沉渣、组织碎屑、脓栓或死蛔虫可团在一起形成小团,其密度比胆汁高,后方可有浅淡模糊声影,诊为胆管结石,也可成为结石的一部分。胆道蛔虫症患者,可并发胆管炎和胆囊炎,表现为胆囊肿大、囊壁水肿、胆总管壁增厚、肝外阻塞性黄疸等,患者出现皮肤及巩膜轻度黄染。部分患者症状不典型,疼痛程度轻,尤其是发生于老年患者时易被误诊。

胆道蛔虫症需与下列疾病鉴别:

(1)胆道结石:肝内强回声及后方声影,远端有扩张的肝内胆管。

(2)胆道积气:强回声形状不稳定,边界不清楚,后方为多重反射。

(3)胆管炎:胆管壁增厚、水肿、双层回声。当胆道蛔虫死亡后,蛔虫残体在胆管内形成回声,使胆管内不清晰,因蛔虫的双线征状("等号"样)回声不清,难与胆管炎症图像鉴别,需结合临床综合分析。

病　例　二

【病史摘要】　女性,42岁。1个月前患者无明显诱因出现上腹疼,为钝痛,持续数小时,不能忍受,伴大汗、恶心、呕吐胃内容物、腹胀、淀粉酶升高,按急性胰腺炎治疗后好转。近几日患者无明显诱因再次出现上腹痛,为针扎样痛,可忍受。实验室检查:EOS 0.101,ALT 97U/L。

【影像表现】　见图7-2。

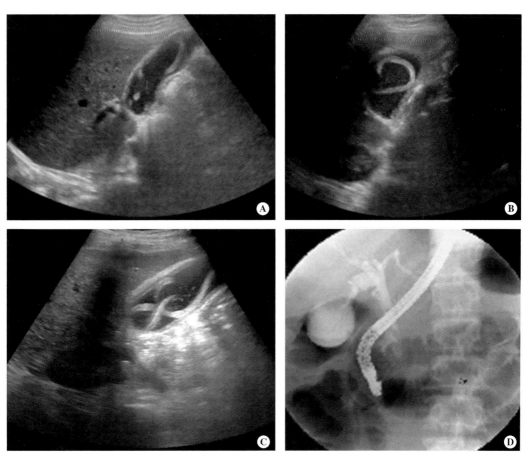

图7-2　超声示胆囊内见多个"等号"样强回声,可见蠕动,胆囊壁厚、毛糙、呈"双边"征,附壁多个稍强回声,不伴声影,不随体位改变而移动。胆囊多发息肉样变,胆囊壁水肿(A~C);内镜示胆总管扩张,注入对比剂见胆总管内一条状充盈缺损(D)

【诊断】 胆囊蛔虫,胆总管蛔虫。

【讨论】 胆囊蛔虫其声像图多呈弧形或蜷曲状,蠕动易观察;由于胆汁不充盈,蛔虫假体腔显示不清,其声像图表现为管状实体高回声带。

胆道蛔虫症需与下列疾病鉴别:

(1) 胆囊癌:胆囊壁不均匀、不规则,使胆囊内腔不规则,常伴胆囊增大,轮廓不清。

(2) 胆囊结石:肝内强回声及后方声影,远端有扩张的肝内胆管。

(3) 胆囊积气:强回声形状不稳定,边界不清楚,后方为多重反射。

病 例 三

【病史摘要】 男性,60 岁。患者 2011 年 8 月进食油腻食物后出现持续性中上腹胀痛,伴寒战、发热,体温最高达 39.4℃,腹痛持续,来笔者所在医院急诊科就诊。实验室检查:WBC 16×10^9/L,NEUT% 81.4%。B 超考虑急性胆囊炎,给予抗感染、制酸、抑酶等治疗后好转。3 日前于油腻进食后再次出现中上腹不适,伴发热、畏寒、皮肤黄染、尿色深,为进一步治疗收入病房。实验室检查:ALT 121U/L,AST 87U/L,ALP 324U/L,GGT 1136U/L,TBIL 161.5μmol/L,DBIL 99.7μmol/L,淀粉酶 339U/L。

【影像表现】 见图 7-3、彩图 4。

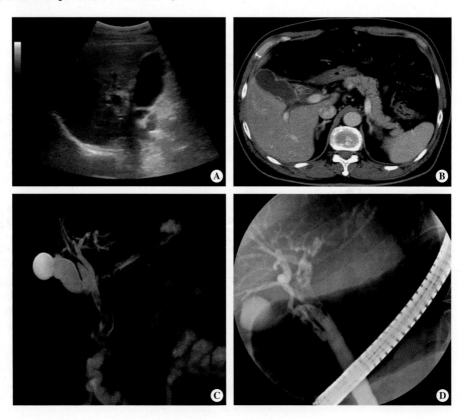

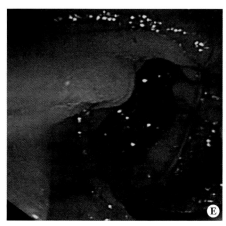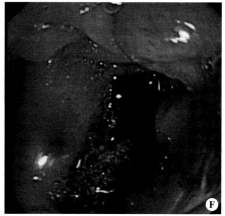

图 7-3　超声示肝内外胆管扩张,考虑胆囊炎、胆囊肿大、胆泥淤积的可能(A);CT 增
强示胆总管近端管壁环形强化,下端十二指肠壶腹部软组织密度影(B);MRCP 示胆
囊形态饱满增大,所示腔内信号欠均匀,胆囊管轻度增宽,所示胆总管及左右肝管扩
张,肝内胆管分支,胰管可见显示,未见明显扩张,胆总管管径约 9.5mm,未见明显局
部狭窄改变,中下段腔内见条片状充盈缺损影。胆总管下端十二指肠壶腹部见团状异
常信号灶,呈等高混杂信号(C)。ERCP 示胆管显影,透视下肝外胆管未见明显扩张,
肝门区胆管及左肝管可见长条形充盈缺损影,长约 3.0cm,胆囊显影,胰管未显影,柱
状气囊扩张乳头开口,经气囊取出长条形黑黄色异物。内镜诊断肝门区胆管及左肝管
长条形充盈缺损(结合临床,死蛔虫可能大)(D~F)

【诊断】　胆道蛔虫症合并急性胰腺炎。

【讨论】　患者 2011 年 8 月进食油腻食物后出现持续中上腹胀痛,伴寒战、发热、持续
腹痛及黄疸,由急诊入院,经过多种不同检查方法最终明确诊断。胰腺炎病因主要有胆源
性、酒精性、高脂血症、饮食不当,以及其他如妊娠、分娩、药物性、胰腺发育异常、外伤等,国
内外报道胆源性疾病是最主要病因。本病 CT 平扫及超声均未发现胆道结石,MRCP 未见
明显杯口征,患者有不当饮食病史,但无酗酒及高脂血症病史,故病因可排除胆源性、酒精
性、高脂血症等因素。蛔虫是一种常见蠕虫性感染性疾病,主要寄生在空肠和中段回肠,一
般很少进入胆道系统,只有当肠道寄生环境改变和(或)十二指肠乳头肌功能发生障碍时,
蛔虫才有可能上行至十二指肠并经乳头开口进入胆道内,产生各类严重并发症,其虫体死
后崩解的组织碎片和虫卵,能作为基质促进胆道结石的形成。诊断胆道蛔虫症的影像学方
法很多,超声检查因经济、实时成像而被列为首选,其典型表现为不伴声影的管状回声结
构,直径 3~6mm,具有相对低回声的中心和相对高回声的平行双线状壁,但其检查受肠道
气体及检查者经验限制。ERCP 兼有诊断及治疗的双重作用,可直观观察到乳头肌外蛔虫
虫体,并在造影剂衬托下显示胆道内单一或多条充盈缺损,但属有创检查,应用有一定限
制。CT 在本病检查中仅能发现胆道虫体所致结石,但无特异性。MRCP 利用水成像原理,
不需对比剂就能较好地显示胆道系统的解剖结构,可多方位三维立体成像,且无放射性辐
射损伤,在 T_2WI 和 MRCP 图像上表现为胆道内低信号的管状充盈缺损,同时蛔虫肠道内吞
入的液体呈相对高信号,将管状虫体分为两半,形成所谓的"双管"征,该方法已逐渐成为胆
道蛔虫症诊断的金标准,在本病早期诊断及病情随访过程中具有一定优势。

病 例 四

【病史摘要】 女性,60 岁。6 年前因"胆道蛔虫症"行手术治疗。患者 1 日前饭后突发中上腹钻顶样疼痛,疼痛难以忍受,呈间断性,逐渐加重,伴恶心、呕吐。实验室检查:NEUT 13.3×10⁹/L,NEUT 0.842,MONO 1.01×10⁹/L。B 超提示"胆道蛔虫症"。

【影像表现】 见图 7-4。

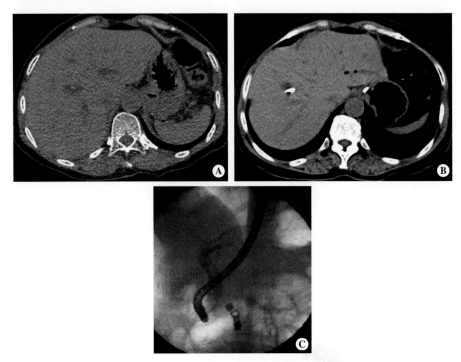

图 7-4 CT 示肝内胆管右支见形态规则长条状稍高密度影,边界清楚,胆管扩
张(A);胆道取虫术后,原稍高密度影消失,另见高密度引流管影(B);ERCP
示胆道蛔虫,注入对比剂,胆总管内多条充盈缺损(C)

【诊断】 胆道蛔虫症。

【讨论】 胆管蛔虫症系肠蛔虫病最常见的并发症,是由于十二指肠蛔虫经乳头开口处,钻入胆总管而致的一种急腹症,多见于儿童,青年次之。蛔虫可部分钻入或全部钻入,多数钻入肝外胆管及左肝管,也可继续上升进入肝内胆管或小叶间肝内胆管,进入胆囊者较少。蛔虫在胆系内可存活几天至数月不等,也可死于胆系内,残体可排出,也可成为胆石的核心。CT 可显示进入胆管的蛔虫引起的胆管扩张,在扩张的胆管内由低密度的胆汁衬托下可显示软组织密度或略高密度虫体,表现为不同的形态。当 CT 扫描层面与胆管垂直时可显示为扩张胆管内点状、结节样软组织密度影,有时可显示蛔虫的假体腔,而表现为圆环状,部分扩张胆管内可见环状影,周围环绕低密度胆汁,似呈"同心圆"征。当扫描层面与胆管平行时则表现为扩张胆管内条状软组织密度影。CT 检查还可显示由胆管蛔虫病引起的各种并发症。胆管蛔虫病并发肝脓肿的发病率较高,CT 可显示。

胆道蛔虫症需与下列疾病鉴别:

(1) 胆管癌:平扫低密度肿块,增强动脉期无明显强化,门静脉及延迟期边缘强化,并向中央扩展。

（2）胆管结石:类圆形,边界清楚,超高密度影。

病 例 五

【病史摘要】 男性,64 岁。患者因上腹部不适于外院行 B 超检查,超声提示胆道梗阻,不排除胆道蛔虫可能。患者无腹胀、腹痛,无咳嗽、咳痰,至笔者所在医院就诊。腹部增强 MRI 和 MRCP 均提示胆道蛔虫症。现患者生命体征平稳,一般状况可。

【影像表现】 见图 7-5。

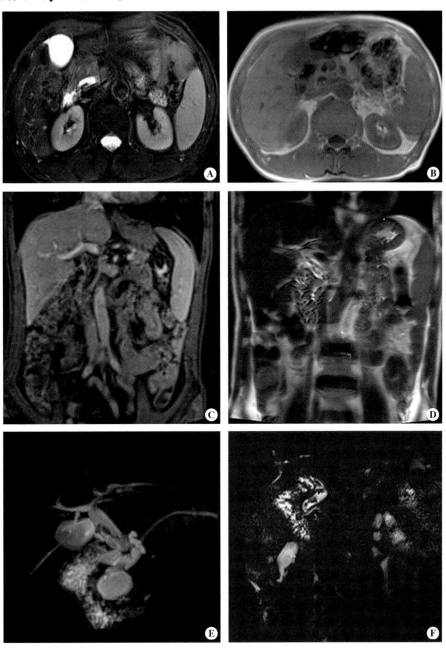

图 7-5 MRI 和 MRCP 示胆总管下段管径增宽,直径约为 12mm,其内可见多发
条状信号影,T₁WI 高信号,T₂WI 低信号,增强扫描未见明显强化

【诊断】 胆道蛔虫症。

【讨论】 胆道蛔虫症是一种急腹症,上窜到十二指肠,经十二指肠开口进入胆道导致机械刺激,引发 Oddi 括约肌收缩或痉挛产生剧痛,同时虫体在胆道内引起机械梗阻导致胆管内压增高,排空不畅,胆汁淤积,故常引起急性化脓性胆管炎、胆囊炎、胆汁性腹膜炎等,虫体死亡后尸体碎片可形成结石。本例无明显腹痛症状,可能为虫体尸体碎片。MRCP 可以更好地显示胆道蛔虫的情况。

<h1 style="text-align:center">病 例 六</h1>

【病史摘要】 女性,61 岁。胆囊结石病史 10 余年,1 周前突发剑突下钻顶样疼痛,伴有恶心、呕吐,持续约 10 分钟后自行缓解。血常规提示嗜酸粒细胞增高。粪便常规检见蛔虫卵。

【影像表现】 见图 7-6。

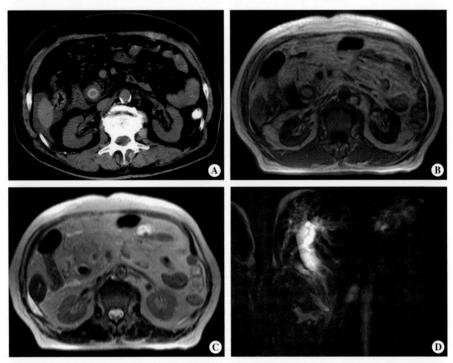

图 7-6　CT 平扫示胆总管下段管壁增厚,边缘模糊,内见环形高密度影(A);MRI T₁WI 示胆总管增宽,其内见结节状高信号(B);T₂WI 示胆总管增宽,其内见结节状低信号(C);MRCP 示胆总管下段见条形充盈缺损,考虑为蛔虫体(D)

【诊断】 胆道蛔虫病。

【讨论】 胆道蛔虫病(biliary ascariasis,BA)在农村地区仍是一种较常见的疾病,患者多为青少年,常有排蛔虫甚或呕吐蛔虫的病史。蛔虫一般寄生在小肠中,导致肠道病变。典型的成虫长 15~50cm,直径为 3~6cm。蛔虫可在空肠内生活 1~2 年而无任何症状。由于蛔虫有钻孔乱窜的特性,当蛔虫逆行钻入胆道时则会导致急性胆道病变。蛔虫在胆系内可存活几天至数月不等,也可死于胆系内,残体可排除,也可成为胆石的核心。

B 超是临床常用的检测胆道蛔虫的方法,典型胆道蛔虫表现为不伴声影的管状回声,具有相对低回声的中心和相对高回声的平行双线状壁,实时声像图可显示活体蛔虫的蠕动。但由于肠道气体的干扰,B超对中下段胆总管内蛔虫难以显示,可出现假阴性。X线检查可选用"T"形管造影及静脉胆道造影检查,以显示整个胆道情况,观察蛔虫的部位和数目。蛔虫表现为边缘平滑可稍弯曲的条状透亮影。CT可显示进入胆管的蛔虫引起的胆管扩张,在扩张的胆管内由低密度的胆汁衬托下可显示软组织密度或略高密度虫体,当CT扫描层面与胆管垂直时表现为扩张胆管内结节状软组织密度影,有时可显示蛔虫的假体腔而表现为圆环状。当扫描层面与胆管平行时则表现为扩张胆管内条状软组织密度影。随着MRI技术的发展,磁共振胆胰管成像(MRCP)对诊断胆道蛔虫是有益的补充,薄层MRCP图像可以清楚地看到胆道内蛔虫中央为条形高信号,是蛔虫假体腔内摄入胆汁或消化液所致,两侧为低信号,代表蛔虫体壁,形成3条平行的线状结构,称为"三线"征。因此,高信号的胆汁内出现"三线"征是MRCP诊断胆道蛔虫的可靠依据。

胆道蛔虫病需与以下疾病鉴别:

(1)胆管结石:多为圆形或椭圆形结构,MRI的T_1WI、T_2WI及MRCP上均表现为低信号,而胆道蛔虫在T_1WI上表现为条状稍高信号,T_2WI上表现为条状稍低信号,活体蛔虫肠道内吞入的液体则表现为低信号,中央见线状稍高信号,形成所谓的"三线"征。

(2)胆管肿瘤:沿胆管壁的一侧或沿管壁四周生长,表现为结节影或管壁增厚,增强可有强化。

(3)其他寄生虫:如华支睾吸虫、肝片吸虫等,均比蛔虫小,通过临床病史及实验室检查较易鉴别。

(4)胆道内植入的引流管:MRI上可表现类似"三线"征,但植入的引流管较长,走形僵硬,管径及管壁较粗,可询问临床病史,易鉴别。总之,当临床怀疑胆道蛔虫病时B超为首选检查手段,当B超检查为阴性时,CT与MRI检查可以进一步提供诊断信息。

病 例 七

【病史摘要】 男性,9岁。1周前患儿饱食后出现腹痛,以脐周为著,可间断缓解。4日前患儿无明显诱因出现呕吐,呕吐物为胃内容物,不含胆汁。腹平片提示"肠梗阻",治疗后缓解,排出大量黑色干结大便。近期腹痛反复,再次入院。实验室检查:MONO 0.11,隐血免疫法(±),EB病毒(+),巨细胞病毒(+)。

【影像表现】 见图7-7、彩图5。

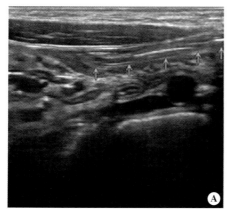
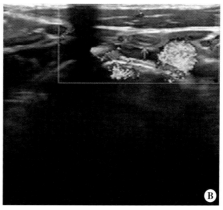

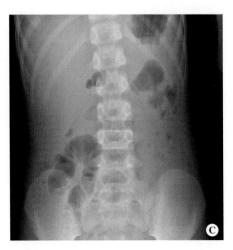

图 7-7　超声示中腹部肠管内一细管状结构,横径 0.2~0.4cm,壁厚,长 10.0cm,一端稍尖,
略呈弯曲状,未见明显血流信号(A、B);腹腔内肠腔胀气,可见数个不典型液平面(C)

【诊断】　肠蛔虫症。

【讨论】　肠蛔虫症常以腹痛伴腹腔包块就诊。幼儿及中老年女性农民是肠道蛔虫症的高发人群。常见症状有脐周隐痛、食欲缺乏、腹泻、便秘,儿童有磨牙等。一旦寄生环境发生变化如高热时,蛔虫可在肠腔内扭结成团,阻塞肠腔,患者剧烈的阵发性腹部绞痛,以脐部为甚,伴有恶心、呕吐,并可吐出蛔虫,腹部可触及能移动的腊肠样肿物。当绞窄性肠梗阻、肠扭转或套叠及蛔虫穿过肠壁,引起肠穿孔及腹膜炎时,必须及时手术治疗。

肠道蛔虫症,超声多见中下腹肠管扩张,并在扩张肠管内纵切探及单一或多发双线状强回声带,双线中间为无回声,横切呈"O"样征,部分出现不明显的索条状强回声带,整个强回声带呈弧形或卷曲状,部分缠绕,可见蠕动,为诊断依据。部分肠道蛔虫症患儿超声下腹腔探查发现其同时伴有腹腔肠系膜淋巴结肿大,可并发肠套叠及肠梗阻。

肠蛔虫症需与下列疾病鉴别:

(1) 小肠黏膜:排列方向常与肠壁垂直,其位置与肠壁保持固定。

(2) 小肠恶性肿瘤:小肠壁环形不均匀增厚或实性肿块,黏膜面破坏。

第二节　猪带绦虫病及囊尾蚴病

猪带绦虫病(taeniasis solium)是由猪带绦虫(*Taenia solium*)成虫寄生在人体小肠所引起的一种肠绦虫病,又称猪肉绦虫病、链状带绦虫病。人在猪带绦虫生活史中既是终宿主也是中间宿主。猪带绦虫成虫寄生在人肠道为肠猪带绦虫病,其幼虫寄生在人皮下组织、肌肉、脑等组织器官内则为猪囊尾蚴病(cysticercosis cellulosae)。

一、病　原　体

(一) 成虫

成虫呈带状,长 2~3m,乳白色,半透明,背腹扁平,虫体分节,分为头节、颈节、幼节及成节。成虫的体壁电镜下由皮层和实质组成,皮层为合胞层,实质以网状细纤维样间质为基质,起支架作用。

(二) 猪囊尾蚴

猪囊尾蚴(cysticercus cellulosae)又称猪囊虫,囊泡状,乳白色,半透明,大小约为 10mm×5mm,囊壁薄,囊内充满囊液,内有一小米粒大的白点,为翻卷在内的头节。电镜下囊壁由皮层和实质组成。

二、流 行 病 学

(一) 传染源

感染猪带绦虫成虫的人是本病的传染源。

(二) 传播途径

人因食用生的或半生的含猪囊尾蚴的猪肉而被感染。

(三) 易感染群

人对猪带绦虫普遍易感,感染猪带绦虫后人体可产生带虫免疫,对宿主再次感染有保护作用。

三、发 病 机 制

猪带绦虫成虫具有顶突及小钩,对肠黏膜可造成损伤。寄生于人的十二指肠上 1/3 处,头节位于宿主肠绒毛间,顶突侵入肠壁,吸盘陷入邻近的绒毛,吸盘腔内有小肠绒毛进入,吸盘内的宿主组织被损伤,有不同程度的细胞裂解和黏膜及黏膜下层细胞坏死。体壁的微毛可擦伤肠黏膜,导致肠黏膜损伤。此外,成虫偶可穿过肠壁导致肠穿孔及腹膜炎;若成虫虫体缠绕成团还可造成肠梗阻。

猪囊尾蚴寄生人体的部位较广,可破坏局部组织,压迫周围器官,若压迫管腔可引起肠道梗阻;其毒素可引起明显的局部组织反应和全身程度不等的血嗜酸粒细胞增高并产生相应的特异性抗体等。

四、临 床 表 现

(一) 猪带绦虫病

成虫寄生时常无明显症状,有时可有消化道症状;腹部不适、消化不良、腹胀及消瘦等。个别致肠梗阻并发腹膜炎。

（二）猪囊尾蚴病

依囊尾蚴寄生部位不同可大致分为 3 种。

1. 皮下及肌肉囊尾蚴病　多数患者无任何症状；感染严重时，可感到肌肉酸痛无力、发胀、麻木或呈现假性肌肥大症等。

2. 脑囊尾蚴病　根据全国囊虫病学术研讨会（哈尔滨，2001）的临床分型意见，将其分为 5 型：癫痫型、高颅压型、脑膜脑炎型、精神障碍型和脑室型。

3. 眼囊尾蚴病　可导致色素膜、视网膜、脉络膜的炎症，脓性全眼球炎，玻璃体混浊等，或并发白内障、青光眼，终致眼球萎缩而失明。

五、检 查 方 法

（一）猪带绦虫病

血常规中有时可见嗜酸粒细胞轻度增高。粪便或肛门拭子检查：虫卵阳性率不高且无法区别虫种。从粪便中排出的妊娠节片内的子宫分支形状和数目有助于与牛带绦虫鉴别。酶联免疫吸附试验可检出患者粪便中抗原成分；聚合酶链反应可扩增粪便中虫卵或虫体的种特异性 DNA，以检测人体内猪带绦虫成虫，亦可帮助诊断。

（二）猪囊尾蚴病

1. 病原学检查　手术摘取可疑皮下结节或脑部病变组织做病理检查，可见黄豆粒大小、卵圆形白色半透明的囊，囊内可见一小米粒大小的白点，充满液体。囊尾蚴在肌肉中多呈椭圆形，在脑实质内多呈圆形，在颅底或脑室处的囊尾蚴多较大，为 5~8mm，大的可达4~12cm，并可分支或呈葡萄样。

2. 免疫学检查　包括抗体检测、抗原检测及免疫复合物检测。抗体检测能反映受检者是否感染或感染过囊尾蚴，但不能证明是否是现症患者及感染的虫荷。现用于抗体检测的抗原多为粗制抗原，如囊液抗原、头节抗原、囊壁抗原及全囊抗原，这些抗原常能与其他寄生虫感染产生交叉反应，特异性不强。免疫学检查方法，早期有补体结合试验、皮内试验、胶乳凝集试验等，其中有的方法虽简便快速，但特异性差，假阳性率高。ELISA 法和 IHA 法是目前临床上和流行病学调查中应用最广的方法。但上述免疫学检查均有假阳性或假阴性，故阴性结果也不能完全排除囊尾蚴病。

3. 影像学检查

（1）超声：B 超可确定皮下组织和肌肉的囊尾蚴结节的数量和大小。

（2）CT：头颅 CT 检查对脑囊虫病的诊断阳性率可达 80%~90%。能显示直径<1cm 的囊性低密度灶。CT 可确诊大部分的脑囊虫病。

（3）MRI：头颅 MRI 检查对脑内囊尾蚴的数量、范围、囊内头节的检出率明显高于 CT，并可观察病理演变过程，对治疗也有重要指导价值。

（4）眼底镜和裂隙灯：若发现视网膜下或眼玻璃体内囊尾蚴蠕动，即可确诊。

4. 病理检查　皮下结节应常规做活组织检查，病理切片中可见囊腔中含有囊尾蚴头节为特征。

病 例 一

【病史摘要】 男性,30 岁。头痛、呕吐,加重 3 日,伴有意识障碍。脑脊液细胞学检查提示嗜酸粒细胞显著增高。囊肿补体结合试验(+)。

【影像表现】 见图 7-8。

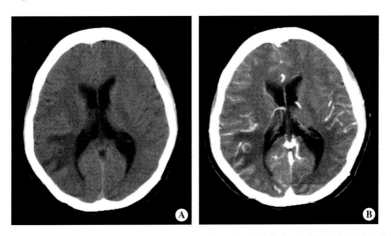

图 7-8 CT 平扫示右侧颞叶见一环形混杂密度结节,内见点状等密度影,结节周围见片状低密度水肿带(A);CT 增强扫描示结节呈明显环形强化,其内仍可见点状无明显强化结节影,周围水肿带无强化(B)

【诊断】 脑囊虫病(退变水肿期)。

【讨论】 脑囊虫病是指人食用猪肉绦虫的虫卵,经胃液消化孵化出幼虫而寄生于脑内。根据囊虫所在部位分为脑实质型、脑室型、软脑膜型和混合型。根据病理过程分为活动期、退变期和非活动期。活动期脑囊虫具有囊腔、囊壁及头节,退变时压迫周围脑组织产生脑水肿,囊尾蚴死亡时,囊壁破裂释放液体蛋白,引起脑组织和脑膜的炎性反应,形成肉芽肿及小脓肿,虫体死亡后发生钙化。

脑囊虫病的 CT 表现为病变直径多小于 2cm、单发或多发的低密度影,增强扫描呈结节状或环状强化,尚未消失的囊虫头节表现为环壁上或环内点条状未强化影,病变周围有明显的水肿及占位效应。

脑囊虫病需与下列疾病鉴别:

(1)肿瘤性病变

1)星形细胞瘤:强化形态复杂多样,中心低密度区为坏死囊变所致,表现为囊性伴壁结节型、假囊伴壁结节型、实质型、环形、混杂型。环壁多不规则,厚薄不均,可伴有明显强化壁结节,占位效应明显。

2)脑转移瘤:多见于中老年,常有肿瘤病史。增强扫描表现为结节状或环形强化,当转移瘤较大时,多呈囊性环状改变。瘤周指样水肿多见,多有"小病灶,大水肿"的征象。

3)有时还需与血管网状细胞瘤、节细胞胶质瘤、间变性少突胶质细胞瘤、室管膜瘤、生殖细胞瘤等鉴别。

（2）感染性病变

1）脑结核瘤：多由于体内其他部位的结核杆菌血行播散种植引起，多停留在脑皮髓质交界区等浅表部位，好发于脑底部，增强后表现为环形、线状、小结节状强化，环壁多呈厚薄不均，无囊虫头节的特征性表现。

2）脑脓肿：常见于儿童与青壮年，主要发生于大脑皮质或皮质下区，典型者呈明显的环形强化，环壁厚薄均匀，中央低密度区密度均匀，无囊虫头节表现。MRI 弥散加权成像，脓肿呈明显高信号，ADC 呈低信号。有急性感染的全身中毒症状及体征，血常规及脑脊液检查均显示白细胞数值增高明显，以中性粒细胞为主。

病 例 二

【病史摘要】　女性，43 岁。头痛、呕吐、癫痫，伴有视力减退和意识障碍。脑脊液细胞学检查提示嗜酸粒细胞显著增高。

【影像表现】　见图 7-9。

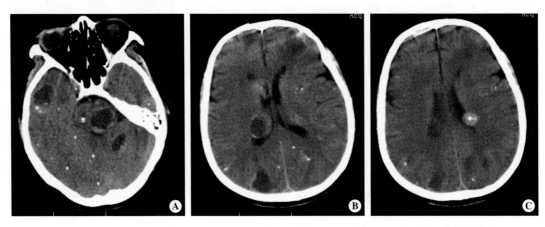

图 7-9　CT 平扫示脑实质内、脑室内、脑膜多发结节状、米粒样高密度影和多发囊状低密度影，其内见点状钙化，病变分布散在无规律，部分病变周围见片状低密度水肿带

【诊断】　脑囊虫病（混合型）。

【讨论】　混合型脑囊虫病具备两型及两型以上的临床特点，临床症状极为复杂，有头痛、恶心、呕吐、癫痫、抽搐、视力减退、意识障碍等症状。

混合型脑囊虫病具备两型及两型以上的 CT 表现，表现为圆形大小不等的低密度灶，均以混合方式存在，部分病变可出现头节或完全钙化，位于大脑皮质或皮质深部及基底核区者最为常见。总之，混合型囊虫病临床表现复杂，诊断困难，CT 为诊断本病的首选方法，有助于早发现、早诊断、早治疗。

脑囊虫病需与下列疾病鉴别：

（1）脑棘球蚴囊肿钙化：畜牧业区人畜共患的寄生虫病，囊肿壁钙化多呈弧形、壳状或环形，与本病钙化特点不相符。

（2）脑结核瘤：常有其他部位结核病史及结核的临床表现，多停留在脑皮髓质交界区等浅表部位。增强扫描结节强化，其周围呈环形强化，与中心的点状钙化构成结核瘤的典型征象——"靶样"征，周围水肿范围小，脑脊液及治疗随访有助于鉴别诊断。

（3）脑卫氏并殖吸虫病：多见于东北、华北、华东及四川等地，表现为点状、结节状或环形钙化，钙化周围伴有脑软化灶及局灶性脑萎缩，而本病多为散在、米粒状钙化。

病 例 三

【病史摘要】 男性，23 岁。脑囊虫病史 5 年，CT 复查。

【影像表现】 见图 7-10。

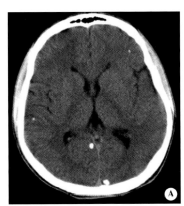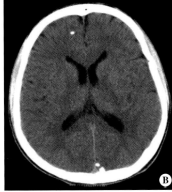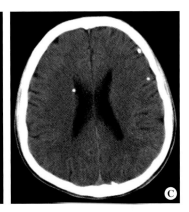

图 7-10　CT 平扫示脑实质内多发散在块状、米粒状高密度影，边缘光滑清楚，病变周围无水肿带

【诊断】 脑囊虫病（非活动期）。

【讨论】 脑囊虫病非活动期，囊虫已经死亡，炎性反应及水肿均消失，仅表现为脑实质内的钙化点，直径多为 0.2~1.0cm，当多个囊虫的钙化融合时可表现为巨大的钙化斑，此期与退变期共存。

脑囊虫病 CT 表现为脑实质内多发散在块状、米粒状高密度影，边缘光滑清楚，病变分布散在无规律，病变周围无水肿带。当钙化位于蛛网膜下腔时，可仅表现为交通性脑积水。

脑囊虫病非活动期需与下列疾病鉴别：

（1）生理性钙化：常发生于基底核（苍白球最多见）、大脑镰、小脑齿状核、侧脑室脉络丛等部位，多呈对称分布，与本病钙化特点不相符。

（2）结节性硬化：典型的钙化绝大多数位于侧脑室体部外侧壁及室间孔附近，向侧脑室内突出，直径为 1~15mm。

（3）甲状旁腺功能低下：钙化多位于两侧基底核或小脑齿状核，形态不规则。

（4）脑结核瘤：常有其他部位结核病史及结核的临床表现，结核瘤晚期，整个结核瘤可出现钙化，呈结节状，也可仅其壁部分出现钙化，呈断续的环形或壳状，可与本例区分。

病 例 四

【病史摘要】 男性，48 岁。患者 2 个月前体检。B 超发现肝右叶一 38mm×36mm 大小略低回声区，边界清，中央呈无回声区，范围约为 15mm×14mm，无腹胀、腹痛，无恶心、呕吐，无头晕、头痛，无咳嗽、咳痰，至当地医院就诊，查 HBV（−），下腹部 CT、结肠镜未见明显异常。2011 年 6 月 4 日至我院消化内科就诊，查肝功能正常。2011 年 6 月 13 日腹部 MR 示右肝第Ⅵ段与第Ⅴ段交界处异常信号灶，考虑寄生虫感染，后查寄生虫血清抗体示囊虫

（+），诊断为"肝囊虫病"，现为进一步治疗，门诊拟"肝囊虫病"收治入院。患者入院后完善相关检查，头颅 CT 未见异常，眼部超声未见明显异常回声。给予低脂饮食，吡喹酮抗囊虫治疗（每日 3 次，每次 3 粒，口服，5 日 1 个疗程），监测吡喹酮药物不良反应，现患者生命体征平稳，一般状况可，予以出院。

【影像表现】 见图 7-11。

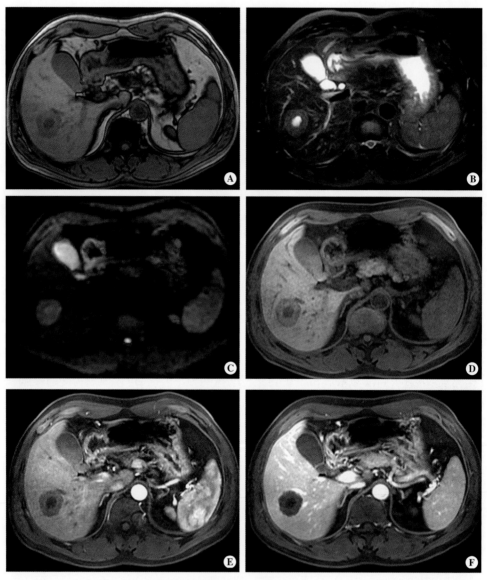

图 7-11　MRI 示肝右叶第Ⅵ段与第Ⅴ段交界处可见圆形异常信号灶，T_1WI 病灶周边呈稍高信号，中央呈等低信号，T_2WI 呈高信号，病灶中心信号更高，DWI 信号增高。增强后病灶未见明显强化，始终呈相对低信号改变

【诊断】 肝囊虫病。

【讨论】 囊虫病是猪带绦虫病的幼虫囊尾蚴寄生于人体各组织所引起的疾病，囊尾蚴

可以侵犯人体各脏器,引起相应症状,寄生部位以脑、皮下组织、肌肉和眼部为多,寄生于肝脏少见。猪带绦虫虫卵或孕节被误食后,虫卵在小肠内经消化液作用,胚膜破裂,六钩蚴逸出,钻入肠壁,经血液循环或淋巴系统进入全身各器官系统,当六钩蚴停留在肝脏组织发育形成囊尾蚴时,囊尾蚴均被宿主组织所形成的包囊包绕,其周围组织的基本病理改变是局部组织肉芽肿性炎,伴嗜酸粒细胞浸润及纤维包囊形成,本例患者 MR 表现可以用此理论解释。但文献报道肝囊虫病一般结节小,如进入囊尾蚴期,其头节出现钙化,囊尾蚴周围坏死组织的周围可形成肉芽组织,继而出现纤维组织增生、玻璃样变及嗜酸粒细胞浸润,形成结节,本期影像表现不典型,仅依赖血清免疫性抗体测定,未经手术病理证实,故尚需紧密随访复查。

病 例 五

【病史摘要】 女性,46 岁。患者于 2007 年 6 月无明显诱因下出现右侧腰背部、右上腹疼痛、活动受限。无恶心、呕吐,无发热,休息无缓解。当地医院诊断"胆囊炎",予以抗生素、止痛药治疗后无明显缓解,并出现咳嗽、痰少,偶伴有血丝,并有发热达 39°C,无明显头痛,无恶心、呕吐。6 月 27 日当地医院胸部 CT 提示左侧气胸、右上肺占位、右下肺可疑结节;腰椎 CT 示骨质破坏吸收。7 月 4 日 CT 定位下经皮肺穿刺,病理诊断未见恶性肿瘤细胞。查肺囊虫抗体(+),其后 2 次来我院抗虫治疗。9 月 25 日患者无明显诱因下出现发热,无畏寒,未测体温。我院拟"猪囊虫病"收治。患者有食用米猪肉史。

【影像表现】 见图 7-12。

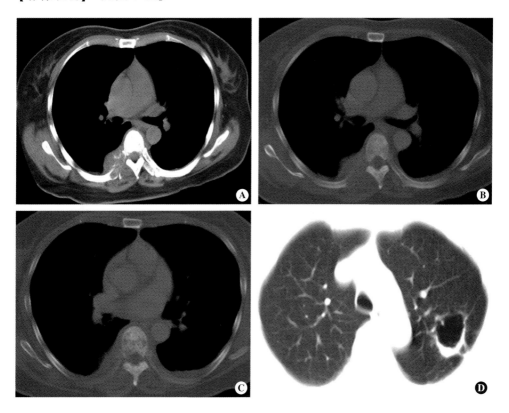

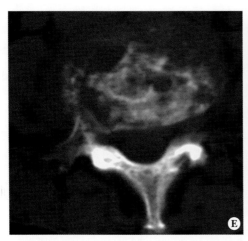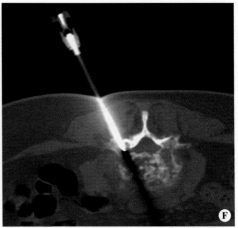

图 7-12 胸部 CT 示 T$_7$ 椎体、右侧第 7 肋及胸肋关节处骨质破坏,周围软组织肿胀;左肺上叶
见一空洞形成,其内可见液平面,周围可见纤维条索影(A～D);腰椎 CT 示 L$_4$ 椎体及其附件
呈虫蚀样溶骨性破坏,边缘轻度骨质硬化,其内可见斑点状不规则高密度影,周围腰大肌肿胀,
硬膜囊受压(E);腰椎破坏性病变 CT 定位下穿刺活检(F)

【诊断】 肺、骨囊虫病(囊尾蚴病)。

【讨论】 囊虫病是猪带绦虫病的幼虫囊尾蚴寄生于人体各组织所引起的疾病,囊尾蚴可以侵犯人体各脏器,引起相应症状,寄生部位以脑、皮下组织、肌肉和眼部居多,寄生于肺及骨骼少见,L$_4$ 腰椎、右侧第 7 肋、胸肋关节处及 T$_7$ 胸椎骨囊虫病更少见。本例患者有食用米猪肉病史,发病前有咳嗽、发热症状,右上肺见空腔性伴斑点条索状渗出病变,经皮肺穿刺,病理诊断未见恶性肿瘤细胞,肺囊虫抗体(+)。CT 示 L$_4$ 椎体及其附件呈虫蚀样溶骨性破坏,边缘轻度骨质硬化,其内可见斑点状不规则高密度影。术前该病例诊断以一元论囊虫病解释较困难,考虑需与腰椎及腰大肌结核性冷脓肿鉴别,但患者左上肺病变又不似结核,因此结合临床考虑为少见感染性病变,最终通过 CT 定位下穿刺病理证实为少见的骨囊虫病。

病 例 六

【病史摘要】 男性,8 岁。无意间发现左下腹壁肿物 1 年余,约枣大小,质韧,局部无压痛,平躺坐起时轻度疼痛,位于皮下组织深层,似位于肌肉间,稍隆起于皮面,大小约 3.0cm×1.0cm×1.0cm,与皮肤无粘连,活动度可,表面光滑,边缘尚清,表面皮肤无红肿、溃破,皮温正常,局部无触痛、压痛。尿沉渣:黏液丝高达 510.18/μl。淋巴细胞、中性粒细胞升高。

【影像、大体与病理表现】 见图 7-13、彩图 6。

【诊断】 腹壁猪囊虫病。

【讨论】 囊虫病按寄生部位不同可分为脑囊虫病、皮肌型囊虫病、眼囊虫病等类型。单纯皮肌型囊虫病较少见,占囊虫病的 10%～20%,患者身体表面可以看到表面隆起,少者 1～2 个,多者达数百、千个不等,无自觉症状。CT 上皮肌型囊虫病表现为软组织密度影,边界不清。高频超声诊断皮肌下囊虫具有特征性表现,结节呈圆形或椭圆形液性暗

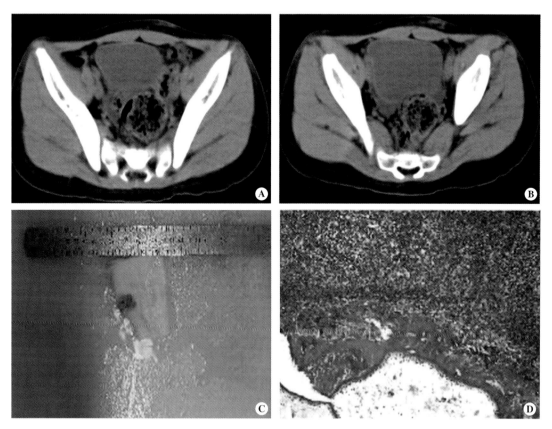

图7-13 CT示左下腹壁皮下见少许小片状软组织密度影,边界不清(A、B);肉眼示灰黄组织,切面呈
灰红、灰白色,质软(C);镜下示左下腹壁猪囊虫病,并周围纤维脂肪组织慢性炎(D)

区,轮廓清晰,囊壁完整、光滑,囊内可见一强回声团,位于中央或偏于一侧,为囊虫结节,
其他皮下结节如脂肪瘤、纤维瘤无此表现。超声扫查皮下结节,一定要仔细观察其内部
回声以免误诊。

皮肌型囊虫病需与下列疾病鉴别:

(1)纤维瘤:CT平扫边界清,形态规则,密度稍低或与肌肉相当,密度均匀,可有包膜。
增强扫描病灶中度强化。

(2)脂肪瘤:CT见一个或多个包膜完整的极低密度区,内见分隔。增强扫描病灶无明
显强化。

(3)血管瘤:最常见于四肢,海绵状血管瘤多见,CT平扫软组织密度,内见低密度脂肪
和高密度静脉石及钙化,增强扫描明显强化。

第三节　曼氏裂头蚴病

曼氏裂头蚴病(sparganosis mansoni)是由曼氏迭宫绦虫(*Spirometra mansoni*)的幼虫裂头
蚴寄生于人体所致的疾病。世界上39个国家有该病报道,多见于东亚和东南亚各国,包括韩
国、日本、泰国和中国等。在中国,裂头蚴病患者主要分布在南方,如广东、广西、福建和湖

南等。

曼氏裂头蚴寄生的宿主种类非常广泛,在蝌蚪与蛙、蛇、泥鳅等动物的感染率较高,人可成为其第二中间宿主、转续宿主或终宿主。人体感染的途径主要为裂头蚴或原尾蚴经皮肤或黏膜侵入,或误食裂头蚴或原尾蚴。感染方式:①局部贴敷生蛙肉于皮肤创伤、眼疾、龋齿部位而受感染;②生食或半生食含裂头蚴的蛙、蛇、猪肉等;③饮用生水或游泳时误吞被感染的第一中间宿主——剑水蚤。

人感染裂头蚴后,裂头蚴多数不能在人体内发育为成虫,但在人体内广泛移行,因受累的组织、器官不同而引起不同类型的裂头蚴病。

1. 皮下裂头蚴病 曼氏裂头蚴病症状以皮下包块最为常见,尤其多见于躯干表浅部位,如腰背部、颈部、胸壁、腹壁、乳房、腹股沟、外生殖器(包括阴茎、阴囊、睾丸、大阴唇)、肛周及四肢皮下,其次为眼、口腔、颌面部。

2. 中枢神经系统裂头蚴病 可发生于脑、脊髓或椎管内。临床表现酷似脑瘤,极易误诊。

3. 内脏裂头蚴病 临床表现因裂头蚴的移行与寄生部位而异,可侵犯腹腔内脏、肠系膜、阑尾、肾周组织,也可经消化道侵入腹膜,引起炎症反应;还可穿过膈肌侵入胸腔并累及胸膜,出现胸腔积液;另可向下侵及尿道、膀胱。

病 例 一

【病史摘要】 男性,58岁。反复癫痫3个月,发作频繁1周。有多年生食蛇类产品史。血液寄生虫抗体全套检查:曼氏裂头蚴抗体(+)。手术病理证实为裂头蚴肉芽肿。

【影像表现】 见图7-14。

【诊断】 脑裂头蚴病(左侧颞枕叶)。

【讨论】 脑裂头蚴病的诊断要点包括:①青壮年;②生活于水网密布区,有生食河塘水、水产品或蛙、蛇肉史;③病程迁延,病情时轻时重,症状多变;④病灶迁徙或多发;⑤CT或MRI的特征性表现;⑥全身其他部位,如曾有眼部或皮下裂头蚴寄生史。

脑裂头蚴病需与下列疾病鉴别:

(1) 细菌性脑脓肿:裂头蚴呈单环囊状时与脑脓肿无法鉴别。脑脓肿呈多环时一般数目不多,1~3个,且多为环靠环,很少形成环套环,即"绳结"状。而裂头蚴多为多个小环相套。

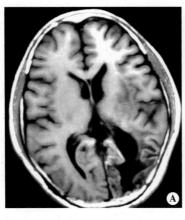
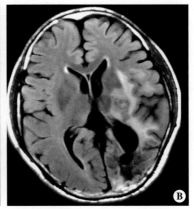

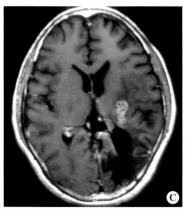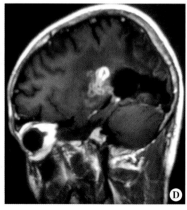

图7-14 MRI T₁WI 示左侧脑室三角区及颞叶可见斑片混杂低信号区,左侧侧脑室三角
扩大(A);FLAIR 示左侧脑室三角区及颞叶可见斑片混杂高低信号区,左侧侧脑室三角扩
大(B);增强扫描示左侧颞叶深部可见多坏、套坏及不规则缠绕状强化灶,类似"绳结"状强
化,周围水肿呈现 T₁WI 低信号和无强化软化灶,提示病灶由左侧枕叶向颞叶移行(C、D)

(2)其他寄生虫感染:血吸虫卵可形成单环脓肿,一般较小。患者一般来自疫区,有相
关病史。弓形虫感染可形成脑内多发、单环小脓肿,多分散分布,治疗后可短期消失。囊虫
为多发脑内小囊泡,而非脓肿。

(3)肿瘤性病变:胶质瘤一般发生于较深部脑白质内,低级别者一般无强化,高级别恶
性胶质瘤呈不规则花环样强化;而本病位置较表浅,且具有较为特征性的"绳结"状强化。
淋巴瘤一般位于近中线区,且一般呈明显结节状强化,因此也较易与本病鉴别。

病 例 二

【病史摘要】 男性,24岁。患者于5个月前无明显诱因下出现右侧肢体抽搐,持续3~
4分钟后缓解。遂至当地医院就诊,给予补液治疗,用药后患者自觉好转。8月11日患者再
次发作,症状同前,持续约5分钟后缓解。4小时后再次发作,症状一致。当时发作5~6次,
发作时间逐渐延长,间隔时间缩短。外院行头颅 MR 提示左额顶叶及左额叶异常信号灶,
考虑肉芽肿性病变可能。转至上海上级医院就诊,送检至中国 CDC 寄生虫病预防控所,血
清抗体检查回报曼氏裂头蚴感染。传染科门诊拟"裂头绦虫,裂头蚴病"收治入院。患者多
年前曾有生食海鲜史。

【影像表现】 见图7-15。

【诊断】 脑曼氏裂头蚴病,继发癫痫。

【讨论】 脑曼氏裂头蚴病是由曼氏迭宫绦虫第二期幼虫——曼氏裂头蚴感染所致的
疾病。近年来,随着部分地区生食或半生食蛙、蛇类产品人群增加,国内外报道确诊病例较
以往增加。脑曼氏裂头蚴虫病是一种人畜共患寄生虫病,人类并非此类蠕虫的适宜宿主,
不能发育成熟,但寄生人体内的裂头蚴主要分布于表皮、黏膜下或浅表肌肉内,脊柱、脊髓
及脑部侵犯少见,但可引起较严重的后果。本病特征性病理表现为:①蚴虫虫体为实体,无
体腔,具有特征性体壁;②蚴虫虫体内散在分布同心圆性圆形或椭圆形的石灰小体及单个
肌纤维;③脑内有新旧不一的多发性小脓肿。本病早期文献报道一组34例裂头蚴 CT 表

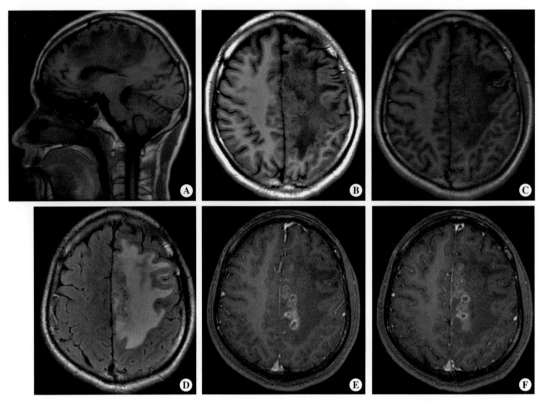

图 7-15　MR 平扫示左侧额叶及顶叶白质片状异常信号灶,可见通道状伴串珠样改变,呈 T_1WI 轻度低信号、T_2WI 高信号改变,FLAIR 序列呈高信号,其中顶叶近中线区见斑点状等信号(A~D);增强扫描示左侧顶叶见小环相套的"绳结"状强化,周围水肿带未见强化,中线结构未见明显移位(E、F)

现,显示有相当诊断价值的三联征:白质低密度伴脑室扩张;不规则或结节状强化;细小针尖样钙化。该作者认为 CT 无法判断幼虫是否存活,如随访 CT 发现强化结节位置改变或进展,则提示幼虫存活。早期 MR 报道在 CT 低密度区表现为病变白质区,呈 T_1WI 轻度低信号、T_2WI 高信号改变,而裂头蚴肉芽肿信号与脑实质信号相同。近年来报道脑曼氏裂头蚴虫病 MR 有细长的通道状伴串珠样改变,MR 增强表现为较为典型的小环相套的"绳结"状强化特点,分析考虑其形成基础与裂头蚴在移行过程中形成细长而弯曲的窦道、局部炎性反应、肉芽肿形成有关。

脑曼氏裂头蚴病需与下列疾病鉴别:

(1) 细菌性脑脓肿:当脑脓肿呈多环时,一般数目不多,且无"绳结"状强化特点。

(2) 其他寄生虫性脑内感染:血吸虫卵一般单环小脓肿且有疫区相关病史,弓形体感染可形成脑内多发、单环、散在分布的小脓肿,治疗后短期消失。

(3) 肿瘤性疾病:胶质瘤一般发生于较深部脑白质,低级别一般无强化,高级别恶性胶质瘤呈不规则花环状强化。

本例患者多年前曾有生食海鲜史,本次伴癫痫发作入院,MR 提示左额顶叶及左额叶异常信号灶,考虑肉芽肿性病变,增强后左侧顶叶见典型小环相套的"绳结"状强化,中国 CDC 寄生虫病预防控制所血清抗体检查提示曼氏裂头蚴感染,故本例诊断明确。

第四节 棘球蚴病

棘球蚴病(echinococcosis)又称为包虫病(hydatidosis),是人感染棘球绦虫的幼虫所致的一种严重危害人类健康和畜牧业发展的人畜共患寄生虫病,几乎遍布世界各大洲。本病的临床表现视包虫部位、大小和有无并发症而定,治疗仍以外科学干预为主要手段,因此影像学检查在本病的诊断、鉴别诊断及术前评估方面发挥着重要作用。

一、病 原 学

棘球绦虫在虫种上变异较大,种类较多,目前公认的有4个种类,即细粒棘球绦虫、多房棘球绦虫、少节棘球绦虫和福氏棘球绦虫。细粒棘球绦虫和多房棘球绦虫是引起人类疾病的主要病源。福氏棘球绦虫和少节棘球绦虫仅存在于中、南美洲的一些地区,病例极少。

(一) 细粒棘球蚴

细粒棘球绦虫是各种绦虫中体积最为细小者,寄生在狗的小肠内,虫体长 2~7mm,由一个头节、颈部、幼节、成节与妊节组成。头节呈梨形,有顶突与四个吸盘。孕节最长最大,子宫有不规则的分支和侧支,其内充满虫卵,在肠内或肠外破裂后释出虫卵。虫卵呈圆形,有双层胚膜,内有辐射纹,含六钩蚴。虫卵对外界抵抗力较强,在室温水中存活时间较长,75%乙醇不能杀灭虫卵,目前多使用 5% NaCl 或石灰粉处理污染环境。虫卵不断随狗的粪便排出体外,污染其皮、毛、牧场、畜舍、蔬菜、土壤、水源等。

细粒棘球绦虫的幼虫即棘球蚴,为圆形或类圆形囊状体。囊壁由外层的角质层和内面的生发膜组成,囊内有无色透明液。角质层为白色半透明膜,如粉皮样,有保护生发膜的作用。生发膜为虫体本身,具有显著繁殖能力,可向内芽生,形成生发囊(育囊)与原头蚴。生发囊有蒂与生发膜相连接,脱落后形成子囊,在其囊壁内面,生发膜又形成许多原头蚴。原头蚴从囊壁破入囊液中,称为囊砂,为肉眼可见的白色细小颗粒。棘球蚴可在人体内存活数十年。

(二) 多房棘球绦虫

多房棘球绦虫的成虫外形和结构都与细粒棘球绦虫相似,但虫体更小,长仅为 1.2~4.5mm,头节、顶突、吸盘等都相应偏小。虫体常有 4~5 个节片。成节生殖孔位于节片中线偏前。孕节子宫为简单的囊状,无侧囊,内含虫卵 187~404 个。虫卵形态和大小均与细粒棘球绦虫难以区别。其幼虫即泡球蚴,为淡黄色或白色的囊泡状团块,囊泡呈圆形或椭圆形,直径为 0.1~1.0cm,内含透明囊液和原头蚴。泡球蚴不形成大囊泡,而呈海绵状,子囊为外生性,囊外壁角皮层很薄且常不完整,整个泡球蚴与宿主组织间无纤维组织被膜分隔。泡球蚴多以外生性出芽生殖不断产生新囊泡,长入组织,一般 1~2 年即可使被寄生的器官几乎全部被大小囊泡占据并向器官表面蔓延,犹如恶性肿瘤,有"虫癌"之称。

二、流 行 病 学

包虫病呈全球性分布,主要流行于畜牧业发达地区。在中国以新疆、青海、西藏、甘肃、宁夏、内蒙古、四川西部、陕西为多见,随着旅游业发展及城市养犬居民增多,国内城镇中散发病例也并不罕见。

(一) 传染源

本病的主要传染源为狗、狼、狐、豺等终宿主。

(二) 传播途径

人接触了虫卵污染的蔬菜、水源及动物皮毛上虫卵后经口感染;在干旱多风地区,虫卵随风飘扬,也有经呼吸道感染的可能。

(三) 易感人群

人感染主要与环境卫生及不良卫生习惯有关,患者以牧民、农民及皮毛工人为主。

三、发病机制与病理变化

(一) 发病机制

当虫卵随狗粪便排出体外,污染牧场、蔬菜、土壤和饮水,被人吞食后,经胃而入十二指肠。经消化液作用,六钩蚴脱壳而出,钻入肠壁,随血液循环进入门静脉系统,大部分幼虫受阻于肝脏,发育成棘球蚴;部分通过肝血窦、肝静脉进入肺部或经肺而散布于全身各器官。多房棘球绦虫的终末宿主以狐、狗为主,泡球蚴主要寄生在人体的肝脏。

(二) 病理变化

棘球蚴的病理变化主要因囊肿占位性生长压迫邻近器官所引起。棘球蚴寄生于肝脏形成具有角质层和生发层的内囊。由于宿主发生免疫反应,在棘球蚴周围组织发生异物反应,炎性细胞浸润,成纤维细胞形成纤维结缔组织包膜,随着幼虫的不断增大,最终形成一层纤维囊壁,即外囊。包虫囊肿受到外力作用后可导致内外囊分离,囊肿生长过快,囊壁过厚,以及合并胆瘘、感染等一系列的因素会使囊肿营养供应障碍,包虫活性降低,部分内囊或子囊坏死,囊液浓缩,囊肿发生实变,当包虫死亡后,包虫囊大面积钙化。

泡球蚴致病机制是泡球蚴直接侵蚀、毒性损害和机械压迫三个方面的因素。由于泡球蚴在肝实质内芽生蔓延,直接破坏和取代肝组织,可形成巨块状的病灶,其中心常发生缺血性坏死、崩解液化而形成空腔,此过程中产生的毒素又进一步损害肝实质。四周的组织则因受压迫而发生萎缩、变性甚至坏死,由此肝功能严重受损。若胆管受压迫和侵蚀,可引起黄疸。泡球蚴如侵入肝门静脉分支,则沿血流在肝内广泛播散;侵入肝静脉则可随血液循环转移到肺和脑,引起相应的呼吸道和神经系统症状如咯血、气胸和癫痫、偏瘫等。

四、临床表现

包虫病可在人体内数十年,临床症状及体征视其部位、大小及有无并发症而异。

(一) 肝包虫病

肝包虫囊肿可导致患者出现饱胀不适感,并可有压迫症状,右上腹出现肿块,向上发展压迫胸腔可引起反应性胸腔积液、肺不张等。患者体检时发现肝区肿块,少许可听到震颤。泡球蚴以增殖方式浸润肝脏,酷似恶性肿瘤,患者可出现肝区隐痛、食欲不振、腹胀表现,晚期病变侵犯肝门区胆管、血管,可出现黄疸、门静脉高压等征象,体格检查可发现肝质地变硬,表面不平。

(二) 肺包虫病

患者常有干咳、咯血等症状,少数病例出现咳出粉皮样物质,偶可因囊液大量溢出而引起窒息。因肺组织较为松弛,故包虫囊生长较快,可因压迫造成胸闷、气短及呼吸困难;囊肿破入胸腔时可发生严重液气胸。

(三) 脑包虫病

多伴有肝脏、肺包虫,临床表现为癫痫发作与颅内压增高症状,位于皮层下者可侵蚀颅骨,出现颅骨隆凸。

(四) 骨骼包虫病

以骨盆和脊椎发生率最高,其次为四肢长骨、颅骨、肩胛骨、肋骨等。由于骨皮质坚硬、骨髓腔狭小呈管状,限制包虫的发展,故病程进展缓慢,患者出现局部酸胀疼痛及无痛性包块,晚期可能出现病理性骨折、肢体功能障碍。

(五) 其他

肾、脾、肌肉、心包、胰腺、眼眶等包虫病均属少见,其症状似良性肿瘤。

(六) 并发症

1. 囊肿破裂 包虫囊肿破入腹腔时可出现急腹症症状,剧烈腹痛伴休克,继而出现过敏症状;囊肿破裂后可使原头蚴种植于腹腔内而产生继发性包虫囊;囊肿破入肝内胆管,破碎囊皮可阻塞胆管,导致胆绞痛与黄疸;包虫囊肿破入胆囊的同时破入胸腔并与支气管交通后可引起胆道-支气管瘘。

2. 感染 肝包虫囊继发感染多来自胆道,肺包虫囊肿并发感染颇为常见。感染可促使包虫死亡,但亦明显加重病情。

五、检查方法

(一) 实验室检查

1. 皮内(Casoni)试验 以 0.1ml 囊液抗原注射前臂内侧,15~20 分钟后观察反应,阳性者局部出现红色丘疹,可有伪足。2001 年世界卫生组织公布的《包虫病诊断和治疗指导纲要》正式建议终止皮内试验。

2. 间接血凝试验 是较好的血清学试验方法。操作较简便,假阳性较少,特异性较高。对肝棘球蚴感染的阳性率约为 82%。

3. 酶联免疫吸附试验 敏感性和特异性均超过间接血凝试验,假阳性少,已有试剂盒可供使用。

(二) 影像学检查

1. 超声 超声检查具有便携、快速、价廉的优点,特别适合于广大农牧区的初步筛查工作,超声无电离辐射,也是病灶动态随访的有力工具。

2. X 线 对棘球蚴诊断价值有限,适用于肺部及骨骼包虫病的检查,因为肺、骨组织与包虫囊肿的密度有明显的差别,故可显示各影像的所在部位、个数、大小、性状及并发症。

3. CT 可用于全身各个器官的检查,是棘球蚴病重要的检查手段。CT 平扫可以对病变定位,了解钙化特征,CT 增强扫描可进一步确定棘球蚴并发症的影像征象,确定泡型包虫病灶的范围及发现较小的转移灶。

4. MRI 是 CT 检查的有益补充,特别是对复杂类型病灶诊断更具有优势。

5. PET/CT 是目前判断泡球蚴病变活性的有力工具,缺陷是检查价格高,电离辐射剂量大,特别是在发展中国家尚不能普及。

病 例 一

【病史摘要】 女性,36 岁,维吾尔族。患者肝区隐痛,无发热、恶心、呕吐等不适,有牧区生活史。Casoni 试验(+)。

【影像表现】 见图 7-16。

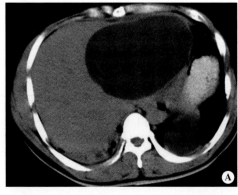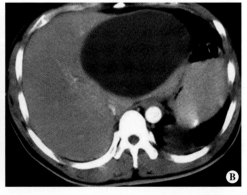

图 7-16 CT 平扫示肝左叶内见一边缘光滑、锐利,密度均匀一致的囊性病灶;囊壁薄而均匀,无壁结节,肝内胆管和血管及邻近器官组织受压移位(A);CT 增强扫描囊液及囊壁无强化(B)

【诊断】 肝左叶囊型包虫病(单纯囊肿型)。

【讨论】 包虫病是人畜共患疾病,主要流行于畜牧业较发达地区。囊型包虫病由其幼虫寄生于人或动物体内致病,最易累及肝脏。肝囊型包虫病在我国西北牧区较为常见,且临床特征及影像学表现较为典型,比较容易诊断。本例 CT 主要表现为肝内边界清晰、低密度灶,增强后无明显强化,故应考虑良性病变,结合患者有牧区生活史及实验室检查 Casoni 试验阳性,均有助于肝囊型包虫病的诊断。

肝囊型包虫病需与下列疾病鉴别:

(1) 肝囊肿:单纯囊肿型肝包虫病 CT 表现与单纯性肝囊肿相似,但单纯性肝囊肿囊壁菲薄,很少钙化,且增强扫描囊壁无强化;而肝包虫囊肿的壁较清楚,比周围肝组织密度高,囊壁钙化常见,合并感染者增强后囊壁均有不同程度的强化,结合临床资料和免疫学试验可与之鉴别。

(2) 细菌性肝脓肿:肝脓肿的内部密度多不均匀,病灶内可见气-液平面,实质部分可发现钙化及小囊泡,增强后病灶内部无强化,肝脓肿壁及其分隔有明显强化,脓肿壁外周有低密度水肿带。肝包虫病囊壁强化不明显,且常多发,在邻近肝组织及腹腔中常可见肝包虫其他征象,囊壁钙化常见。此外,肝脓肿全身中毒症状较重,白细胞计数明显升高,Casoni 试验阴性,可与包虫囊肿鉴别。

(3) 阿米巴性肝脓肿:阿米巴性肝脓肿的壁可发生钙化,与囊型肝包虫囊壁钙化相似。阿米巴性肝脓肿钙化的壁一般较厚,囊液的密度较高。囊型包虫病的钙化壁相对较薄,囊液密度较低,可见多囊、子囊等征象。

病 例 二

【病史摘要】 女性,27 岁。体检发现肝脏囊性占位 1 周,临床无任何不适。Casoni 试验(+)。

【影像表现】 见图 7-17。

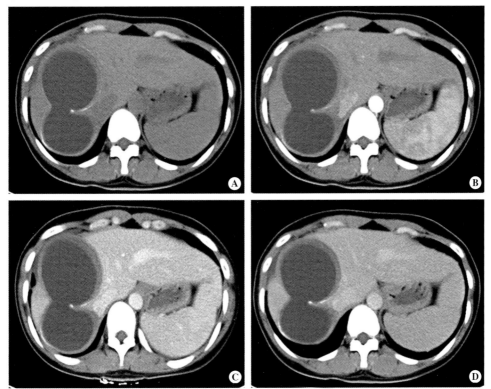

图 7-17 CT 平扫示肝右叶可见哑铃状囊性低密度灶,大小分别约为 5.5cm×7.0cm、5.0cm×4.0cm,两病灶相通,部分壁厚,病灶部分边缘可见斑点状钙化(A);增强扫描三期肝右叶病灶囊壁、囊内容物均未见强化(B~D)

【诊断】 肝右叶囊型包虫病(单纯囊肿型)。

【讨论】 囊型包虫病单纯囊肿型约占肝包虫病的28.1%,是肝囊型包虫最常见的生长方式之一,其病理学基础是六钩蚴在肝内逐渐生长发育成一个含液体的包囊,并随时间的推移而逐渐长大,由1cm到十几厘米或更大,囊内液体也不断增多,形成具有很大张力的球形囊肿,囊内有原头蚴和生发囊,囊壁呈"双层壁"改变。一般认为单纯囊肿型是包虫寄生的早期阶段,具有很强的生物学活性和生长发育能力。囊肿可单发或多发,但其病理学改变是一致的。

肝囊型包虫病CT显示为肝内圆形或类圆形囊肿,囊壁光滑,边缘清晰锐利,囊肿大小一般在3cm以上,大者可达20~30cm,多在5~15cm,囊壁厚度为1~3mm,囊液CT值为-5~20HU,包虫囊肿内外囊壁之间有潜在的间隙界面,宽为0.5~1.5mm,形成包虫囊特有"双层壁"样改变,具有重要诊断价值。少数囊肿内可见分隔,增强扫描囊壁、囊内容物不强化。

囊型包虫病单纯囊肿型主要和肝囊肿、肝脓肿(脓肿期)、胆管囊腺瘤或胆管囊腺癌相鉴别。其鉴别要点是:肝囊肿CT表现为肝内单发或多发的类圆形囊肿,边缘光滑,分界清楚,囊壁无钙化,囊壁薄而不显示;肝脓肿(脓肿期)临床常有明显感染症状,CT表现为肝内圆形或椭圆形囊性低密度灶,边缘多不清晰,增强扫描呈现单环、双环、三环征或"靶"征,脓肿液化区不强化,内部若有分隔可呈蜂窝样改变;胆管囊腺瘤或胆管囊腺癌CT表现为肝内圆形或椭圆形囊实性低密度灶,囊壁厚薄不均匀或乳头状软组织肿块突入囊内,增强扫描实质部分和纤维间隔强化。

本例为囊型包虫病单纯囊肿型,病变部分囊壁较厚,有"双层壁"样特征性改变;部分囊壁斑点状钙化,提示囊型包虫病部分区域系包虫寄生的早期阶段,部分区域包虫寄生处于退化改变,增强扫描囊壁、囊内容物未见强化。

病 例 三

【病史摘要】 女性,10岁。B超体检发现肝脏囊性病灶1周余。包虫免疫学检查结果不详。

【影像表现】 见图7-18、彩图7。

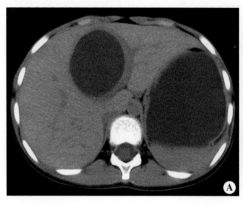
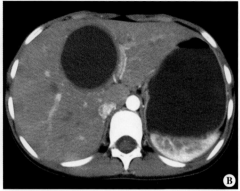

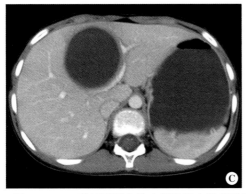
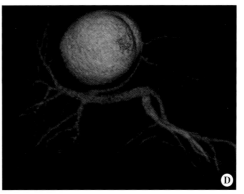

图 7-18 CT 平扫示肝左叶内侧段至右叶前段可见一类圆形薄壁囊性低密度占位,最大截面积约 4.5cm×5.5cm,囊壁不能显示,囊内呈均匀一致的水样密度(A);增强扫描后囊内容物及囊壁均未见强化;门静脉左支受压紧贴于病灶边缘(B、C);VR 图像可见出门静脉与病灶形成"手托球"征,门静脉左支受压变窄(D)。手术病理证实为囊型包虫

【诊断】 肝囊型包虫病(单纯囊肿型)。

【讨论】 此病例为肝囊型包虫病的早期阶段,病灶张力较高,呈圆形或类圆形,囊内呈均匀一致的水样密度,无强化。病灶的囊壁较薄,厚度仅 1～2mm,CT 扫描往往不能显示。单纯性肝囊肿,CT 平扫表现为肝内圆形、椭圆形囊性病灶,边缘光滑锐利,境界清晰,呈水样密度,此影像特点与本型包虫囊肿非常相似,因此两者难以在影像学上鉴别;患者的病史及血清学检查可能会对鉴别诊断起到一定的帮助。单纯囊肿的手术仅需开窗引流,而包虫囊肿穿刺抽取囊液时必须用高渗盐水纱布妥善保护好病变周围,以免囊液外溢造成病灶播散。因此,对于有疫区居住史或血清学检查阳性的病例一定要做好术前准备工作。

病 例 四

【病史摘要】 女性,6 岁。超声体检发现肝脏囊性占位 2 周,体格检查无阳性发现。牧区居住 6 年。包虫四项检查:抗 EgCF 抗体(+)、抗 EgP 抗体(±)、抗 EgB 抗体(+)、抗 Em2 抗体(-)。

【影像表现】 见图 7-19。

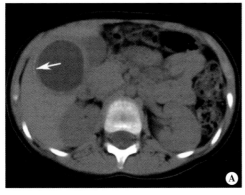
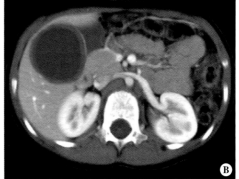

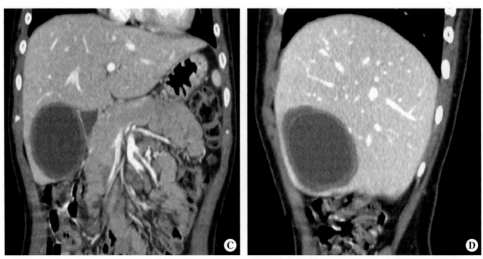

图7-19　CT示肝右叶后段可见一形态不规则的囊性低密度占位病灶,边界光滑,囊壁较厚并见壳状钙化,可见"双边"征(白箭),病灶大小约4.5cm×4.8cm,囊内CT值约4HU(A);增强扫描后病灶未见强化(B~D)

【诊断】　肝囊型包虫病(单纯囊肿型)。

【讨论】　该病例为典型的单囊型包虫囊肿。CT扫描能够显示病灶的囊壁及囊壁的壳状钙化,内外囊分离的"双边"征,上述征象是此型包虫的典型影像征象。单囊型包虫早期往往囊壁较薄,但随着病情进展囊壁逐渐增厚,出现囊壁钙化;囊内液体逐渐减少,此时囊内虽然呈均匀一致的水样密度,但张力减低,囊肿形态不规则,内囊壁可与外囊壁分离,出现特征性的"双边"征,病变增强扫描仍无明显强化。此时包虫囊肿较易与单纯性肝脏囊肿鉴别。由于囊肿壁增厚,有时需要和肝脓肿相鉴别;肝脓肿囊壁厚,增强扫描可见明显强化,多数病例周围有炎性反应的水肿带,上述影像征象较易与包虫囊肿鉴别。部分包虫囊肿合并感染后失去原有的影像表现而仅仅显示出肝脓肿的影像特征,囊内包虫病灶失去活性,囊内充满坏死组织及脓液,囊壁增厚并有强化,此时既往病史及相关实验室检查可为包虫囊肿合并感染提供更有价值的信息。

病　例　五

【病史摘要】　女性,53岁。体检发现肝脏囊性占位。Casoni试验(+)。

【影像表现】　见图7-20。

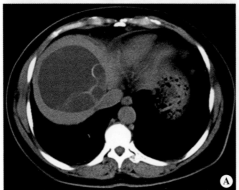
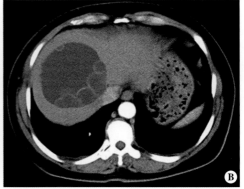

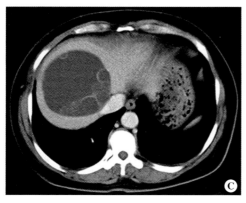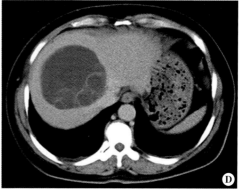

图 7-20 CT 平扫示肝右叶见类圆形囊性病灶,边界清楚,其内密度均匀,见多个子囊,
其中子囊壁见环状钙化(A);增强扫描示肝右叶病灶囊壁、囊内容物未见强化(B~D)

【诊断】 肝囊型包虫病(多子囊型)。

【讨论】 囊型包虫病多子囊型约占肝包虫病的 25.3%。子囊较少时沿母囊生发层排列,即子囊位于母囊边缘,子囊较多时其排列形式多样化,多子囊型反映了包虫旺盛的再生能力和生物学活性。CT 扫描子囊的密度低于母囊是其重要特征。多见"花瓣"样、"车轮"状、"蜂窝"状或"葡萄"状排列,增强扫描囊壁、囊内容物不强化。

本例为多子囊型,可见多个小子囊位于母囊边缘,沿母囊生发层排列,属于子囊较少的一种,部分子囊壁环状钙化,提示子囊其生物学活性正在降低,增强扫描囊壁、囊内容物未见强化。

病 例 六

【病史摘要】 女性,54 岁。胸闷、气短。有牧区生活史。Casoni 试验(+)。

【影像表现】 见图 7-21。

【诊断】 肝多发囊型包虫病(左外叶多子囊型,右叶单纯囊肿型)。

【讨论】 本例为多发囊型包虫病多子囊型和单纯囊肿型,肝左外叶病灶为多子囊型,呈"花瓣"样、"蜂窝"状或"葡萄"状多个小囊样排列。右叶病灶为单纯囊肿型囊壁,见斑点状钙化,系包虫囊肿退化的表现。增强扫描病灶囊壁、囊内容物未见强化。

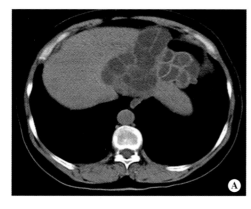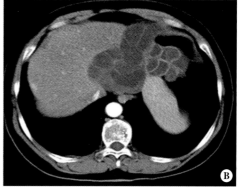

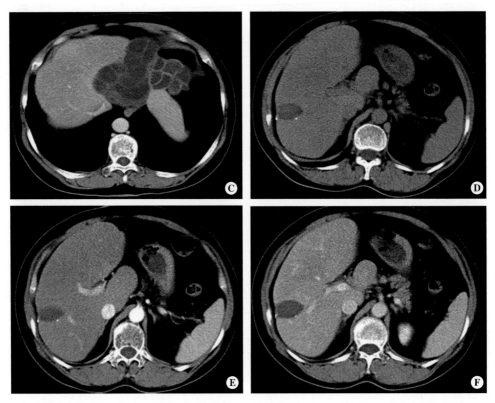

图 7-21　CT 平扫示肝左外叶可见形态不规则囊性低密度病灶,内可见分隔,呈多个小囊样改变,病灶与正常肝组织分界清楚(A);增强扫描示动脉期和门静脉期肝左叶病灶囊壁、囊内容物均未见强化(B、C);CT 平扫示肝右叶可见类椭圆形囊性低密度病灶,边缘可见斑点状高密度钙化灶,边界清楚(D);增强扫描示动脉期和门静脉期肝右叶病灶囊壁、囊内容物均未见强化(E、F)

　　囊型包虫病多子囊型主要和肝脓肿(脓肿期)、胆管囊腺瘤或胆管囊腺癌鉴别。其鉴别要点是:肝脓肿(脓肿期)临床常有明显感染症状,CT 表现为肝内圆形或椭圆形囊性低密度灶,边缘多不清晰,增强扫描呈现单环、双环、三环征或"靶"征,脓肿液化区不强化,内部若有分隔可呈蜂窝样改变;胆管囊腺瘤或胆管囊腺癌 CT 表现为肝内圆形或椭圆形囊实性低密度灶,囊壁厚薄不均匀或乳头状软组织肿块突入囊内,增强扫描实质部分和纤维间隔强化。

病 例 七

　　【病史摘要】　男性,43 岁,汉族,农场职工。体检时超声发现肝内占位。平素体健,无明显腹痛、腹胀、纳差等不适。

　　【影像表现】　见图 7-22。

　　【诊断】　肝右叶囊型包虫病(多子囊型)。

　　【讨论】　本例患者虽没有明确的牧区生活史及明确的实验室检查结果,但患者的影像学检查结果具有较为典型的表现,虽然没有典型的钙化灶的行程,但 CT 及 MRI 检查都可见病灶内有多个子囊的形成,该征象为囊型包虫病较为典型的影像学表现。除典型的子囊

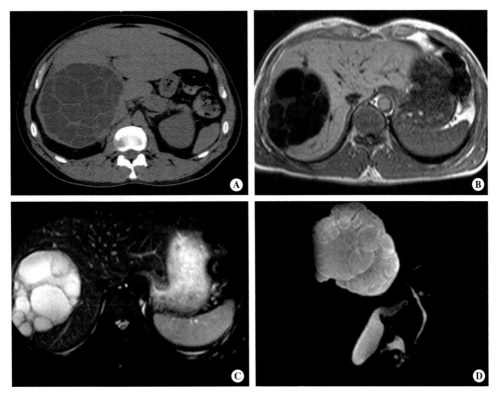

图 7-22　CT 平扫示肝右叶囊肿内可见多发类圆形更低密度子囊影,子囊分布在母囊内呈蜂窝状或车轮状排列,众多子囊充满母囊,互相挤压呈"蜂房"征(A);MRI 示类圆形囊性病灶,界限清楚,边缘光滑锐利,囊壁厚度均匀一致,囊液在 T_1WI 上为低信号,在 T_2WI 上为高信号(B、C);MR 水成像,囊肿呈"玫瑰花瓣"状,可清楚地显示其与胆管的关系(D)

形成表现外,肝囊型包虫病还可因囊内压力的增加、蜕变、创伤或治疗后改变等原因导致内囊塌陷,出现典型的"水上浮莲"样改变。

病　例　八

【病史摘要】　男性,15 岁。恶心伴头晕 20 日,右下腹疼痛 1 周。包虫四项检查:抗 EgCF 抗体(+++)、抗 EgP 抗体(+++)、抗 EgB 抗体(+++)、抗 Em2 抗体(+)。

【影像表现】　见图 7-23。

【诊断】　肝囊型包虫病(多子囊型)。

【讨论】　包虫子囊的出现为囊型包虫病的特征影像之一,子囊使囊肿呈现多房的外观。子囊较少时病灶呈现"囊中囊"征象,子囊多时往往多个子囊沿着母囊边缘排列呈现"玫瑰花瓣"状、"轮辐"状征象,当子囊大或多甚至充满整个母囊腔时呈现"桑葚"状、"蜂窝"征,包虫子囊的密度低于母囊液,在磁共振 T_2WI 子囊信号高于母囊,该影像特征具有重要的鉴别诊断价值。子囊型包虫囊肿需要与胆管囊腺类肿瘤鉴别,胆管囊腺瘤/癌的影像表现与卵巢及胰腺囊腺类肿瘤相似,肿瘤常境界清楚,有包膜,病灶内部呈多房性,囊壁及囊内分隔厚薄均匀,可有钙化及壁结节,囊内密度因囊液成分不同而差异较大,增强扫描后囊壁、分隔及壁结节可见强化,上述影像表现有助于同子囊型包虫囊肿鉴别。

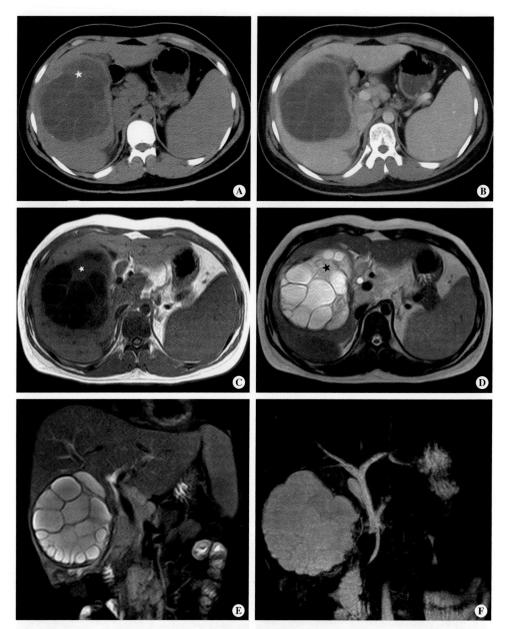

图 7-23　CT 平扫示肝右叶可见一巨大类圆形囊性低密度病灶,最大截面约为 11.7cm×9.45cm,病灶内密度不均匀,可见分隔影,病变形成多个子囊,子囊囊液密度低于母囊(星号)(A);增强扫描病灶无强化(B);MRI 示病灶外周见低信号包膜,病变内可见呈"玫瑰花瓣"样排列的多发圆形 T_1WI 低信号、T_2WI 高信号子囊结构,较 CT 扫描显示更加清晰,囊内可见少许残留的母囊囊液(星号),母囊在 T_1WI 高于子囊信号,T_2WI 略低于子囊(C、D);冠状 T_2 脂肪抑制图像(E);MRCP 图像(F)

病　例　九

【病史摘要】　男性,28 岁,哈萨克族。肝区不适 1 年,无发热、黄疸等不适。实验室检查(-)。

【影像表现】 见图 7-24。

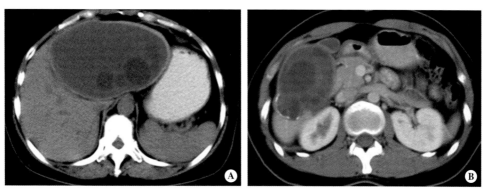

图 7-24 CT 平扫示肝右叶囊肿内可见多发大小不等的类圆形子囊影,游离分布在母囊内,其密度低于母囊密度(A);增强扫描,囊肿未见强化,子囊呈圆形、菱形、多角形,分布在母囊内呈葡萄串状相连,部分子囊壁钙化(B)

【诊断】 肝右叶囊型包虫病(多子囊型)。

【讨论】 本例患者肝脏病灶内出现子囊,是肝包虫病的特征性表现。母囊液分散在子囊间且密度较子囊液高,囊中囊的子囊小且少,早期子囊小而圆,靠近母囊壁排列,子囊密度低于母囊密度,且囊壁因钙盐沉积而出现颗粒状无定形钙化,也是包虫病的另一较为特征性表现;其次,因囊型包虫病主要发病机制为机械性压迫所致,囊壁无明显血供,故病变无明显强化也是其另一特点。

病 例 十

【病史摘要】 女性,23 岁。近期出现腹胀、肝区疼痛、食欲减退、恶心、呕吐。实验室检查:血嗜酸粒细胞增多,Casoni 试验(+),酶联免疫吸附试验(+)。

【影像表现】 见图 7-25。

【诊断】 肝囊型包虫病(内囊分离型)。

【讨论】 肝细粒棘球蚴病的 CT 表现分为单纯型、内囊分离型、多子囊型、实变钙化型 4 种,各型 CT 表现如下:

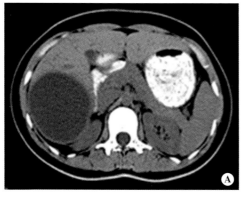
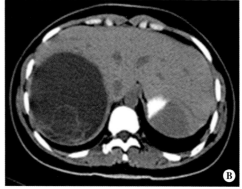

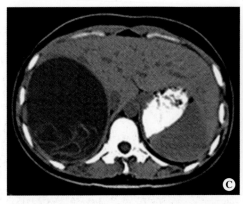
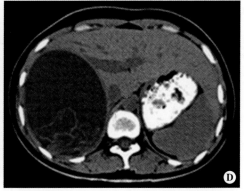

图 7-25　CT 示肝右叶单发类圆形低密度囊性病灶,密度均匀,边缘光整,境界清楚(A);
CT 示肝右叶大囊内可见内囊破裂,完全分离脱落,表现为条带状高密度影,呈"飘带"征(B~D)

(1) 单纯型:大小不一、单发或多发、圆形或类圆形、密度均匀的低密度影,边界清楚,囊内 CT 值与水接近。合并感染时囊壁可以很厚。囊壁钙化常见,呈弧线状甚至壳状。增强扫描后病灶无明显强化。

(2) 内囊分离型:当内外囊分离或内囊破裂液体进入内外囊之间时,表现为"双环"征;内囊完全分离、塌陷或悬浮子囊液中时为"水上百合"征;内囊完全脱落呈"飘带"征改变。

(3) 多子囊型:母囊内出现多发大小不等的子囊,使病灶呈现出轮辐状、蜂窝状等多房状的外观。囊内母囊碎片、头节及子囊钙化常呈条片状。

(4) 实变钙化型:实变为退化坏死的子囊碎片等充填于囊内,钙化可呈点状、条带状或蛋壳状。实变为主的此型肝包虫病应与肝内占位性病变相鉴别。

肝囊型包虫病需与肝脏单纯性囊肿、肝血管瘤鉴别。囊壁较厚,常伴钙化、内外囊剥离、母囊内出现子囊等表现,多提示为肝囊型包虫病灶。肝囊型包虫病还需与肝脓肿鉴别,肝囊型包虫病病灶周围无水肿带,增强扫描后病灶无明显强化,既往病史、居住地、接触史等亦有助于提供信息。

病 例 十 一

【病史摘要】　男性,25 岁。发热 2 日,伴肝区不适,皮肤、巩膜黄染。有明确犬类接触史。

【影像表现】　见图 7-26。

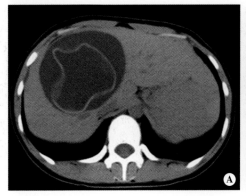
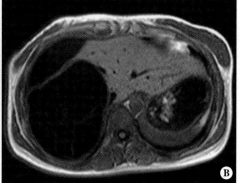

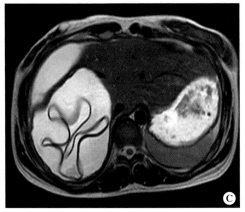
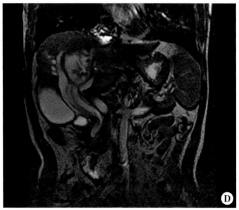

图 7-26　CT 示肝内巨大囊性肿块,其中可见分离脱落的内囊,即"飘带"征(A);MRI 示囊肿信号不均匀,内囊与外囊剥离,破裂的内囊漂浮在囊腔呈"飘带"征(B、C);冠状面 MRI 示肝包虫破裂(D)

【诊断】　肝囊型包虫病(内囊分离型)。

【讨论】　依据肝囊型包虫病的病理学基础及其发展演变,影像学表现可为早期单纯囊肿型,囊壁较薄,继之病变内生发层向囊内长出多个子囊,后期子囊因压力增加等种种原因导致内囊塌陷形成"水上浮莲"征改变,最后整个囊肿由基质填充。病变发展至不同阶段就具有不同的影像学特征。本病例根据其影像学特点,符合内囊分离型包虫病影像学表现。

病 例 十 二

【病史摘要】　男性,45 岁,哈萨克族。上腹不适、食欲减退、恶心、呕吐 2 个月。有犬和羊接触史。

【影像表现】　见图 7-27。

【诊断】　肝囊型包虫病(内囊破裂型)。

【讨论】　本例病患根据其肝脏病变的内囊破裂特征表现:内囊破裂但囊内容物局限于外囊内,囊液进入外囊使内囊壁部分或全部从外囊上剥离。CT 出现囊肿"双边"征或囊腔内出现波浪状皱折的内囊膜,即"飘带"征;内囊完全分离,塌陷卷缩呈现"小百合花"样征象。结合患者有明确犬、羊接触史,可明确肝脏囊型包虫病的诊断。

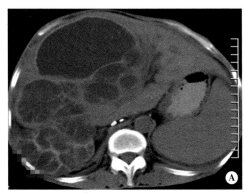
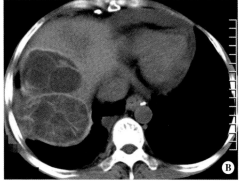

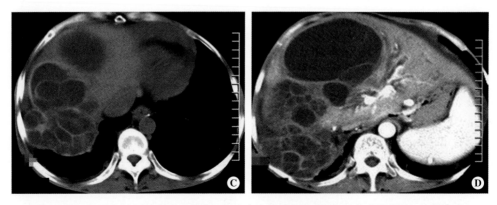

图 7-27　CT 平扫示肝脏密度欠均匀,内见多个类圆形密度影,边缘光滑锐利,部分病灶内见分隔呈"足球"样变(A~C);CT 增强扫描示正常肝实质明显强化,病灶部分融合(D)

病 例 十 三

【病史摘要】　女性,30 岁,哈萨克族。腹痛伴发热 2 日,无明显恶心、呕吐、腹泻及黄疸等症状。牧民。

【影像表现】　见图 7-28。

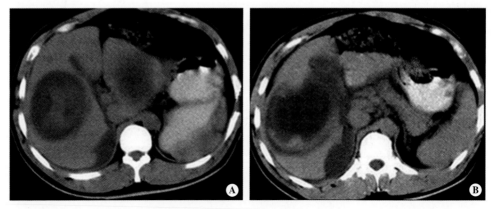

图 7-28　CT 平扫示肝右叶囊肿破裂,病灶边缘模糊,囊腔内密度增高,胆囊窝及肝周可见积液

【诊断】　肝囊型包虫病(内外囊破裂型)。

【讨论】　根据本例患者 CT 扫描所示影像学特点,病变与正常肝组织之间分界欠清,且其内可见内囊塌陷这一典型影像学表现,包虫病的诊断应较为容易。根据其内囊破裂的程度,可将破裂型包虫病分为两型:

(1)内囊破裂型:较为典型的特点为囊肿"双边"征或囊腔内出现波浪状皱折的内囊膜,即"飘带"征。

(2)直接破裂型:表现为内外囊均破裂,囊液及其内容物可直接排向腹腔、肝内或肝包膜下。

病 例 十 四

【病史摘要】 女性,35 岁。腰背部疼痛 4 个月余,腹部 CT 提示肝包虫病,口服阿苯达唑治疗。包虫四项检查:抗 EgCF 抗体(±)、抗 EgP 抗体(±)、抗 EgB 抗体(±)、抗 Em2 抗体(-)。

【影像表现】 见图 7-29。

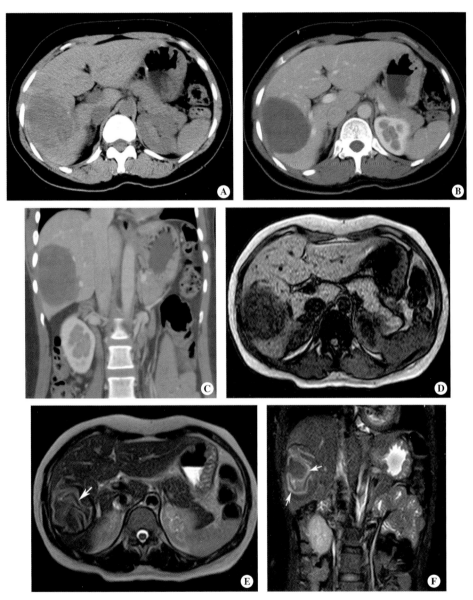

图 7-29　CT 平扫示肝右叶可见一实性混杂密度的占位病灶,CT 值为 36~45HU(A、B);增强扫描病灶无强化,病变边界显示更清晰,其大小约为 6.63cm×5.57cm(C);MRI 示病灶呈 T_1WI 低信号及 T_2WI 稍高信号为主的混杂信号,灶周可见低信号囊壁,边界清楚,病灶内部可见索条样"飘带"征(白箭)(D、E);冠状面 T_2 脂肪抑制序列示病灶内部可见索条样"飘带"征(白箭)(F)

【诊断】　肝囊型包虫病(实变钙化型)。

【讨论】　包虫因内囊破裂、退变或者感染而使囊液稠厚、密度增高,伴有囊内不规则钙化,囊内不见子囊影,有时可见破裂塌陷的内囊壁,此型包虫囊肿往往活性明显减低或完全失去活性;外囊壁因炎性反应多有明显增厚,增强后囊肿壁可有强化。由于失去原有病灶的特征,需要与泡型包虫甚至乏血供的肝脏肿瘤相鉴别。肝泡型包虫病可表现为实质性肿块,增强扫描后病灶多无强化,但泡型包虫病呈浸润性生长,边缘不光整,与正常肝实质界限不清晰,如病灶内出现特征性的"囊泡"征则提示泡型包虫病的诊断;大多数原发肝脏肿瘤血供丰富,但少部分乏血供肝细胞肝癌和胆管细胞癌在增强扫描早期可无明显强化,部分肝脏转移性肿瘤亦血供不明显,易与此型包虫囊肿混淆,乏血供肝脏肿瘤往往呈整体不均匀性强化,而包虫囊肿内部无血供,不强化,如影像学能发现病灶内部塌陷的内囊结构更有助于包虫囊肿的诊断。

病 例 十 五

【病史摘要】　男性,24 岁。患者无明显诱因出现左上腹不适半年余,偶尔恶心,无呕吐、发热、黄疸。实验室检查:ALB 33.7g/L,A/G 倒置;腹水 DBDX 蛋白定性(+);PALB 74mg/L,ALT 185U/L,AST 51U/L;单核细胞计数、中性粒计数、血小板计数均增高,红细胞计数降低。HBsAg(+)、HBeAb(+)、抗 HBC(+)。

【影像表现】　见图 7-30。

【诊断】　肝囊型包虫病(实变钙化型)。

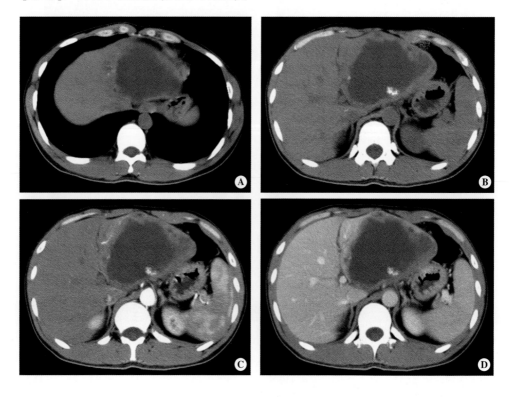

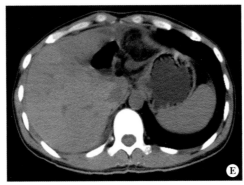

图 7-30 CT 平扫示肝左叶囊性病灶位置近表面(A);肝脏增大,肝左叶囊性密度病灶,囊壁较厚,内缘不光整,并可见钙化(B);增强扫描,动脉期示肝左叶囊性病灶壁轻度强化(C);增强 CT 门静脉期示肝左叶囊性低密度影,壁不均匀轻度强化,内缘不光整,内见多发钙化灶(D);术后 3 周,CT 平扫示肝内囊性低密度影明显缩小,内见气-液平面(E)

【讨论】 人感染包虫病后,常因少量抗原的吸收而致敏,如囊肿穿破或手术时,囊液溢出可致皮疹、发热、气急、腹痛、腹泻、昏厥、谵妄、昏迷等过敏反应,重者可死于过敏性休克。肝包虫病的并发症有包虫破裂和感染,是造成患者死亡和预后不良的主要原因,也是必须及早手术切除的指征。环形、半环形、不规则、片状或小结节样钙化是泡型包虫病的影像学特征。

肝囊型包虫病需与下列疾病鉴别:

(1) 肝囊肿:单个或多个、圆形或椭圆形、密度均匀、边缘光滑的低密度区,CT 值接近水,增强后不强化。合并出血或感染时密度可增高。

(2) 肝肿瘤:恶性肿瘤,原发性肝癌多见,病灶边缘模糊不清,常侵犯门静脉、肝静脉,"快进快出"强化模式。肝脏良性肿瘤,海绵状血管瘤多见,圆形或类圆形低密度病灶,边缘清晰,"早出晚归"强化模式。

(3) 肝脓肿:圆形或类圆形低密度病灶,中央为脓腔稍低密度,可见积气或液平面。脓腔壁较高密度,增强后脓腔壁明显环形强化,呈典型"双环"征,中央坏死区无强化。

病 例 十 六

【病史摘要】 男性,42 岁。反复上腹部不适感半年,上腹部隐痛 1 个月。血常规正常,Casoni 试验(+)。久居牧区。

【影像表现】 见图 7-31。

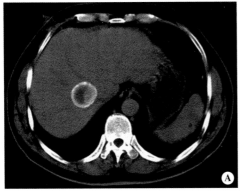
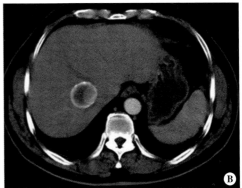

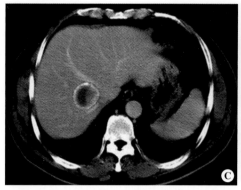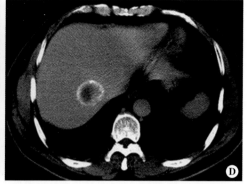

图 7-31　CT 示肝脏右叶近肝门部可见类圆形囊性病变,囊壁钙化,囊内紧贴内壁可见子囊箭(A);增强扫描,三期可见囊壁轮廓更加清晰,囊内液体无强化,子囊囊壁轻度强化,子囊内无明显强化(B~D)

【诊断】　肝囊型包虫病(实变钙化型)。

【讨论】　见病例十七。

病 例 十 七

【病史摘要】　女性,50 岁。5 年前体检 B 超发现肝囊肿,未予以重视及复查。近日再次体检,B 超检查发现囊肿内有条片状钙化物。Casoni 试验(+)。久居牧区,牧民。

【影像表现】　见图 7-32。

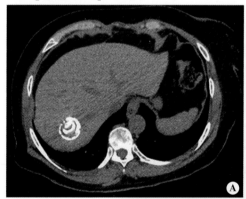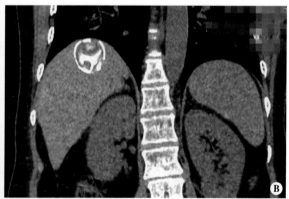

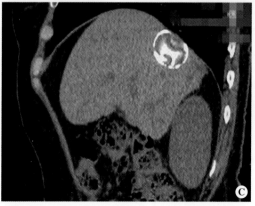

图 7-32　CT 示肝右后叶可见类圆形囊性病变,囊壁钙化,囊内可见条片状形高密度影

【诊断】 肝囊型包虫病(实变钙化型)。

【讨论】 肝包虫病的临床表现为患者常具有多年病史、病程呈渐进性发展,大部分患者可无明显症状,位于肝顶部的囊肿较大时可使膈肌向上抬高,压迫肺而出现相应肺部症状,如呼吸困难;位于肝下部的囊肿可压迫胆道,引起阻塞性症状;继发性感染是常见的症状。

(1)超声:囊肿呈圆形或类圆形,壁厚,边界清楚、光整,囊内可见子囊,其中可见光环、光团或活动光点,病变周围可回声增强。

(2)X线:X线平片对此病诊断价值有限。病灶出现钙化时在相应的平片中可显示,可呈结节状、弧线样或呈圆环状影。病灶内的钙化大多提示寄生虫体的死亡,然而一些小而不规则的钙化可能为病灶内陈旧血凝块的营养不良性钙化。

(3)CT:病灶好发于肝右叶,表现为肝内圆形或类圆形低密度区,边界清楚、光整,增强后基本无强化表现,但囊壁及囊内分隔有增强效应。较大的囊腔内可见分房结构或子囊(囊内囊)。子囊的数目和大小不一,多起源于母囊的边缘,部分呈车轮状。包虫囊肿发育过程中,外囊可以发生退变而出现钙质沉淀,呈壳状或环状钙化,厚薄、形态规则,为肝包虫病特征性表现;囊壁钙化常提示囊肿进入生物学死亡阶段。因感染或损伤,可造成内囊分离,表现为"双边"征;如内囊完全分离、塌陷、卷缩,并悬浮于囊叶中,呈"水上荷花"征,如完全分离脱落,呈"飘带"状阴影。

(4)MRI:包虫囊肿典型表现为单房或多房样的圆形或者类椭圆形囊性病灶,边界清楚,囊内容物信号与液体相似,表现为 T_1WI 低信号、T_2WI 高信号,囊内信号不均匀。T_1WI 子囊信号略低于母囊,出现囊中囊的特点。囊壁 T_1WI、T_2WI 均表现为低信号环影。但 MRI 对钙化的显示不如 CT 敏感,不容易与低信号的囊壁区分开来。母囊如因感染、破损致囊液外溢,可表现为"浮莲"征和"飘带"征,即 T_1WI、T_2WI 低信号影,但不如 CT 敏感和清晰。

影像学检查能全面了解肝包虫病的准确部位、病灶范围,母囊及子囊结构也能较为准确地观察,并了解有无腹腔内的扩散。CT 亦能对囊液的密度及内容物进行观察,因此可判定囊肿的活力。病例十六、病例十七有相同的疫区接触史,发病部位均为肝右叶的单发病变,均可见典型的包膜钙化。病例十六中母囊内套子囊(囊内囊)也是诊断此病的典型表现,而子囊紧贴母囊边缘也是此病典型表现。病例十七中囊壁包膜结构完整并钙化,囊内出现条片状形钙化影,可以提示寄生虫体已死亡。

超声和 CT 检查为肝包虫病的首选方法。CT 对钙化的显示优于超声和 MRI,而 MRI 对囊壁和囊内分隔的显示较佳,但对钙化不敏感,其优点在于可多方位成像,能更好地显示病变与邻近结构之间的关系。结合流行病史及免疫学检查,本病一般不难诊断。

肝包虫病需与下列疾病鉴别:

(1)原发性肝癌:CT 平扫呈较低密度,增强扫描可见"快进快出"强化模式,包膜钙化较为少见。

(2)肝脏错构瘤:可有囊变及钙化,增强扫描可见不均匀强化,而包虫病囊内囊液基本不强化,少数可见囊壁及多囊间的分隔强化;错构瘤钙化分布无规律,而肝包虫病多为囊壁钙化多见。

(3)肝脓肿:肝包虫病母囊破裂并发感染时应与肝脓肿相鉴别。肝脓肿表现为脓壁的不规则环形强化,临床多有发热、上腹痛等症状,而肝包虫多无临床中毒症状。

(4)非寄生虫性囊肿:不论是单纯肝囊肿还是多房囊性肝囊肿伴钙化者均较为少见,

此表现也是鉴别的关键。本病囊内囊为其典型征象,子囊多靠近于母囊内侧壁。

病 例 十 八

【病史摘要】 男性,38 岁。体检时超声发现肝内占位,既往体检,无明显腹部不适。

【影像表现】 见图 7-33。

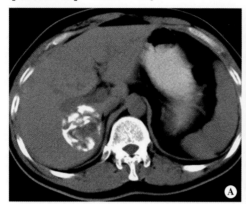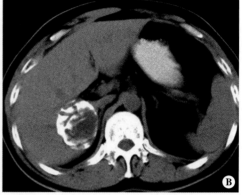

图 7-33 CT 示肝右叶包虫囊肿密度增高且不均匀,其内无囊液,可内见粗弧线状、
条状、碎块状钙化,囊肿边缘清楚

【诊断】 肝囊型包虫病(实变钙化型)。

【讨论】 肝囊型包虫病发展至后期可因钙盐在囊壁的沉积出现颗粒状无定形钙化,也是包虫病较为特征的影像学表现之一。根据其钙化特点,又可分为两型:

(1) 囊壁钙化:沿囊肿壁呈弧线样连续或不连续钙化或壳状、斑点状钙化。囊壁增厚,囊内密度均匀近似水样密度,有时囊内可见气-液平面,增强未见强化。

(2) 囊内钙化:囊内呈斑块状或斑点状钙化或囊内有线样高密度分隔线影,分隔线较均匀;囊液密度较高,增强未见强化。本例患者肝脏病变内部出现粗大、条状或碎块状钙化影,属于囊内钙化类型。

阿米巴性肝脓肿的壁可发生钙化,与囊型肝包虫囊壁钙化相似,但阿米巴性肝脓肿钙化的壁一般较厚,囊液的密度较高。囊型包虫病的钙化可以是囊壁钙化或囊内钙化。

病 例 十 九

【病史摘要】 女性,66 岁。体检发现肝右叶占位。Casoni 试验(+)。

【影像表现】 见图 7-34。

【诊断】 肝右叶囊型包虫病(实质钙化型)。

【讨论】 包虫病又称为棘球蚴病,是一种严重的人畜共患疾病,中国包虫病高发流行区主要集中在牧区及半农半牧区,以新疆、青海、内蒙古、甘肃及宁夏等地较为严重。主要包括由细粒棘球绦虫感染引起的囊型包虫病和以多房棘球虫感染所致的泡型包虫病,囊型包虫病分为单纯型、多子囊型、内囊分离型、实质钙化型及混合型。泡型包虫病分为结节型、巨块型、坏死液化型、钙化型及混合型。

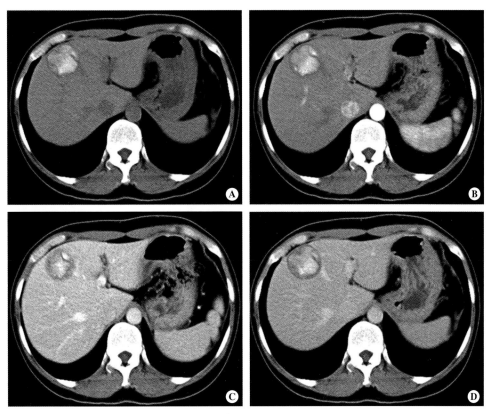

图 7-34 CT 平扫示肝右叶可见类椭圆形混杂密度灶,呈高、低混杂密度,高密度系钙化灶,边界清楚(A);增强扫描示三期肝右叶病灶囊壁、囊内容物未见强化(B~D)

囊型肝包虫病实质钙化型 CT 表现特征:平扫囊壁呈点状、月牙状、环状钙化,囊内呈“蛋壳”状或不规则带状、团块状钙化。增强扫描囊壁、囊内容物不强化。约占肝包虫病的36.3%,肝包虫病中晚期包虫逐渐退变衰亡,囊液逐渐吸收浓缩,实质成分增多并干酪样改变,囊壁增厚,囊内出现不规则条带,呈典型的“卷洋葱皮”样或“脑回”状排列,是包虫病特有的表现之一。随着时间的发展,囊壁及囊内发生钙化病逐渐增多,部分可完全发生钙化而形成形态各异的影像学表现,钙化预示包虫失去生物学活性。

囊型肝包虫病实质钙化型主要和肝癌介入栓塞术碘油沉积、纤维板层样肝癌、肝脏海绵状血管瘤鉴别诊断。其主要鉴别要点是肝癌介入栓塞术碘油沉积有肝癌病史、介入碘油栓塞史;纤维板层样肝癌是肝癌中的特殊类型,钙化多为点状或小圆形,密度较高,增强扫描肿瘤实质部分有不同程度强化,纤维间隔不强化则为相对低密度;肝脏海绵状血管瘤是肝脏的良性肿瘤,增强扫描病灶内有多结节样、向心性延迟强化。

本例为囊型肝包虫病的实质钙化型,囊内团块状钙化呈“脑回”状、团块状排列,增强扫描囊壁、囊内容物未见强化。

病 例 二 十

【病史摘要】 男性,67 岁。主因“上腹胀满、疼痛不适”就诊,病情持续半年,加重 1 个月。Casoni 试验(+)。

【影像表现】 见图 7-35。

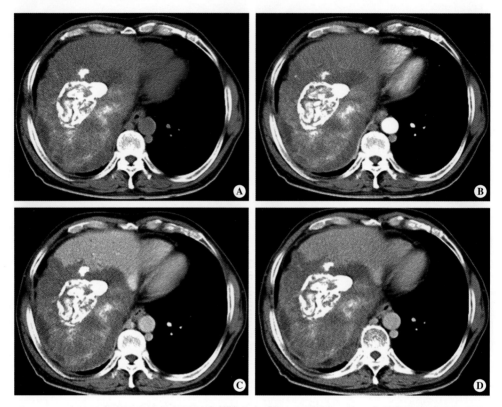

图 7-35 CT 示肝右叶可见较大类椭圆形低密度病灶,边缘不清晰,与正常肝组织分界不清,病灶周围肝实质密度减低,其内散在斑片状、"脑回"状钙化灶(A);增强扫描,三期病灶未见强化(B~D)

【诊断】 肝右叶泡型包虫病(钙化型)。

【讨论】 泡型包虫病几乎 100% 原发于肝脏。人体误食泡球蚴虫卵以后,六钩蚴在十二指肠孵化并经门静脉到达肝脏,形成众多直径为 1~10mm 的小囊泡,甚至更大些,并以向囊外芽生的方式不断向周围肝组织浸润蔓延。囊泡内含有豆腐渣样蚴体碎屑和胶冻样液体,无数个小囊泡,聚集而形成不规则的结节,并快速生长为巨大实质性肿块,质地坚硬,切面呈灰白色蜂窝状改变,形似癌肿,故又称之为"虫癌",肿块周围无纤维包膜形成的外囊,故与肝组织界限不清。由于病灶内供血不足或退行性改变,常发生坏死、液化,形成较大而形态不规则的空腔,易继发感染形成肝脓肿。病变侵入血管或淋巴管可向全身转移是其主要特征之一。泡球蚴生长过程中极易发生钙盐沉积而早期即出现颗粒状或斑点状钙化,随病程延长,钙化逐渐增多并相互融合成不规则片状或团块状钙化灶。泡型包虫这种以密集小囊泡"浸润"性生长、坏死、液化、远处转移和钙化为特征的病理学生长与演变过程是影像学诊断的基础。肝泡型包虫钙化是其特征性改变之一,无论在结节型、巨块型早期或晚期均可出现钙化。钙化为包虫病晚期退变、衰亡,肿块内部和边缘广泛沉积钙盐,大部分或完全钙化,肿块内无小囊泡,失去生物学活性,可以与机体长期共存。

典型泡型包虫病 CT 表现为境界不清的低密度或高低混杂密度区,内可见广泛的颗粒或不规则钙化,呈"地图"样,病灶亦可坏死液化,对比增强无强化。

泡型包虫病钙化型主要和纤维板层样肝癌、肝癌介入碘油栓塞术碘油沉积鉴别诊断,其主要鉴别要点是增强扫描病灶内是否有强化。纤维板层样肝癌是肝癌中的特殊类型,平扫显示病灶为较清楚的低密度影,内部可见索条状结构和坏死区。病灶内钙化为其特点,钙化多为点状或小圆形,密度较高。增强扫描肿瘤实质部分在动脉期呈增强表现,纤维间隔不强化则为相对低密度;在延时期,中央瘢痕区无增强,呈低密度而显示更为清楚。肝癌介入碘油栓塞术碘油沉积有肝癌介入碘油栓塞史。

本例为肝泡型包虫病钙化型,肝右叶较大类椭圆形低密度病灶,边缘不清晰,与正常肝组织分界不清,其内散在斑片状、"脑回"状钙化灶,增强扫描病灶无强化。

病例二十一

【病史摘要】 女性,59 岁,维吾尔族。肝区隐疼 1 年,加重 3 天。无明显食欲缺乏、乏力及体重减轻。有明确犬类接触史。

【影像表现】 见图 7-36。

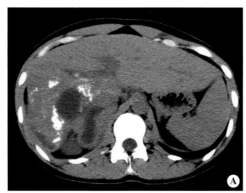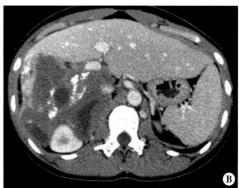

图 7-36 CT 平扫示肝右叶不规则形低密度病灶,边界模糊,其内可见多发钙化灶和
囊变区(A);增强扫描病灶未见明显强化,边界清楚(B)

【诊断】 肝泡型包虫病(钙化型)。

【讨论】 泡状棘球蚴病由多房棘球蚴绦虫的幼虫寄生于人或动物体内致病,最易累及肝脏。临床特征及影像学表现不典型,易误诊。泡状棘球蚴在肝脏以芽生浸润性方式生长,其生发层产生大量小囊泡,似蜂窝状并向四周浸润破坏。本例患者即表现为肝内边界不清低密度灶,其内可见散在钙化灶形成,增强后病变无明显强化,结合患者有明确犬类接触史,考虑泡状棘球蚴包虫病可能,同时,应与肝内肿瘤性病变加以鉴别。

肝泡型包虫病需与以下疾病鉴别:

(1) 肝癌:泡球蚴与肝癌在肝内均呈浸润性生长,形成实质性肿块,病灶呈不规则的实性占位。二者鉴别如下:肝癌 CT 平扫上为低密度病灶,病灶边界欠清,多有灶边水肿,而泡型肝包虫病病变边界较清,无灶边水肿;泡型肝包虫病坏死液化区不规整,呈"熔岩"状或"地图"状,而肝癌病灶的坏死形态多位于中心部;增强扫描泡型肝包虫病灶不强化,而肝癌病灶多明显强化,其动态强化过程呈"快进快出"表现。临床上需结合 AFP 检查确定。

(2) 血管瘤:超声显示血管瘤为圆形或类圆形、边缘锐利或清晰的强光团,CT 增强扫描呈持续性强化,Casoni 试验(-),可鉴别。

病例二十二

【病史摘要】 女性,56 岁。右上腹部疼痛 1 周,行腹部 B 超示肝占位。既往在牧区居住 24 年。包虫四项检查:抗 EgCF 抗体(+)、抗 EgP 抗体(+)、抗 EgB 抗体(+)、抗 Em2 抗体(+)。

【影像表现】 见图 7-37。

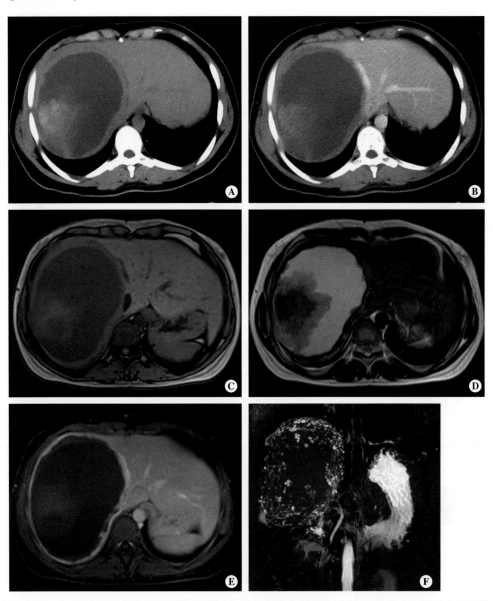

图 7-37　CT 平扫示肝右叶可见一巨大的囊实性混杂密度的占位病灶,实性部分内可见无定型钙化
(A);增强扫描后病灶未见明显强化,边界显示更清晰(B);MRI 示病灶在 T₁WI 及 T₂WI 呈混杂
信号(C、D);增强扫描示病灶边缘强化(E);MRCP 示病灶周围多发小囊泡征(F)

【诊断】 肝泡型包虫病。

【讨论】 肝泡型包虫病具有类似于肿瘤的浸润性生长特征,其生发层以外殖芽生方式向周围浸润蔓延形成浸润带。增强后病灶内部不强化,因周围肝实质的强化而使其境界清楚,MRCP更容易显示病灶的小囊泡征象;依据病灶内是否出现液化坏死可分为实质型、混合型和假囊肿型;病灶内的炎性反应和坏死继发钙盐沉积,可出现点状、颗粒状、年轮状和具有特征的小圈状钙化。假囊肿型泡型包虫病需要与单纯型包虫病囊肿相互鉴别,一般情况下二者不难鉴别,但泡球蚴病灶内部出现较多液化坏死而边缘实性成分很少时,则容易误诊,泡型包虫病由于其浸润生长的特点,边界不光整,无论内部液化区多大,边缘出现"小囊泡"征象则可排除囊性包虫病。混合型及实质型泡球蚴需要与原发肿瘤鉴别,增强扫描对鉴别诊断很重要,多数肝脏恶性肿瘤增强扫描后内部呈不均匀性强化,部分可见异常的肿瘤供血血管;泡型包虫病灶内部无强化,病灶的边缘可有轻度强化。

病例二十三

【病史摘要】 男性,40岁。发现肝脏占位1周。

【影像表现】 见图7-38。

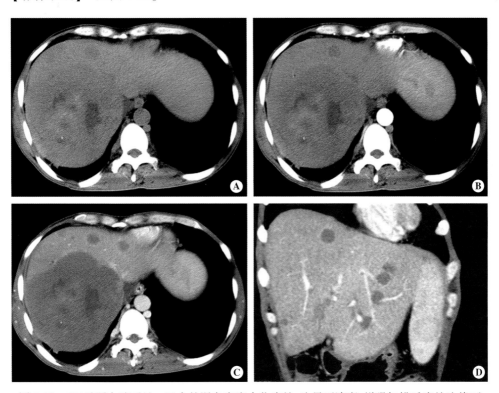

图7-38 CT示肝右叶可见一巨大的混杂密度占位病灶,边界不清晰,增强扫描后病灶边缘可见强化,以门静脉期显著,病变内部未见明显强化;其余肝实质内可见多发类圆形低密度结节影,增强扫描后呈环形强化

【诊断】 肝泡型包虫合并肝内转移。

【讨论】 肝泡型包虫病病灶与正常肝组织之间存在浸润带,以增生的纤维结缔组织为

主,该区域与病变增殖浸润活性相关,部分病变在增强后可显示出较明显的边缘强化,容易误诊为乏血供肝癌;部分泡型包虫肝内转移的病灶也可表现为边缘环形强化,此影像表现较难与肝脏转移瘤鉴别,MRCP上的小囊泡征及病变邻近肝缘收缩凹陷、健叶代偿增大等间接征象均有助于泡型包虫的诊断。

病例二十四

【病史摘要】 女性,59 岁。肝区隐痛 1 年,加重 3 天。曾按照肝癌治疗,未见明显疗效。

【影像表现】 见图 7-39。

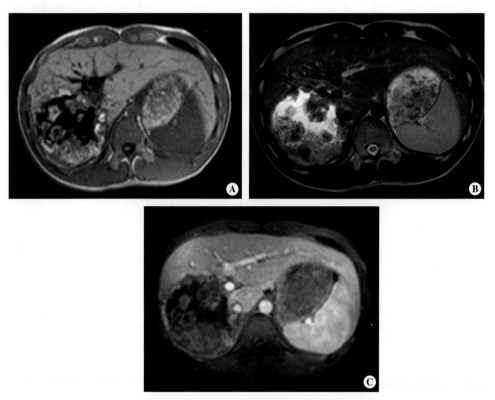

图 7-39 MRI 示肝右叶泡球蚴病灶,病灶内部液化灶形状为"熔岩"状,T$_1$WI 上呈低信号,T$_2$WI 上呈更高信号,病灶内可见斑片状钙化(A、B);增强扫描病灶边界清楚,无强化(C)

【诊断】 肝泡型包虫病(液化坏死型)。

【讨论】 肝泡型包虫病具有类似于肝癌的浸润性生长方式,同时病变内也可因缺血、退变、坏死、液化形成不规则空腔,无明显包囊,常见钙化灶的形成,多层同心圆小点状钙化也具有一定的特征,但 MRI 检查对于钙化的显示不及 CT 敏感。本例患者影像学表现还具有增强后未见明显强化的特点,且给予肿瘤治疗无效,故应考虑肝泡型包虫病的可能。

病例二十五

【病史摘要】 男性,45 岁。右上腹腹胀 1 年,腹部 B 超发现肝脏占位性病变。有牧区生活史。

【影像表现】 见图 7-40。

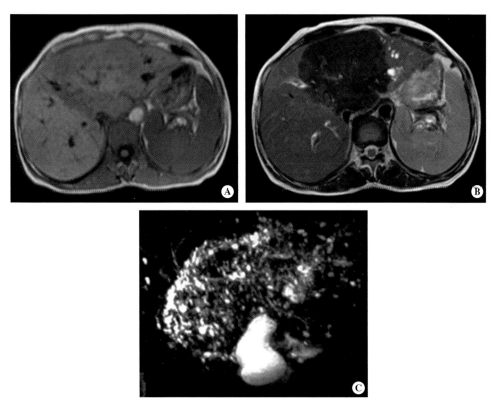

图 7-40　MRI 示肝内不规则团块状病灶,境界模糊,内部信号不均匀,
T_1WI 上呈低信号,T_2WI 上呈更低信号,邻近胆管受压移位,胆管扩张

【诊断】 肝泡型包虫病(巨块型)。

【讨论】 本例患者 MRI 表现为肝实质内不规则团块状病灶,病变境界模糊,内部信号不均匀,无包膜。病灶在 T_1WI 上为低信号,在 T_2WI 上为混杂的更低信号,增强扫描肿块无强化,胆管梗阻及邻近胆管受压移位。结合患者牧区生活史,应首先考虑肝泡型包虫病,但同时应和肝脏其他特殊类型的肿瘤加以鉴别。

病例二十六

【病史摘要】 男性,44 岁。排便困难伴尿频 3 个月,B 超提示盆腔占位。Casoni 试验(+)。

【影像表现】 见图 7-41。

【诊断】 肝右叶囊型包虫病(内囊分离型),盆腔囊型包虫病(多子囊型)。

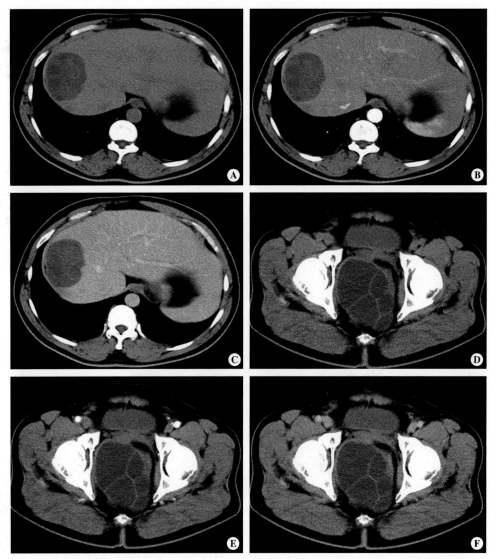

图 7-41　CT 平扫示肝右叶可见类椭圆形囊性低密度灶,边界清楚,内部密度欠均匀,靠近边缘密度更低,中央絮状稍高密度影,有分隔样改变,表现为囊中囊,上部可见卷曲带状结构漂浮于囊液中(A);增强扫描示动脉期和门脉期:肝右叶病灶囊壁、囊内容物未见强化(B、C);CT 平扫示盆腔内可见类椭圆形囊性低密度病灶,边界清楚,内可见分隔(D);增强扫描示动脉期和门脉期盆腔病灶囊壁、囊内容物未见强化(E、F)

【讨论】　囊型包虫病内囊分离型约占肝包虫病的 5.4% 。包虫囊肿在外力作用或自身内环境改变(如囊内外压力改变)时可发生内囊破裂分离,此时,内囊从囊壁完全或不完全脱离呈卷曲带状结构漂浮于囊液中。内囊分离是包虫生物学活性降低、退变的主要特征之一。CT 表现示内囊从囊壁分离的不同程度而异。轻度或不完全分离时,内外囊间隙逐渐增宽,但部分仍与囊壁相连。完全分离时,内囊不与囊壁相连呈“水中百合花”征,完全游离于囊液中呈“飘带”征改变,增强扫描囊壁、囊内容物不强化。

囊型包虫病内囊分离型主要和肝脏脓肿(脓肿期)、胆管囊腺瘤或胆管囊腺癌鉴别。

本病例为囊型包虫病内囊分离型中内囊不完全分离,肝右叶低密度病灶,内部密度不均匀,靠近边缘密度更低,中央可见絮状稍高密度影,为多子囊型病变内囊囊壁破裂,漂浮于囊液中,形成不典型"飘带"征。盆腔内类椭圆形低密度病灶,内部可见分隔,为囊型包虫病多子囊型。增强扫描病灶囊壁、囊内容物未见强化。

病例二十七

【病史摘要】 女性,37 岁。发现腹部增大 7 年,腹胀 1 周。行 B 超、CT 等检查,拟诊为腹部假性黏液腺瘤。包虫四项检查:抗 EgCF 抗体(++)、抗 EgP 抗体(++)、抗 EgB 抗体(++)、抗 Em2 抗体(+)。

【影像表现】 见图 7-42。

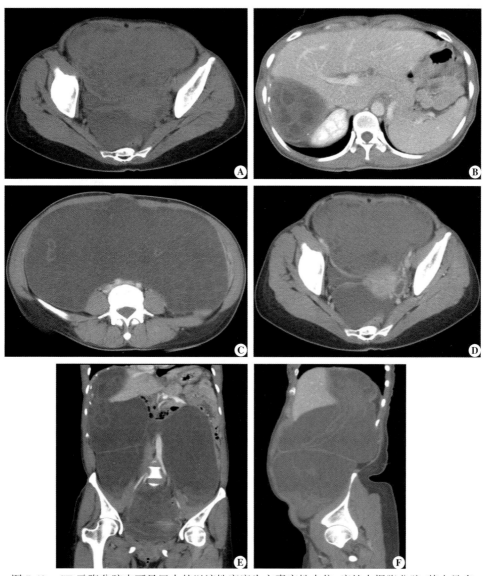

图 7-42　CT 示腹盆腔内可见巨大的以液性密度为主囊实性占位,病灶占据腹盆腔,其内见多发分隔影,突入肝周间隙病变边缘可见不规则钙化;病变中上部分以囊性低密度为主,盆腔内部分病变呈软组织密度,增强扫描后均未见明确强化

【诊断】 肝脏、腹腔、盆腔囊型包虫病(多子囊型)。

【讨论】 本病例为肝右叶后段子囊型包虫破裂造成的腹、盆腔播散,腹盆腔内充满薄壁囊性低密度病灶,盆腔内部分病变呈软组织密度,给本病诊断带来一定干扰。结合冠矢状面 CT 重建图像,可见肝右缘病灶囊壁不连续,部分内囊壁突入腹腔,肝脏右缘病灶边缘的钙化也对本病诊断有一定帮助。此病例需要和来源于卵巢或阑尾的囊腺瘤或囊腺癌鉴别。囊腺癌可造成腹盆腔广泛的播散转移,于腹膜、网膜及脏器表面,形成大小不等的囊性或软组织密度肿块,增强扫描后囊壁或肿瘤的实性成分有强化,此点有助于和包虫囊肿相鉴别。

病例二十八

【病史摘要】 女性,31 岁,维吾尔族。有犬类接触史。发现腹部包块 2 个月,腹壁膨隆。

【影像表现】 见图 7-43。

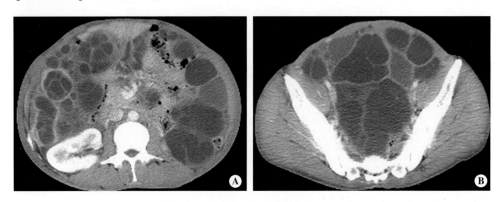

图 7-43 CT 示腹腔肠祥间、结肠沟及后腹膜多发圆形、类圆形低密度灶,
囊壁光滑,壁厚均匀,增强检查无强化

【诊断】 腹腔、盆腔囊型包虫病(多子囊型)。

【讨论】 腹、盆腔内囊型包虫病灶多分布于腹、盆腔脏器间隙或位于盆壁附近间隙,推压邻近的脏器,常并发腹腔内脏器的囊型包虫灶。依据腹腔、盆腔内病灶的形态表现,将其分为 5 类:①单纯性囊型包虫;②多子囊型包虫;③囊肿壁钙化型;④并发破裂或感染型;⑤腹膜后间隙包虫病。

腹、盆腔囊型包虫病需与以下疾病鉴别:

(1)腹腔内实质性脏器的囊性病变:如肝囊肿、肾囊肿等,病变边界一般显示清晰,少有钙化形成,也无特征性子囊及内囊塌陷等表现。

(2)腹腔内囊性病变:如先天性肠系膜囊肿、中肾管囊肿、囊性畸胎瘤及淋巴管囊肿等,病变边界多较清晰,囊壁薄,无明显囊壁钙化形成,囊内无明显子囊形成,无明显"飘带"征,增强后无明显强化。

病例二十九

【病史摘要】 女性,51 岁。肝包虫术后 7 年,发现盆腔囊性占位 1 周。

【影像表现】 见图 7-44。

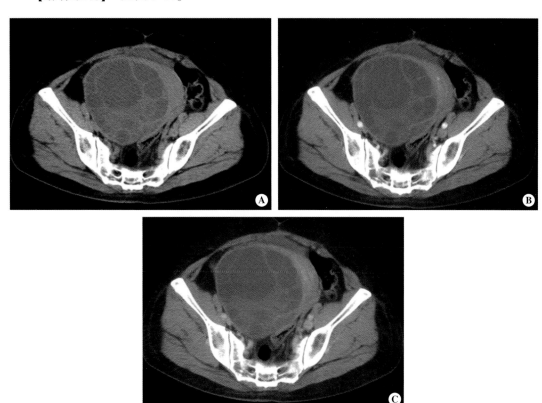

图 7-44 CT 平扫及增强示盆腔偏右侧可见一囊性占位病灶,最大截面约 10cm×12cm,病灶内可见多发分隔形成多个子囊,病灶与子宫右侧壁紧贴,子宫受推压向左侧移位,增强扫描后病灶无强化

【诊断】 盆腔囊型包虫病(多子囊型)。

【讨论】 盆腔囊型包虫病多继发于肝脏包虫病灶破裂造成的种植播散,病灶往往较大,其影像体征与肝脏囊型包虫相似,出现囊壁的壳状钙化、囊内子囊密度低于母囊及内囊破裂形成的"飘带"征、"水蛇"征等特征的影像表现,则容易诊断。女性盆腔内单发的包虫囊肿需要和卵巢囊腺瘤鉴别。卵巢肿瘤呈单房或多房性,分房大小不一,囊壁及囊内分隔较薄且均匀,浆液性囊腺瘤囊壁可见结节,增强扫描后囊壁、囊内分隔及壁结节均有强化,包虫病灶囊壁多无强化,囊内无壁结节,这一表现有助于鉴别诊断。

病 例 三 十

【病史摘要】 男性,49 岁。反复下腹胀 1 年,尿急、尿频 2 个月,夜间增多。久居牧区。血常规正常,Casoni 试验(+)。肠镜检查正常。

【影像表现】 见图 7-45。

【诊断】 盆腔囊型包虫病(混合型)。

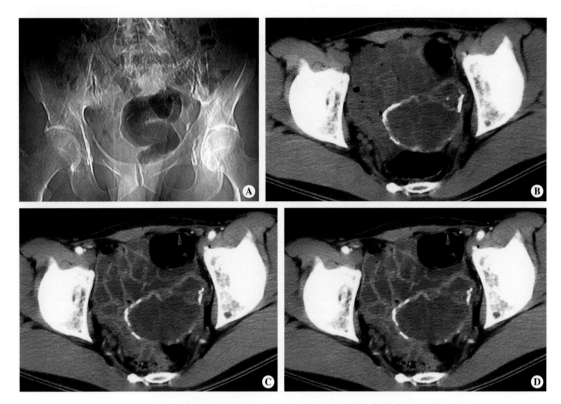

图 7-45　CT 示盆腔内多发囊性包块,较大者可见明显囊壁钙化,大囊内可见多个子囊(A、B);
CT 增强扫描可见囊壁明显强化(C. 动脉期,D. 延迟期)

【讨论】　以腹腔、盆腔发病为主的包虫病患者,可出现腹胀、腹痛症状,病灶体积较大时可压迫邻近脏器使之移位,并出现相应压迫症状。

腹、盆腔包虫病好发于腹腔、盆腔内间隙及肠系膜间隙内,CT 表现为圆形或类圆形囊性密度影,边界清楚、光整,增强后基本无强化表现,但囊壁及囊内分隔有增强效应。本病例表现为盆腔内多发囊性包块,较大者可见明显囊壁钙化,大囊内可见多个子囊,增强扫描可见囊壁明显强化使之清晰可见。

盆腔包虫病需与腹、盆腔内其他囊性及囊实性疾病鉴别:

(1) 肠系膜间皮性囊肿:呈单囊及多囊改变,多出现于育龄期女性,囊内容物复杂,多不伴有囊壁钙化。

(2) 肠源性囊肿:分为单囊及多囊病变,囊壁薄、光滑、锐利,囊壁钙化少见。

(3) 卵巢浆液囊腺瘤:分为单囊或多囊改变,但均为孤立囊,不会出现"囊内囊"征象。

(4) 卵巢浆液囊癌:囊实性肿块,增强可见实性成分的不规则强化,而包虫病只有囊壁可出现强化,囊内容物几乎无强化,囊壁无钙化。

总之,与盆腔内以囊性为主的病变相鉴别时,包虫病的"囊内囊"征象为其典型征象。

病例三十一

【病史摘要】　女性,38 岁。体检时超声发现脾占位 5 天,无明显发热、腹痛、恶心、呕吐不适。

【影像表现】　见图 7-46。

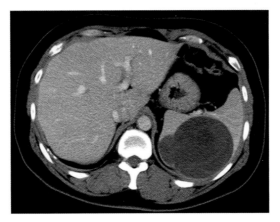

图 7-46　CT 示脾脏内类圆形囊性病灶,囊壁菲薄,边界清晰,增强未见强化,囊内可见更低密度的子囊

【诊断】　脾囊型包虫病(多子囊型)。

【讨论】　脾包虫病与肝包虫病相似,皆为实性脏器内的占位性病变,CT 和 MRI 表现与肝包虫病类似,但发病率明显低于肝包虫病的发病率,这是因为包虫是经过消化道传染,在十二指肠处入血,随门脉回流首先到达肝脏,因此,肝包虫病的发病率高于身体其他部位的发病率。

脾包虫病需与以下疾病鉴别:

(1) 脾囊肿:多表现为边界清晰低密度灶,无明显钙化形成,病变内无明显子囊及塌陷内囊。

(2) 脾血管瘤:与包虫病的主要鉴别点在于增强后病变呈渐进性强化,延迟后病变密度接近脾脏实质密度。

(3) 脾转移瘤:增强后多有强化,且患者多有原发病病史。

病例三十二

【病史摘要】　女性,46 岁。来自牧区。近期上腹部胀痛不适、食欲减退、恶心、呕吐。实验室检查:血嗜酸粒细胞增多,Casoni 试验(+),酶联免疫吸附试验(+)。

【影像表现】　见图 7-47。

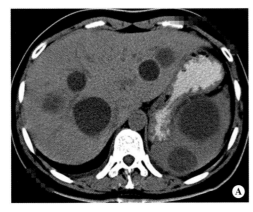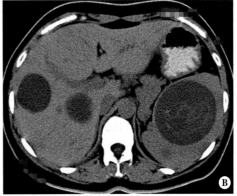

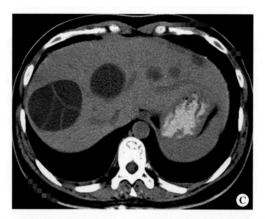

图 7-47　CT 示肝内及脾内可见多发大小不等的类圆形囊性病灶,密度均匀,边缘光整,境界清楚,囊壁稍厚(A);脾内病灶可见内囊完全分离脱落,表现为条带状高密度影,呈"飘带"征(B);肝内可见多发类圆形低密度区,较大者呈轮辐状"囊中囊"样表现(C)

【诊断】　肝、脾囊型包虫病。

【讨论】　包虫病又名棘球蚴病,主要流行于牧区。以肝、肺包虫病多见,脾包虫病相对少见。常与肝或肺包虫囊肿同时存在。临床表现多不明显,中青年多见,初期可无症状,随着囊肿增大可扪及左上腹包块、腹胀、腹痛,如位于脾脏上缘者示膈肌抬高,可有呼吸系统症状。

CT 表现单发或多发类圆形囊性病灶,边界清楚,囊壁可伴或不伴有钙化,呈弧线状或壳状。增强扫描囊内无强化。母囊内出现多发大小不等的子囊时,使病灶呈现出轮辐状、蜂窝状等多房状的外观,"囊中囊"是特征性改变。当内外囊分离或内囊破裂液体进入内外囊之间时,表现为"水上浮莲"征、"飘带"征等改变。

脾囊型包虫病需与以下疾病鉴别:

(1) 脾脓肿:脾包虫病周围无水肿带,增强扫描后病灶无明显强化;而典型的脾脓肿内有气-液平面,再结合高热、寒战、腹痛、左上腹压痛、白细胞增多等临床资料可以鉴别。

(2) 胰腺假性囊肿:胰腺假性囊肿侵入脾内可与包虫病相似,出现分隔,但胰腺假性囊肿多有急性或慢性胰腺炎病史。

(3) 脾脏囊性淋巴管瘤:脾脏囊性淋巴管瘤一般无症状,单发或多发,其内可见粗大的间隔,一般不累及肝脏;而脾包虫囊肿常与肝包虫囊肿同时存在、内外囊剥离、母囊内出现子囊呈多房状外观等表现多提示为包虫病。

(4) 脾动脉瘤:脾动脉瘤出现环状钙化时多与包虫病囊肿钙化相似,但其增强扫描呈明显强化。

(5) 脾陈旧性血肿:可根据外伤史及出血日期等判断。

结合生活地区与接触史,不同疾病的 CT 表现及强化方式及各自在临床表现、实验室检查等方面的不同,则不难鉴别。

病例三十三

【病史摘要】 男性,49 岁,哈萨克族。因"右上腹持续胀痛 1 个月,伴黄疸 2 个月"入院。患者生活在牧区,有羊、犬接触史。曾在外院行 2 次肝包虫手术。包虫四项检查:抗 EgCF 抗体(+++)、抗 EgP 抗体(+++)、抗 EgB 抗体(+++)、抗 Em2 抗体(+)。包虫皮内试验阳性。

【影像表现】 见图 7-48。

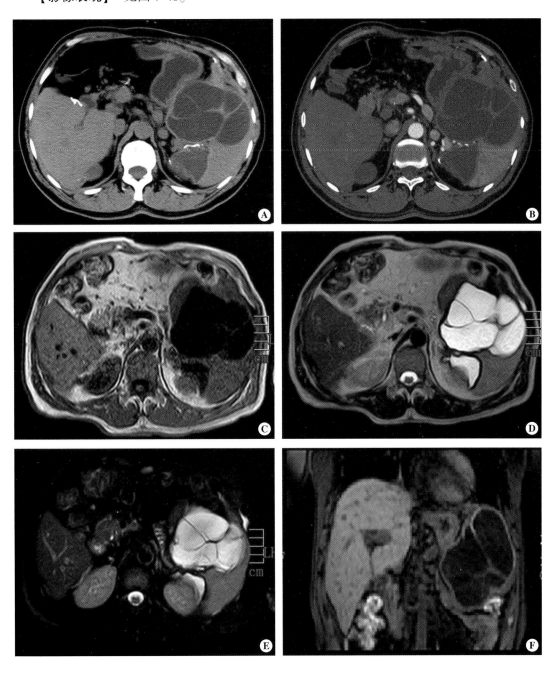

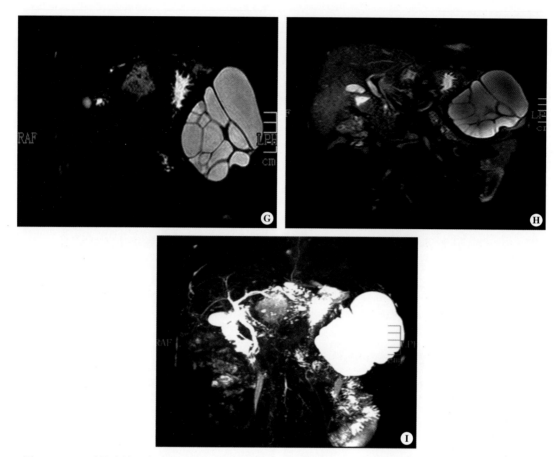

图 7-48　CT 示脾内见一大小为 7.0cm×5.9cm 的类圆形囊性病灶,其内有分隔,形态规整,边界清楚;肿块无强化,但显示更清楚(A、B);MRI 示脾内可见多个囊性病灶,较大的约为 7.5cm×6.2cm,呈长 T_1、长 T_2 信号,内可见多发分隔,病灶在压脂序列上呈高信号,边界光整、清楚(C~I)

【影像诊断】　脾包虫病。

【讨论】　脾囊肿是脾脏组织的囊性病变,可分为寄生虫囊肿(如棘球蚴虫囊肿)和非寄生虫囊肿两大类。脾包虫囊肿常与肝或肺包虫囊肿同时存在,多见于牧区。本例患者曾行两次肝包虫手术,且生活在牧区,CT 与 MRI 表现圆形囊性病灶,其内有分隔,从临床特征及影像学特征均为典型的脾包虫囊肿。本病需和脾脓肿、胰腺假性囊肿、脾囊性淋巴管瘤相鉴别。

<h3 style="text-align:center">病例三十四</h3>

【病史摘要】　男性,31 岁。因"右上腹持续胀痛 1 个月,伴黄疸 2 个月"入院。患者生活在牧区,有羊、犬接触史。包虫皮内试验阳性。曾在外院行 2 次肝包虫手术。

【影像表现】　见图 7-49。

【影像诊断】　胰腺包虫病。

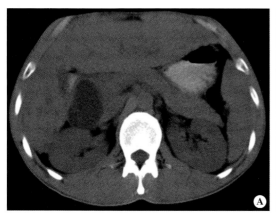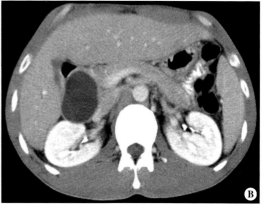

图 7-49 CT 平扫示胰头区一大小为 5.0cm×3.9cm 的类圆形囊性病灶,形态规整,边界清楚,
十二指肠环受压、变形(A);增强扫描肿块无强化,但显示更清楚(B)

【讨论】 包虫病是牧业地区高发疾病之一,在肝、肺等部位较为多见。胰腺包虫发病率极低,为 0.2%～2%,其中 50% 的胰腺包虫发生在胰头。本例胰头呈囊性明显增大,压迫胆总管使胆汁流通不畅,造成全身皮肤黄染,且有两次肝包虫手术史,应考虑胰头包虫囊肿。当胰头包虫囊肿较小、胆总管受压不明显时,往往无阳性体征,不易早期发现。本病应与以下几种疾病相鉴别:

(1) 胆总管囊状扩张;

(2) 胰腺囊腺瘤;

(3) 胰腺结核。

虽然 CT 可帮助诊断部分病例,但必须结合临床病史和实验室检查。

病例三十五

【病史摘要】 女性,60 岁。腰腹部胀疼 1 年,既往肝包虫病手术史。

【影像表现】 见图 7-50。

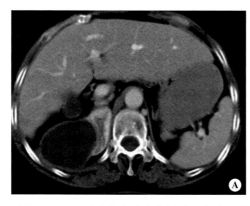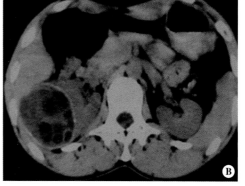

图 7-50 CT 示右肾实质内类圆形边缘光整的囊性病变,病灶未见强化(A);右肾多囊包虫内
多个子囊分散在母囊内,子囊相互拥挤呈"桑葚"状(B)

【诊断】 肾囊型包虫病。

【讨论】 肾囊型包虫病类似于肝囊型包虫病的 CT 和 MRI 表现,分为单纯型、多子囊型和破裂感染型 3 种类型。典型的囊型包虫在 T_1WI 上为低信号,在 T_2WI 上为高信号。并发感染的囊型包虫信号有相应的改变。囊型包虫的囊壁厚度均匀一致,尤其是在 T_2WI 上的低信号是其特征性表现。合并破裂者,外囊壁增厚,内部信号不均匀,可见破裂的内囊漂浮在囊腔形成"飘带"征;母囊含子囊时表现为"玫瑰花瓣"状的特征性表现。肾囊型包虫增强扫描囊壁无强化,合并感染时囊壁及其周围强化。MRU 技术可清楚显示囊型包虫及其有无破裂及破入输尿管的情况。

肾囊型包虫病需与以下疾病鉴别:

(1) 肾囊肿:多表现为边界清晰低密度灶,无明显钙化形成,病变内无明显子囊及塌陷内囊。

(2) 肾复杂囊肿:病变内部密度不均匀,无明显子囊形成。

(3) 肾囊性肾癌:病变与包虫病的主要鉴别点在于增强后有强化,且无明显子囊形成。

病例三十六

【病史摘要】 女性,30 岁。体检时发现脑内囊性占位 5 天。既往偶有头痛,无明显恶心、呕吐、意识障碍、肢体感觉及运动障碍。

【影像表现】 见图 7-51。

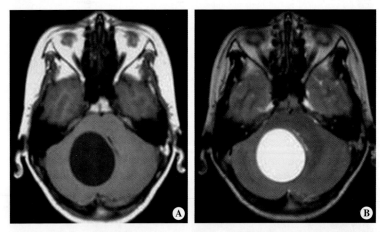

图 7-51　MRI 示小脑囊性占位,呈水样信号,囊壁菲薄,边界清楚,有占位效应

【诊断】 脑囊型包虫病(单纯囊肿型)。

【讨论】 脑组织柔软,血液供应丰富,有利于包虫的生长。病灶较大时可有占位效应和灶边水肿。囊型包虫的内囊壁是虫体本身,外囊为脑组织的胶质细胞增生形成的假包膜,极其菲薄,MRI 显示不佳。单发或多发囊性病灶,以单发者为多见,在 T_1WI 上呈低信号,在 T_2WI 上呈高信号,囊壁多呈连续一致的低信号影。增强扫描无强化。多子囊者,多沿母囊周边排列,呈玫瑰花瓣状或车轮状,在 T_1WI 上呈低信号,在 T_2WI 上为高信号,在 T_1WI 上子囊的信号低于母囊,似水样信号,子囊壁不显示,但由于母囊与子囊的信号不同,故可勾勒出子囊在母囊中排列的轮廓。增强扫描病灶边缘轻度强化。囊破裂感染者,囊壁不

规则增厚,囊液信号增高,增强扫描呈明显的环状强化。

脑囊型包虫病需与以下疾病鉴别:

(1)表皮样囊肿:表皮样囊肿多为低密度影,但 CT 值多接近脂肪密度,若肿瘤内出血或钙化物沉积则可表现为高密度,有时囊壁可呈弧线样钙化。发生部位也有助于本病的鉴别,表皮样囊肿多见于桥小脑角、鞍区和中颅凹等处,发生在大脑半球者不足 10%。

(2)脑转移瘤:多分布于大脑中动脉供血区域、皮质下,T_2WI 呈高信号,增强扫描多均匀强化、坏死、液化区不强化,且无多发小囊泡样改变,结合临床病史不难诊断。

(3)蛛网膜囊肿:约 2/3 位于外侧裂,居于脑凸面者少且形态呈半圆形或双凸形,呈脑脊液密度,囊壁较薄,边缘光整,无强化,且均伴有局限性骨内板变薄或外凸。

病例三十七

【病史摘要】　男性,5 岁,哈萨克族。以"间断性头痛、头晕、呕吐 1 年,加重 1 个月"为主诉入院。患儿生长在牧区,生活中有密切的犬、羊接触史。

【影像表现】　见图 7-52。

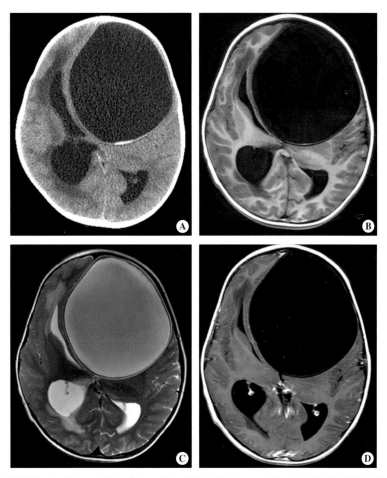

图 7-52　左侧额颞叶可见巨大囊性占位,明显的占位效应,CT 平扫示病灶内部呈水样密度,囊壁呈等密度,并可见高密度蛋壳样钙化影。MR 平扫示病灶内部在 T_1WI 呈低信号,T_2WI 呈高信号,囊壁呈等信号且厚薄均匀,MR 增强扫描病灶囊腔及囊壁均未见明显强化

【诊断】 左侧额颞叶囊型包虫病,合并脑积水和间质性脑水肿。

【讨论】 脑内的囊型包虫病(单纯囊肿型)单发多见,偶有多发,因脑组织柔软且血供丰富,有利于包虫的生长。CT 及 MR 平扫多为圆形或者卵圆形囊性肿物,CT 平扫病灶内部密度较均匀,接近脑脊液密度,囊壁可见蛋壳样钙化。MR 平扫类圆形病灶,边缘光滑清楚,病灶内部 T_1WI 呈低信号,T_2WI 呈高信号,囊壁厚度较均匀,在 T_2WI 上呈连续一致的等或稍低信号。病灶较大时可以伴随占位效应,表现为局部脑室的受压变形变窄或者闭塞。增强扫描多数囊肿边缘未见明显异常强化,合并感染时病灶边缘可有轻度异常强化。当脑内发现单发或多发的囊性病变,囊壁可见钙化时,结合患者的牧区生活史或与犬羊密切的接触史,可首先考虑囊型包虫病。

脑内的囊型包虫病(单纯囊肿型)需与单发脑囊肿、脑脓肿及毛细胞型星形细胞瘤等囊性肿瘤进行鉴别。脑囊肿为脑内常见的良性病变,临床表现与囊肿的部位有关,多数患者无明显临床表现,常在体检时发现;CT 平扫表现为类圆形囊性病灶,密度与脑脊液类似,边界光滑,多无钙化,增强扫描无明显异常强化。MR 平扫 T_1WI 为低信号,T_2WI 为高信号,增强扫描囊壁无异常强化。脑脓肿在化脓期和包膜形成期时,CT 平扫可见环形等密度脓肿壁,脓腔密度稍低或呈水样低密度,部分病例脓腔内可见气-液平面,增强扫描脓肿壁强化明显,且脓肿壁光滑完整、厚薄均匀。MR 平扫 T_1WI 脓腔及其周围水肿为低信号,两者之间的脓肿壁为等信号环形间隔。T_2WI 脓腔和周围水肿为高信号,脓肿壁为等信号或低信号。增强扫描脓肿壁明显强化,脓腔内容无异常强化,脓肿壁内壁光滑,多无结节。在高 b 值 DWI 图像上,因脓腔内黏稠的脓液限制了水分子的扩散运动而呈明显高信号,为其特征性表现。毛细胞型星形细胞瘤是一种常发生于儿童和青年的囊实性星形细胞瘤,肿瘤好发于幕下,生长缓慢,边界较清晰,多出现囊性变。患者可出现局灶性神经功能障碍或巨颅症、头痛、内分泌紊乱、颅内压增高等非特异体征。CT 平扫以水样低密度为主,增强扫描实性部分可见明显异常强化,MR 平扫以囊性成分为主,间杂实性成分,囊性部分 T_1WI 呈低信号、T_2WI 以呈高信号为主,实性部分接近等信号,增强扫描肿瘤实性成分可见轻中度异常强化。

病例三十八

【病史摘要】 男性,24 岁,汉族。以"肝包虫病术后 13 年,视物模糊 7 天"为主诉入院,患者于 13 年前行"肝包虫切除术";7 日前出现双眼视物模糊症状,视物模糊以右眼为重,强光刺激下症状明显,伴视物重影。查体无特殊阳性体征。辅助检查包虫病四项:抗 EgCF 抗体(++),抗 EgP 抗体(+),抗 EgB 抗体(++),抗 Em2 抗体(-)。

【影像表现】 见图 7-53。

【诊断】 左侧颞顶部囊型包虫病(多子囊型)。

【讨论】 当包虫母囊内出现数量不等的子囊时,可呈现囊内有囊(子囊)或者囊内分隔征象,子囊多沿母囊周边排列,呈"玫瑰花瓣"状或"车轮"状。CT 平扫子囊的密度低于母囊的密度。MR 平扫在 T_1WI 上呈低信号,在 T_2WI 上为高信号,在 T_1WI 上子囊的信号低于母囊,似水样信号,子囊壁菲薄,显示欠佳,但是由于母囊与子囊的信号不同,可清晰地显示子囊在母囊中排列的轮廓。增强扫描囊壁边缘一般无异常强化。合并破裂感染者,囊壁不规则增厚,囊液信号增高,增强扫描呈明显的环状异常强化。多子囊型的囊型包虫病具有

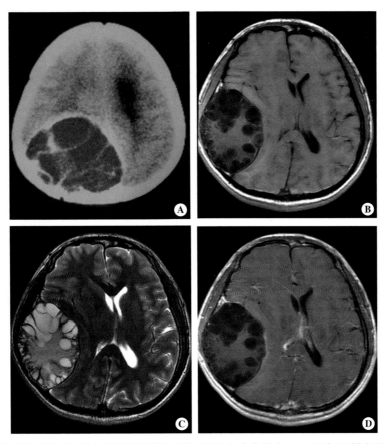

图 7-53　右侧颞顶部可见形态不规则的囊性病灶,明显的占位效应。CT 平扫以低密度为主,内部
可见多发等密度分隔影;MR 平扫 T_1WI 呈多子囊征象,母囊以稍低信号为主,子囊信号比母囊信
号更低;T_2WI 以高信号为主,子囊信号较母囊更高;MR 增强扫描未见明显异常强化

其特征性的影像学表现,虽然脑内的囊型包虫病(多子囊型)少见,但结合影像学表现及病史,诊断并不困难。

多子囊型的囊型包虫病需与脑脓肿和毛细胞型星形细胞瘤相鉴别。脑脓肿在化脓期和包膜形成期时,CT 平扫可见环形等密度脓肿壁,脓腔密度稍低或呈水样低密度,部分病例脓腔内可见气-液平面,增强扫描脓肿壁强化明显,且脓肿壁光滑完整、厚薄均匀。MR 平扫 T_1WI 脓腔及其周围水肿为低信号,两者之间的脓肿壁为等信号环形间隔。T_2WI 脓腔和周围水肿为高信号,脓肿壁为等信号或低信号。增强扫描脓肿壁明显强化,脓腔内容无异常强化,脓肿壁内壁光滑,多无结节,有时可见腔内多房的分隔异常强化。在高 b 值 DWI 图像上,因脓腔内黏稠的脓液限制了水分子的扩散运动而呈明显高信号为其特征性表现。毛细胞型星形细胞瘤是一种常发生于儿童和青年的囊实性星形细胞瘤,肿瘤好发于幕下,生长缓慢,边界较清晰,多出现囊性变。患者可出现局灶性神经功能障碍或巨颅症、头痛、内分泌紊乱、颅内压增高等非特异体征。CT 平扫以水样低密度为主,增强扫描实性部分可见明显异常强化,MR 平扫以囊性成分为主,间杂实性成分,囊性部分 T_1WI 呈低信号、T_2WI 以呈高信号为主,实性部分接近等信号,增强扫描肿瘤实性成分可见轻中度异常强化。

病例三十九

【病史摘要】 男性,35 岁,汉族。以"间断性癫痫发作半年"为主诉入院,患者于 1 年前突感左手麻木,并向上延伸至左前臂,未予以重视。半年前突然癫痫发作并晕倒,于当地医院就诊,按颈椎增生治疗无效,期间时有癫痫发作,查体无特殊阳性体征。

【影像表现】 见图 7-54、彩图 8。

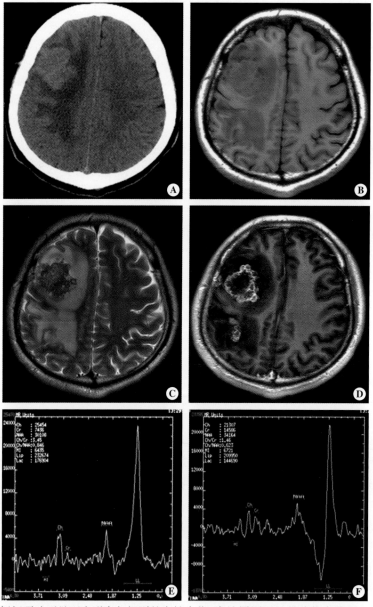

图 7-54 右侧额顶叶可见两个形态欠规则的实性占位,病灶周围可见晕片状水肿影。右侧额叶病灶 CT 平扫病灶以稍高密度为主,MR 平扫 T_1WI 上呈以等信号为主的混杂信号,T_2WI 上病灶呈以低信号为主的混杂信号,内部可见多发大小不等的高信号小囊泡影。增强扫描病灶呈不规则环形强化,小囊泡多呈不完整的环形强化。MRS 示 *N*-乙酰天冬氨酸(NAA)峰、胆碱(Cho)峰、肌酸(Cr)峰不同程度的下降,脂质(Lip)峰明显升高,伴或不伴乳酸(Lac)峰

【诊断】 右侧额顶叶泡型包虫病。

【讨论】 脑泡型包虫病多见于成人,常分布于幕上及脑膜中动脉供血区,几乎都继发于肝泡型包虫病的血行转移,可单发,也可多发。基本的病理特征是以外殖芽生为主的双殖芽生生长,可形成无数微小囊泡,断面呈蜂窝状改变,好发于皮质区或皮质下区,由于脑组织柔软且血供丰富,脑内的泡型包虫病生长较快,形似恶性肿瘤。CT平扫表现:病灶呈软组织密度,内部常伴有高密度钙化影,多有明显的占位效应和灶周水肿。MR平扫表现:病灶在 T_1WI 上为等或稍高信号,T_2WI 上为低信号为主的混杂信号,多数病灶在 T_2WI 上内部可见多发大小不等的高信号小囊泡影,磁共振水成像上的多发小囊泡是其特征性表现。部分病例可见多个沙粒状的低信号钙化,是其 T_2WI 呈低信号的主要原因。与其他部位的泡型包虫病不同,脑泡型包虫病增强后有不规则周边强化,这是脑泡型包虫病的特点,其强化机制可能与病灶周围的炎性反应和血-脑脊液屏障的破坏有关。近年来,随着磁共振成像技术的不断进步,各种新技术也被用于脑泡型包虫病的诊断及鉴别诊断中。脑泡型包虫病在磁共振氢质子波谱(^{1}H-MRS)特点为 N-乙酰天冬氨酸(NAA)峰、胆碱(Cho)峰、肌酸(Cr)峰不同程度地下降,脂质(Lip)峰明显升高,伴或不伴乳酸(Lac)峰。这与脑泡型包虫病病灶的破坏、增殖和周围的炎性反应有关。^{1}H-MRS 在一定程度上可以反映泡型包虫病病灶的病理学改变,进一步加深对疾病病理生理变化的认识。脑泡型包虫病具有一定的影像学特征,即 CT 上病变呈不规则环状强化且边缘可见无强化的小囊,MR T_2WI 上病灶多为低信号背景下伴有多发大小不一的高信号小囊泡,以及特征性的质子波谱表现,结合包虫感染源接触史和实验室检查,即可提示诊断。

脑泡型包虫病需与颅内结核瘤、转移瘤和Ⅲ、Ⅳ级星形细胞瘤进行鉴别。颅内结核通常由肺结核或体内其他部位结核血行播散所致,常发生于儿童和青年。结核瘤常位于血运丰富的皮质内,呈结节或分叶状,外围为纤维包膜,中间有干酪样坏死,少数可合并钙化。约80%为单发,20%为多发。CT平扫为等密度、高密度或混杂密度病灶,可伴有钙化。MRI平扫 T_1WI 内部呈低信号,包膜为等信号,T_2WI 多数信号为不均匀低信号,包膜多呈低信号,伴有钙化时在 T_1WI 和 T_2WI 上一般呈低信号。合并干酪样坏死,增强扫描病灶多为环形及小结节样异常强化。脑转移瘤好发于40~60岁的中老年人,70%~80%为多发,幕上较幕下多见,多位于皮髓质交界区。肿瘤中心常发生坏死、囊变和出血,少数肿瘤内可见钙化。肿瘤周围水肿明显,水肿程度与肿瘤类型有关。CT平扫肿瘤密度多不均匀,呈结节样或不规则环状,绝大多数可伴有瘤周水肿,且肿瘤很小时即伴有广泛水肿,此为转移瘤的特征性表现。MR平扫多数肿瘤在 T_1WI 为低信号,T_2WI 为高信号,由于肿瘤来源于不同的病理组织结构,因此肿瘤信号多种多样。通常肿瘤周围水肿广泛,占位效应明显。增强扫描肿瘤有明显异常强化,强化形态多种多样,如结节状、环形、花环状,内壁还可伴有不规则的附壁结节等。星形细胞瘤是最常见的颅内原发肿瘤,Ⅲ、Ⅳ级星形细胞瘤占位效应明显,可沿胼胝体向对侧生长,绝大多数可伴有瘤周水肿,多数可合并出血、钙化和囊变。Ⅲ、Ⅳ级星形细胞瘤形态多不规则或呈花环状,MR平扫Ⅲ、Ⅳ级肿瘤在 T_1WI 呈以低信号为主的混杂信号,合并瘤内出血可见高信号;T_2WI 呈不均匀高信号,合并液化、坏死或囊变时见水样高信号,合并出血时信号随血肿期龄的不同而有相应的变化。增强扫描呈斑块状、线条状、花环状或结节状明显异常强化,坏死或出血区无异常强化。Ⅲ、Ⅳ级星形细胞瘤、转移瘤 ^{1}H-MRS 表现,因肿瘤多合并坏死,也可出现 Lip 升高。但是由于肿瘤细胞的异型性明显,细胞的核质比例高,细胞膜转运功能增加,所以 Cho 明显升高,这与脑泡型包虫病的表现不同。

病 例 四 十

【病史摘要】　男性,31 岁。头痛、恶心、呕吐 2 个月,加重 7 天。既往有明确犬类接触史。

【影像表现】　见图 7-55。

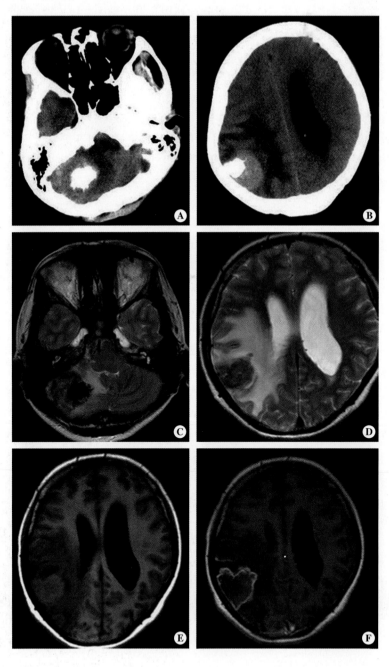

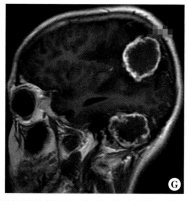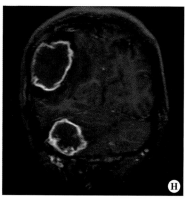

图 7-55　CT 平扫示右侧小脑半球、顶叶多发高密度病灶,周围环绕片状水肿带,可见占位效应,侧脑室扩张(A、B);MRI 示上述病灶呈等 T_1、长 T_2 信号(C~E);MRI 增强扫描上述病灶呈环形强化(F~G)

【诊断】　脑泡型包虫病。

【讨论】　病灶呈浸润性生长,界限欠清,多有占位效应和灶边水肿,病灶在 T_1WI 上呈等信号,在 T_2WI 上以低信号为主,小囊泡或囊泡巢在 T_2WI 上信号稍高且界限不清,在水成像上显示清晰。部分病例可见多个沙粒状的低信号钙化。与其他部位的泡型包虫病不同,增强后有不规则强化为本病的特点。

脑泡型包虫病需与以下疾病鉴别:

(1)结核球:患者多有低热、盗汗、乏力、消瘦等结核中毒症状,影像学主要表现为以基底池受累为主,表现为脑内结节状、环形异常强化灶,且邻近脑膜有明显异常强化及增厚。

(2)转移瘤:多分布于大脑中动脉供血区域、皮质下,T_2WI 呈高信号,增强扫描多均匀强化,坏死液化区无强化,且无多发小囊泡样改变,结合临床病史不难诊断。

(3)其他合并出血的肿瘤:患者多无明显犬类接触史,且包虫临床实验室检查呈阴性。

病例四十一

【病史摘要】　男性,32 岁,哈萨克族。以"发现肝包虫 4 年,突发左侧躯体抽搐 4 天,加重 1 天"为主诉入院。

【影像表现】　见图 7~56。

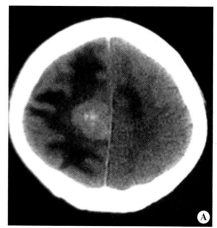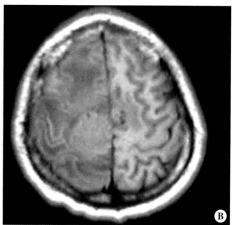

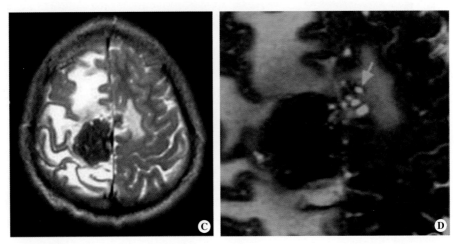

图 7-56　右侧额顶叶可见类球形病灶,部分向对侧生长,周边有明显的灶周水肿,CT 平扫病灶以稍高密度为主,内部可见高密度钙化影;MR 平扫示病灶在 T_1WI 上以等信号、在 T_2WI 上以低信号为主,在 MR 水成像上病灶内部及周边可见多发大小不等的高信号小囊泡影(白箭头)

【诊断】　右额顶叶泡型包虫病。

【讨论】　脑泡型包虫病多见于成人,常分布于幕上及脑膜中动脉供血区,几乎都继发于肝泡型包虫病的血行转移,可单发,也可多发。基本的病理特征是以外殖芽生为主的双殖芽生生长,可形成无数微小囊泡,断面呈蜂窝状改变,好发于皮质区或皮质下区,由于脑组织柔软且血供丰富,脑内的泡型包虫病生长较快,形似恶性肿瘤。CT 平扫表现为病灶呈软组织密度,内部常伴有高密度钙化影,多有明显的占位效应和灶周水肿。MR 平扫表现为病灶在 T_1WI 上为等或稍高信号,T_2WI 上为低信号为主的混杂信号,多数病灶在 T_2WI 上内部可见多发大小不等的高信号小囊泡影,磁共振水成像上的多发小囊泡是其特征性表现。部分病例可见多个沙粒状的低信号钙化,是其 T_2WI 呈低信号的主要原因。与其他部位的泡型包虫病不同,脑泡型包虫病增强后有不规则周边强化,这是脑泡型包虫病的特点。磁共振水成像技术(magnetic resonance hydrography,MRH)最早应用于胰胆管,后逐渐扩展到其他器官。MRH 在脑泡型包虫病的诊断中具有重要价值,其能清楚地显示常规 MRI 检查所不能显示的病灶本身的细微结构和与临近受累器官的关系,如与脑室等邻近结构的关系等。MRH 则可更清晰地显示病灶内部和周边的小囊泡,脑泡型包虫病的小囊泡和囊泡群是其与其他疾病的鉴别要点,而结核瘤和转移瘤等肿瘤无多发小囊泡。MRH 的主要优势是可以提高脑泡型包虫病病灶的检出率并且减少误诊,与常规 MRI 检查联合使用,可获得更多的反映病变病理特点的信息,以利于脑泡型包虫病的诊断。

脑泡型包虫病需与颅内结核瘤,转移瘤及 Ⅲ、Ⅳ 级星形细胞瘤鉴别。颅内结核通常由肺结核或体内其他部位结核血行播散所致,常发生于儿童和青年人。结核瘤常位于血运丰富的皮质内,呈结节状或分叶状,外围为纤维包膜,中间有干酪样坏死,少数可合并钙化。约80% 为单发,20% 为多发。CT 平扫为等密度、高密度或混杂密度病灶,可伴有钙化。MRI 平扫 T_1WI 内部呈低信号,包膜为等信号,T_2WI 多数信号为不均匀低信号,包膜多呈低信号,伴有钙化时在 T_1WI 和 T_2WI 上一般呈低信号。合并干酪样坏死,增强扫描病灶多为环形及小结节样异常强化。脑转移瘤好发于 40~60 岁的中老年人,70%~80% 为多发,以幕上较幕下多见,多位于皮髓质交界区。肿瘤中心常发生坏死、囊变和出血,少数肿瘤内可见钙化。肿瘤周围水肿明显,水肿程度与肿瘤类型有关。CT 平扫肿瘤密度多不均匀,呈结节样或不规则环状,绝大多数可伴有瘤周水肿,且肿瘤很小时即伴有广泛的水肿,此为转移瘤的特征性表现。MR 平扫多数肿瘤在 T_1WI 为低信号,T_2WI 为高信号,由于肿瘤来源于不同的病理组织结构,因此肿瘤信号多种多样。通常肿瘤周围水肿广泛,占位效应明显。增强扫描肿瘤有明显异常强化,强化形态多种多样,如结节状、环形、花环状,内壁还可伴有不规则的附壁结节等。星形细胞瘤是最常见的颅内原发肿瘤,III、IV 级星形细胞瘤占位效应明显,可沿胼胝体向对侧生长,绝大多数可伴有瘤周水肿,多数可合并出血、钙化和囊变。III、IV 级星形细胞瘤形态多不规则或呈花环状,MR 平扫III、IV 级肿瘤在 T_1WI 呈以低信号为主的混杂信号,合并瘤内出血可见高信号;T_2WI 呈不均匀高信号,合并液化、坏死或囊变时见水样高信号,合并出血时信号随血肿期龄的不同而有相应的变化。增强扫描呈斑块状、线条状、花环状或结节状明显异常强化,坏死或出血区无异常强化。

病例四十二

【病史摘要】 男性,54 岁,回族。以"颈部进行性肿大 2 年"为主诉入院,患者自述于10 年前无明显诱因发现颈部包块,在当地医院检查考虑甲状腺增生,之后患者未予以重视,未行特殊检查或治疗;近 2 年来无明显诱因下颈部包块逐渐增大,2 周前患者感冒、咳嗽、咳出白色片状物,治疗 1 周后未见好转。

【影像表现】 见图 7-57。

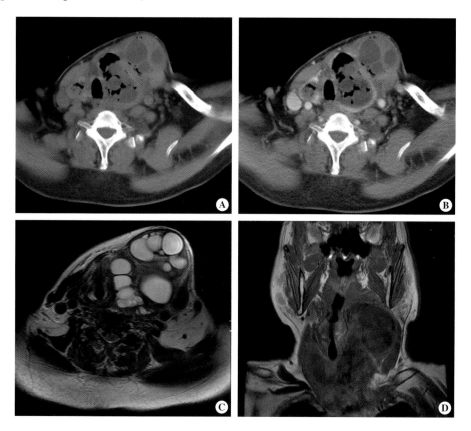

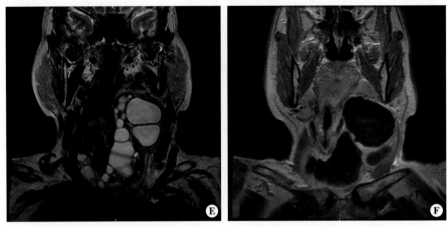

图 7-57　甲状腺正常形态结构消失,体积明显增大,双叶甲状腺内及颈根部、左侧锁骨窝区可见多发大小不等的囊性病灶,CT 平扫呈低密度,内可见多发分隔影。MR 平扫呈多发大小不等的囊性病灶,冠状面上可见部分子囊呈串珠状排列,T_1WI 上呈低信号,T_2WI 上呈高信号,囊壁在 T_1WI 上呈等信号,在 T_2WI 上呈稍低信号,增强扫描后可见部分囊壁明显异常强化,囊液无强化

【诊断】　甲状腺、颈根部及左侧锁骨上下窝区囊型包虫病(多子囊型)。

【讨论】　甲状腺囊型包虫病为囊型包虫病的罕见部位,一般多继发于肝、肺囊型包虫病,甲状腺囊型包虫病多为子囊型,在 CT 及 MRI 上均可见母囊内含有多个子囊,在 CT 上母囊密度常低于子囊,在 T_1WI 上母囊信号低于子囊,在 T_2WI 上母囊信号高于子囊,子囊清晰可见。母子囊间和子囊间可见分隔影。母囊内含子囊时表现为“玫瑰花瓣”征,与肝脏子囊型囊型包虫病表现较为一致。病灶一般不强化,合并感染时,囊壁可见不规则环形强化。甲状腺囊性病变,在表现为多子囊征象时,首先应确定临床病史,明确患者是否有包虫感染源接触史,结合相关实验室检查及典型的影像学征象,诊断并不困难。

本病需与甲状腺囊肿、颈部软组织内血管瘤和颈部软组织内囊性淋巴管瘤等鉴别。甲状腺囊肿一般无明显症状,MRI 多表现为类圆形病灶,T_1WI 上呈低信号,T_2WI 上呈高信号,边缘光滑完整并可见等信号包膜,一般无分隔影,增强扫描无异常强化。血管瘤是颈部软组织内常见的良性病变,多位于皮下,类圆形或分叶状病灶,MRI 平扫 T_1WI 为等或稍高信号,T_2WI 为混杂高信号,病灶内部间杂条状或点状低信号,增强扫描后病变呈中度不均匀性强化,且随时间延长对比剂逐渐充填,呈渐进性强化。颈部软组织内囊性淋巴管瘤好发于儿童,生长缓慢,多为无痛性、柔软、半实性颈部肿块。MRI 典型表现为类圆形或不规则形病灶,T_1WI 呈低信号,T_2WI 呈高信号,边界清晰,信号均匀,沿软组织间隙匍匐性生长,如并发出血时,可见液-液平面和不同时期相应的出血信号,增强扫描无异常强化。

病例四十三

【病史摘要】　女性,29 岁。体检透视发现胸部占位 1 天。患者诉偶尔有咳嗽,有牧区生活史。

【影像表现】　见图 7-58。

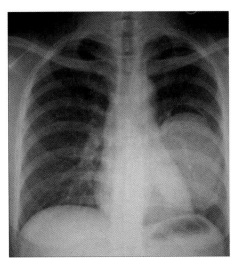

图 7-58　X 线胸片示左下肺圆形肿块,边缘光滑,
边界清楚,密度均匀,上缘可见新月形气体影

【诊断】　肺囊型包虫病。

【讨论】　人体各部位均可发生包虫病,包虫致病幼虫入血后,经血液循环在人体内多个器官均可发生,其中以肝脏较为多见,但也可发生于肺、脾、脑等肝外器官内。其主要表现为单发或多发液性低密度病灶,圆形或类圆形,少数有分叶;部分囊壁有钙化,含子囊较少,子囊密度低于母囊液等特征性表现。包囊破裂后,可以出现"新月"征、"水上浮莲"征及"飘带"征等特殊征象。

肺囊型包虫病需与以下疾病鉴别:

(1) 肺脓肿:临床症状较重,CT 表现为脓肿壁厚薄不均,且见不到囊内花边样改变。

(2) 空洞型肺结核:结核球多见于上叶后段及下叶背段,周围可见卫星灶,病灶密度不均匀,其内可见点状钙化。包虫囊肿可发生于肺的各个部位,以下肺外肺野较多,密度均匀,随病变进展可明确诊断。

(3) 支气管囊肿:单纯囊肿病灶要与支气管囊肿鉴别,后者常呈含气的囊性病灶,继发感染后囊内密度增高,与支气管相通后可形成液平面,而前者则呈水样密度且边缘光整的囊性肿块,液平面内常出现"水上浮莲"等征象。

病例四十四

【病史摘要】　女性,58 岁。久居牧区,牧民。胸闷、胸痛、咳嗽、咳少量白痰。红细胞沉降率为 25mm/h。

【影像表现】　见图 7-59。

【诊断】　肺囊型包虫病。

【讨论】　见病例四十八。

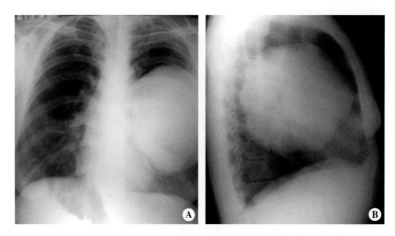

图 7-59　X 线胸部正侧位片示左肺上叶巨大类圆形软组织
肿块影,边缘光整,边界清楚,可见分叶,左肺上叶舌段部分不张

病例四十五

【病史摘要】　男性,16 岁。体检发现肺部结节,无明显不适。Casoni 试验(+)。有明确犬类接触史。

【影像表现】　见图 7-60。

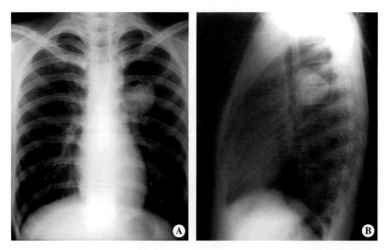

图 7-60　X 线胸部正侧位片示左肺上叶尖后段类圆形软组织
肿块影,边缘光整,边界清楚

【诊断】　肺囊型包虫病。
【讨论】　见病例四十八。

病例四十六

【病史摘要】　女性,10 岁。久居牧区。胸闷、胸痛 2 个月,伴干咳、发热,最高体温39.5℃。Casoni 试验(+)。

【影像表现】 见图 7-61。

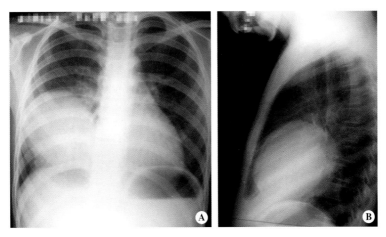

图 7-61　X 线胸部正侧位片示右肺中叶巨大类圆形软组织肿块影，
边缘光整，边界清楚，可见分叶

【诊断】　肺囊型包虫病。
【讨论】　见病例四十八。

病例四十七

【病史摘要】　女性，51 岁。无明显不适，体检发现肺部结节。实验室检查正常。久居牧区。

【影像表现】　见图 7-62。

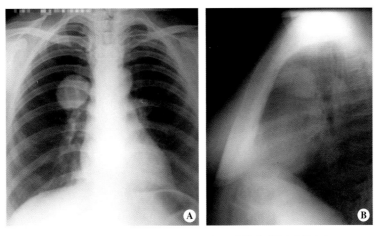

图 7-62　X 线胸部正侧位片示右肺上叶前段类圆形软组织
肿块影，边缘光整，边界清楚

【诊断】　肺囊型包虫病。
【讨论】　见病例四十八。

病例四十八

【病史摘要】 男性,30 岁。胸痛、咳嗽、咯血、发热。白细胞 $25×10^9/L$,嗜酸粒细胞 $2.1×10^9/L$。红细胞沉降率为 45mm/h。1 年前牧区旅游史。

【影像表现】 见图 7-63。

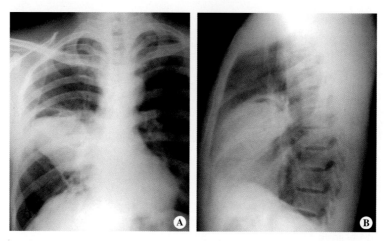

图 7-63 胸部 X 线正侧位片示右肺中叶不规则形软组织肿块影,边缘光整,边界清楚,
边缘可见分叶,其内可见液平面,病灶远处可见斑片状高密度影

【诊断】 肺囊型包虫病。

【讨论】 肝包虫病的发病原理是六钩蚴在肝内逐渐发育成一个有包膜的囊状体,缓慢生长,逐渐扩大,其周围组织因受压而萎缩,形成一纤维组织层。囊的内壁向腔内生长出生发囊,生发囊的内壁长出头节,此种头节到达其他部位便能发生继发性的包囊。

本病临床表现为患者常具有多年病史、病程呈渐进性发展,大部分患者可无明显症状。位于肺部的囊肿较大时可压迫肺、纵隔及膈肌而出现相应症状,如呼吸困难等;位于肺内较小的孤立系结节多无明显症状。继发性感染是常见的症状。

病例四十二至病例四十六均为手术后证实为包虫病,本组病例结合流行病学及临床病史不难做出诊断,其影像表现为:

(1)X 线:肺包虫病的囊肿多为单发圆形、类圆形阴影。早期囊肿较小时密度较低、边缘不清,但直径>2cm 的囊肿轮廓一般可显示清晰。肺巨大包虫囊肿在透视时随深呼吸出现纵向伸缩变形,称为"包虫囊呼吸"征;由于囊肿增大将肺组织推至周围,形成"手握球"征;如囊壁与支气管相通,可形成"新月"征及"双弓"征;内囊破裂萎陷并漂浮于囊液上则可出现"水上浮莲"征。该组病例均为 X 线下发现,较小的结节患者无明显症状,均为体检时意外发现;较大者则出现相应肺部压迫症状(如病例四十二、病例四十四),其中病例四十二出现压迫性肺不张;病例四十六出现内囊破裂,表现为气-液平面,邻近肺组织出现炎性改变继而出现相应临床症状。

(2)CT:肺部囊性肿块,CT 值为水样密度,边缘光滑,密度均匀。伴有空洞时其内见新月形或镰刀状的气体密度影。增强扫描囊壁可呈环状强化。增强扫描可出现囊壁强化。

(3)MRI:肺包虫囊肿的囊液表现为长 T_1、长 T_2 信号。MRI 有助于判断病灶与纵隔、膈、心脏及大血管的毗邻关系,对内、外囊的显示较 X 线胸片和胸部 CT 清晰、明确。

X 线和 CT 检查为本病的首选方法。CT 平扫及 CT 增强对病灶内部结构显示优于 X 线,而 MRI 对囊壁和囊内分隔的显示较佳。本病亦结合流行病史及免疫学确诊。

肺包虫病需与以下疾病鉴别:

(1)肺癌:多表现为孤立性结节或肿块,边缘毛糙,可见分叶及毛刺等肿瘤征象;肺包虫病多表现为边缘光整的良性征象。

(2)炎性假瘤:多呈孤立性结节影,边界清楚、边缘光整,在普通 X 线片上较难鉴别。行 CT 增强检查观察病灶血供,炎性假瘤多出现强化,而肺包虫病为囊性病变,其内部结构无强化,囊壁可有轻度强化。

(3)肺肉瘤:多与肺癌表现相似,CT 增强扫描可以更好地加以鉴别。

(4)结核球:可出现卫星灶,CT 显示其内为干酪样物质,而肺包虫病囊内以液体为主。

(5)转移瘤:多表现为多发,单发少见,CT 增强扫描可强化。

肺包虫病与其他表现为孤立性类圆形病变的肺部疾病鉴别时,CT 平扫或 CT 增强扫描能更好地表现出其内部特征,提高其诊断准确性。

病例四十九

【病史摘要】 女性,47 岁。CT 体检发现肝、肺包虫 1 个月。

【影像表现】 见图 7-64。

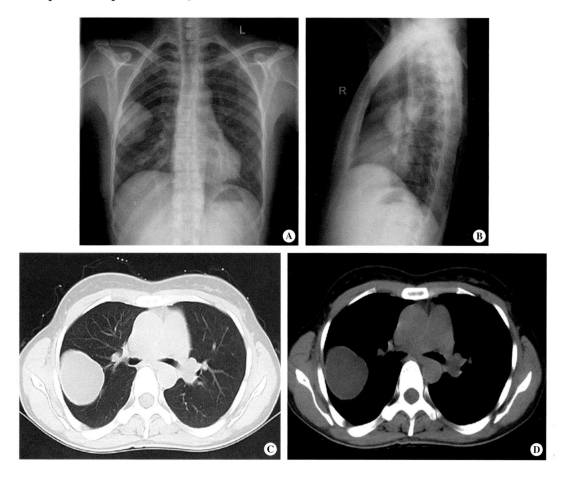

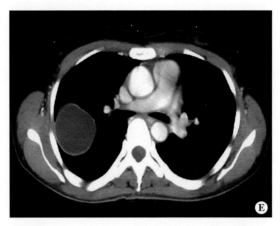

图 7-64　X 线胸部正侧位片示右肺中野中外带可见一球形高密度病灶,境界清晰,
边缘光滑,其内密度较均匀(A、B);CT 平扫示右肺上叶后段见类圆形囊性低密度
病灶,最大截面积约为 5cm×6cm,病变内为均匀一致的液性密度(C、D);增强扫描
病变无明显强化(E)

【诊断】　右肺上叶囊型包虫病。

【讨论】　本病例为单纯包虫囊肿,病灶内密度均匀,边缘光滑锐利,CT 体检时也发现肝脏包虫病变。如没有病史,本病也可考虑肺含液囊肿,先天性肺囊肿自幼常反复发生呼吸道感染,囊肿压迫支气管则引起肺不张。肺囊肿破入支气管形成气-液平面,但无"水上浮莲"征。本病还需与周围型肺癌相鉴别,周围型肺癌多是致密的肿块,密度不均,外形欠规整,边缘不如包虫囊肿锐利,可有分叶、毛刺及胸膜凹陷征等,常有肺门淋巴结肿大。肺血行转移瘤形似棉花团样,常为多发,肺野外带多见,短期随访增长速度较快。

病 例 五 十

【病史摘要】　女性,18 岁,维吾尔族。上腹部不适 4 个月。包虫四项检查:抗 EgCF 抗体(-)、抗 EgP 抗体(-)、抗 EgB 抗体(-)、抗 Em2 抗体(-)。

【影像表现】　见图 7-65。

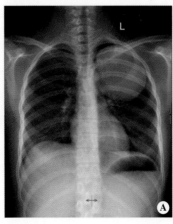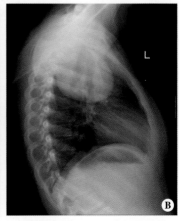

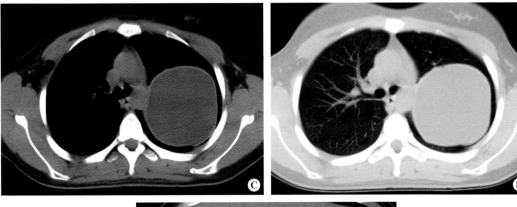

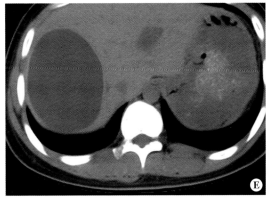

图 7-65　X 线胸部正侧位片示左肺上叶见一巨大球形高密度病变,大小约为 10.8cm×9.1cm,其内密度均匀,边界清楚锐利(A、B);CT 平扫示左肺上叶可见一巨大囊性病灶,较大截面积大小约为 8.43cm×7.91cm,其内密度均匀,CT 值为 12HU,壁光整;有壁、略厚、边缘光整(C、D);肝右叶实质内可见一巨大囊性占位,大小约为 9.67cm×7.38cm,囊内密度尚均匀,境界清楚(E)

【诊断】　左肺上叶囊型包虫病。

【讨论】　包虫病是一种人畜共患的地方流行性寄生虫病,主要传染源为狗,人误食的虫卵在十二指肠内孵化为六钩蚴,经肠系膜静脉潜入门脉系统,首先流注肝脏发育成包虫,因此肝脏发病率最高。六钩蚴通过肝脏,经肺动脉迁移到肺脏寄生,故肺脏的发病率仅次于肝脏,两者占总发病率的 80%～90%。本病例呈单囊病灶,其内病灶内密度均匀,有囊壁,边缘光滑锐利,并且有肺包虫病史,可以做出正确诊断。如没有病史,本病需与支气管囊肿相鉴别。

<h2 style="text-align:center">病例五十一</h2>

【病史摘要】　女性,26 岁。发现肝脏占位 16 年,间断发热 1 个月。

【影像表现】　见图 7-66。

【诊断】　右肺多发囊型包虫病(多子囊型)。

【讨论】　本病例为多子囊型包虫囊肿,病灶内有多个子囊形成,呈花瓣状分隔,子囊的密度总是低于母囊,这是多子囊包虫的特征。

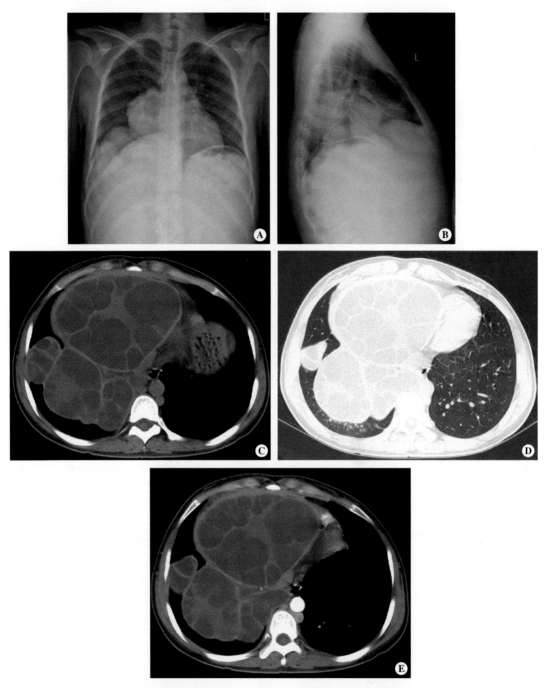

图 7-66　X 线胸部正侧位片示右肺中下野多发半圆形高密度影,边缘光滑锐利(A、B);CT 平扫示右下胸腔内可见多发大小不等类圆形占位病变,最大病灶大小约为 8.0cm×10.6cm,病灶内部见多发大小不等类圆形更低密度子囊影(C、D);增强扫描囊壁及囊内容物未见肯定强化(E)

病例五十二

【病史摘要】 女性,52 岁,回族。右上腹疼痛 4 个月余。包虫四项检查:抗 EgCF 抗体
(-)、抗 EgP 抗体(-)、抗 EgB 抗体(-)、抗 Em2 抗体(-)。

【影像表现】 见图 7-67。

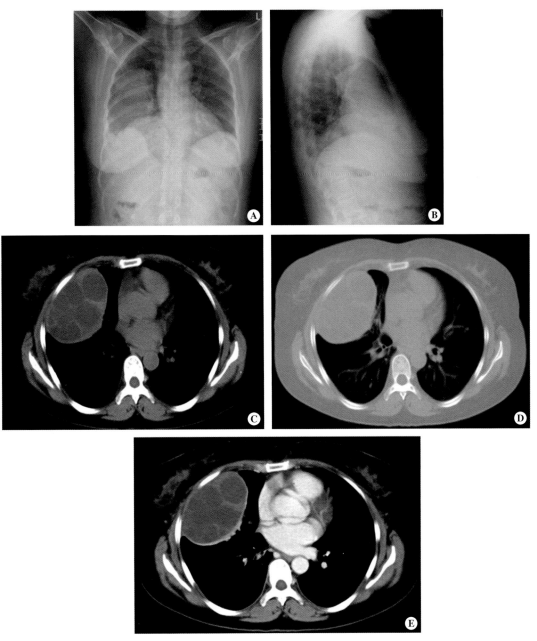

图 7-67 X 线胸部正侧位片示左肺中上野可见一巨大椭圆形病变,大小约为 11.2cm×10.1cm,其内密
度均匀,境界清晰,边缘光滑(A、B);CT 示右肺上叶前段及右肺中叶内见多个类圆形巨大囊性低密度
病灶,最大层面范围约为 10.3cm×7.4cm,囊内见多房分隔状,房内 CT 值为 2~10HU,囊壁略厚,边界
清晰(C、D);增强扫描示囊壁及房内分隔轻度强化,囊内容物未见明显强化(E)

【诊断】　肺囊型包虫病。

【讨论】　本病例为一巨大囊性病变,其内可见子囊,呈"囊中囊"征象,有囊壁,局部较厚,边缘光整,增强扫描囊液未见明显强化,其壁可见强化;有典型特征,"囊中囊"征象,厚壁,可以做出正确诊断。

病例五十三

【病史摘要】　男性,9岁。主因"发热、咳嗽1月余"入院。最高体温39.6℃,恶心、呕吐,咳少量白色黏痰。肺包虫Ig抗体阳性。病理回报:右上肺病灶粉染无结构板层样囊壁结构,部分囊壁周围可见淋巴细胞、嗜中性粒细胞,浸润显示炎性反应。

【影像表现】　见图7-68。

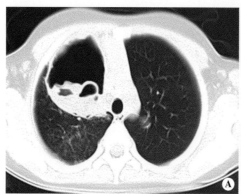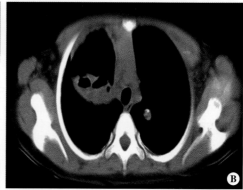

图7-68　CT示右肺上叶类圆形空洞,边缘光滑清晰,壁厚薄不均,可见典型"水上浮莲"
征和气-液平面,病灶周围散在斑片状渗出影

【诊断】　右上肺囊型包虫病(单纯囊肿型),内外囊同时破裂并与支气管相通,空气进入内外囊。

【讨论】　人体感染细粒棘球蚴后,幼虫经下腔静脉回流至右心,再经肺动脉播散至两肺,逐渐发育成包虫囊肿。发生率右叶多于左叶、下叶多于上叶,其生长过程及病理改变与肝包虫相同,以单纯囊肿型多见,占80%~90%,其次为多子囊型,实变钙化型很少见。由于肺组织疏松阻力小、血运丰富等因素,包虫囊肿生长速度较快,早期虽无明显临床表现,但囊肿往往较大,可达10~20cm,多在5~10cm。当囊肿对周围肺组织产生压迫时,可出现胸痛、咳嗽、咯血和呼吸功能障碍等症状和体征。少数包虫可破入支气管引起肺实变、肺不张。咳出粉皮样包虫内囊是其典型特征,具有诊断价值。肺包虫易合并感染或发生破裂出现胸腔积液、脓胸等,严重者可发生过敏性休克。有时肝顶部包虫可直接穿破膈肌侵入胸腔或肺脏,形成膈上、膈下病灶相连之改变。

肺包虫病约占全身包虫病的20%,仅次于肝包虫病居第二位,其中以细粒棘球蚴引起的囊型包虫病为主,约占95%。分为肺囊型包虫病和肺泡型包虫病。肺囊型包虫病CT表现:①单纯囊肿型:圆形或椭圆形病变,边缘光滑锐利,界限清晰,囊壁厚1~3mm,晚期可见钙化,囊内密度为5~20HU。②多子囊型:母囊内多发大小不等、形态近似的子囊或孙囊,呈"车轮"状或"辐射"状或"蜂房"状排列。③包虫破裂:可出现特征性"水上浮莲"征或"新

月"形和气-液平面。肺泡型包虫病多由肝脏转移而来,原发肺泡型包虫病极少见。

肺囊型包虫病并内外囊破裂主要和慢性纤维空洞型肺结核、肺脓肿、周围型肺癌(空洞型)、支气管囊肿鉴别。慢性纤维空洞型肺结核CT表现为肺段或肺叶空洞,内无液平面。空洞病灶周围有较多的索条状致密影,常见钙化,肺纹理粗乱扭曲,支气管扩张。病变同侧和(或)对侧肺野内新旧不一支气管播散病灶,其内密度有较大差别,钙化。纵隔向患侧移位,胸膜增厚及相应部位的胸廓塌陷。急性肺脓肿CT表现为肺段或肺叶的实变影内坏死、液化灶,伴有少量胸腔积液、局部胸膜增厚,甚至出现脓胸或脓气胸。慢性肺脓肿CT表现为内外壁界限比较清晰的厚壁空洞,伴有邻近肺组织慢性炎症、支气管扩张、新的播散病灶和旧的纤维化。周围型肺癌(癌性空洞)CT表现为空洞壁薄厚不均,内壁凹凸不平或呈结节状,外缘清楚呈波浪状或分叶状,多数为中心性。支气管囊肿继发感染CT表现为好发于肺门周围及双下肺,囊内常含气体或气-液平面,囊壁增厚规则或不规则,囊肿的大小和形态可随感染发生变化。周围常伴有局限性肺气肿或其他先天性发育畸形如肺隔离症、先天性膈疝。

本例右上肺囊型包虫病(单纯囊肿型)内外囊同时破裂。右肺上叶空洞,典型"水上浮莲"征和气-液平面。

病例五十四

【病史摘要】 男性,79岁。主因"受凉后咳嗽、咳痰1周"入院。间断发热,最高体温39.5℃。实验室检查:中性粒细胞0.755,淋巴细胞0.129,单核细胞0.101。肺包虫Ig抗体阳性。

【影像表现】 见图7-69。

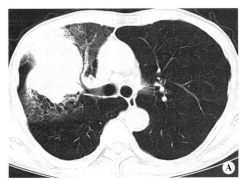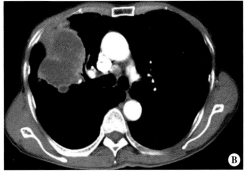

图7-69 CT增强扫描示右肺上叶类圆形囊性病灶,边缘光滑清晰,薄壁均匀,病灶周围散在斑片状渗出影,局部胸膜增厚

【诊断】 右上肺囊型包虫病(单纯囊肿型)并发感染。

【讨论】 人体感染细粒棘球蚴后,幼虫经下腔静脉回流至右心,再经肺动脉播散至两肺,逐渐发育成包虫囊肿。发生率右叶多于左叶、下叶多于上叶,其生长过程及病理改变与肝包虫相同,以单纯囊肿型多见,占80%~90%,其次为多子囊型,实变钙化型很少见。由于肺组织疏松阻力小、血运丰富等因素,包虫囊肿生长速度较快,早期虽无明显临床表现,但囊肿往往较大,可达10~20cm,多为5~10cm。当囊肿对周围肺组织产生压迫时,可出现胸痛、咳嗽、咯血和呼吸功能障碍等症状和体征。少数包虫可破入支气管引起肺实变、肺不张。咳出粉皮样包虫内囊是其典型特征,具有诊断价值。肺包虫易合并感染或发生破裂出现胸腔积液、脓胸等,严重者可发生过敏性休克。有时肝顶部包虫可直接穿破膈肌侵入胸腔或肺脏,形成膈上、膈下病灶相连之改变。

肺囊型包虫病并感染主要和急性肺脓肿、支气管囊肿、先天性囊腺瘤样畸形、肺隔离症鉴别。急性肺脓肿 CT 表现为肺段或肺叶的实变影内坏死、液化伴有少量胸腔积液、局部胸膜增厚,甚至出现脓胸或脓气胸。支气管囊肿 CT 表现为好发于肺门周围及双下肺囊性病灶,囊壁光整,密度均匀。周围常伴有局限性肺气肿或其他先天性发育畸形如肺隔离症、先天性膈疝。先天性囊腺瘤样畸形 CT 表现为多发囊状或囊实性病灶,肺动脉供血,常合并其他部位的发育异常如肾和双眼的发育不全。肺隔离症 CT 表现:以部位恒定的囊性病灶,囊壁光整,密度均匀和异常的主动脉供血为特征性表现。

病例五十五

【病史摘要】 男性,81 岁。咳嗽、咳痰伴发热 1 周。既往有肝包虫病史。CT 检查发现右肺中叶占位性病变。

【影像表现】 见图 7-70。

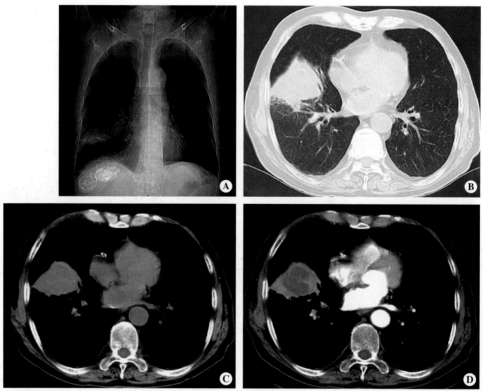

图 7-70　CT 示右肺中叶外侧段至下叶前段可见一致密影,其内部隐约可见一类圆形低密度影,边缘有壳状钙化,大小为 4.64cm×4.44cm,周围为斑片状致密影,其内见支气管充气征,增强扫描病灶边缘及内部有分隔样强化,周围炎性反应肺组织不均匀强化

【诊断】 右肺中叶及下叶前段囊型包虫合并感染。

【讨论】 肺包虫囊肿合并感染较难与肺脓肿鉴别,此时囊内充满脓液,囊壁及囊内可见强化,病灶周围肺组织炎性反应而实变及不张,使得原有病灶边界不清晰,结合既往病史或同时发现其他部位包虫病灶则有利于本病的诊断。

病例五十六

【病史摘要】 男性,40 岁。上腹疼痛不适 2 年,加重 1 个月。

【影像表现】 见图 7-71。

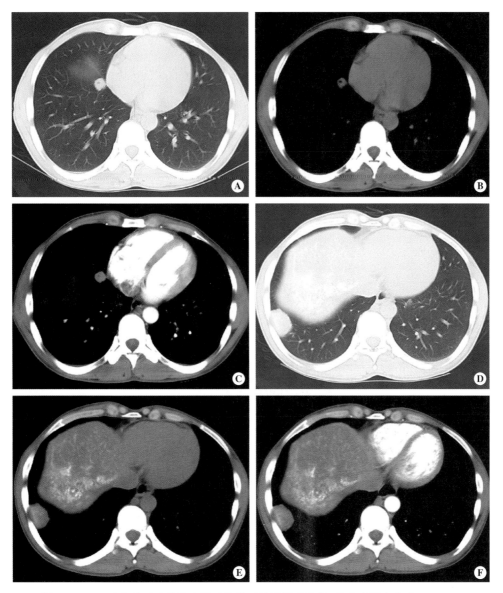

图 7-71 CT 示右肺下叶外基底段近胸膜下见类圆形占位,较大病灶大小为 3.48cm×
3.20cm,其内密度欠均匀,可见不规则斑片状稍高密度影,增强扫描未见肯定强化

【诊断】 肺泡型包虫病。

【讨论】 本例病灶位于右肺下叶基底段,内部不规则钙化,与片中显示肝脏病变密度
相似,增强扫描未见肯定强化。需与肺结核瘤鉴别,肺结核瘤多见于上叶尖后段及下叶背

段,病灶边缘较肺泡型包虫整齐,其内钙化呈结节样,周围见索条及卫星灶。

病例五十七

【病史摘要】 男性,39 岁。咳嗽、胸闷、胸痛 2 年,有牧区生活史。

【影像表现】 见图 7-72。

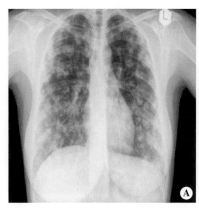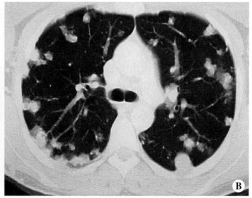

图 7-72 X 线胸片示两肺弥漫分布斑片状、团块状阴影,边界不规则,边界欠清楚(A);
CT 示两肺分布大小不等,梅花瓣状密度增高结节,肺野外带居多(B)

【诊断】 肺泡型包虫病。

【讨论】 肺泡型包虫病主要表现为肺内多发病灶,肺野外带居多,呈小结节状或小斑片状软组织密度影,边界略模糊,病灶内部常合并钙化及液化、空洞。由肝脏顶部向上穿透膈肌引起的病灶表现为肺炎样模糊影,同时可伴有胸腔积液。结合本例患者有牧区生活史,在排除肿瘤性占位的同时,应该考虑包虫的可能性。

病例五十八

【病史摘要】 男性,44 岁。肝泡型包虫切除术后 4 年。包虫四项检查:抗 EgCF 抗体(-)、抗 EgP 抗体(±)、抗 EgB 抗体(±)、抗 Em2 抗体(±)。

【影像表现】 见图 7-73。

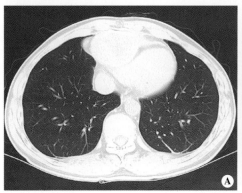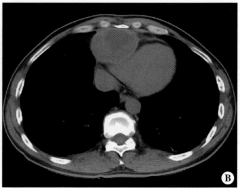

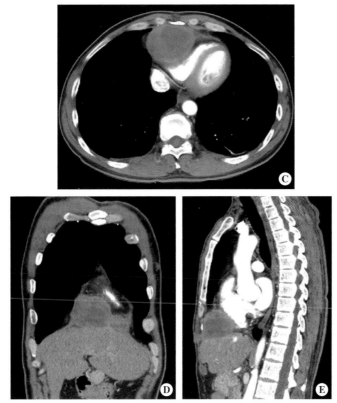

图 7-73　CT 示心脏右前间隙见一混杂密度占位,大小为 7.09cm×5.09cm,
其内密度不均匀,可见片状低密度影。病灶与膈肌及心包、肝脏左叶分界不清,
并累及胸壁,增强扫描病灶未见明显强化

【诊断】　肝泡型包虫病术后复发并突入胸腔。

【讨论】　本病例病灶位于右前心膈角区,与膈肌、心包、肝脏左叶分界不清,并侵犯前胸壁,冠矢位重建图像能够更加清晰地显示病灶范围、起源,有助于包虫病的诊断。

病例五十九

【病史摘要】　男性,45 岁,回族。因劳累后心慌、气短、胸痛 1 年,加重 1 个月入院。包虫四项检查:抗 EgCF 抗体(−)、抗 EgP 抗体(−)、抗 EgB 抗体(−)、抗 Em2 抗体(−)。

【影像表现】　见图 7-74。

【诊断】　心脏囊型包虫病。

【讨论】　心脏及心包包虫病罕见,占包虫病总发病率的 0.5%～2.0%。细粒棘球绦虫虫卵(犬粪内)被人食入,经胃液消化后,六钩蚴穿过肠壁经门静脉入血,经肝、肺毛细血管双重过滤后仍有少数进入体循环,0.5%～5.0%可进入冠状动脉。原发心肌、心包包虫病发生率很低。心肌包虫以左心多见,常为血液来源,六钩蚴在心肌沉积后,可向心腔或心包腔生长,因心肌纤维致密,生长极为缓慢,故临床常呈隐性经过。心脏及心包包虫病无特征性临床表现。X 线胸片可见心脏扩大或心缘局部隆起,心脏超声及 CT 可以诊断,但定性较困难。心脏包虫病一旦诊断应及早手术,因囊肿破裂后,囊液外溢可引起过敏反应、广泛种植播散、继发感染等严重后果。

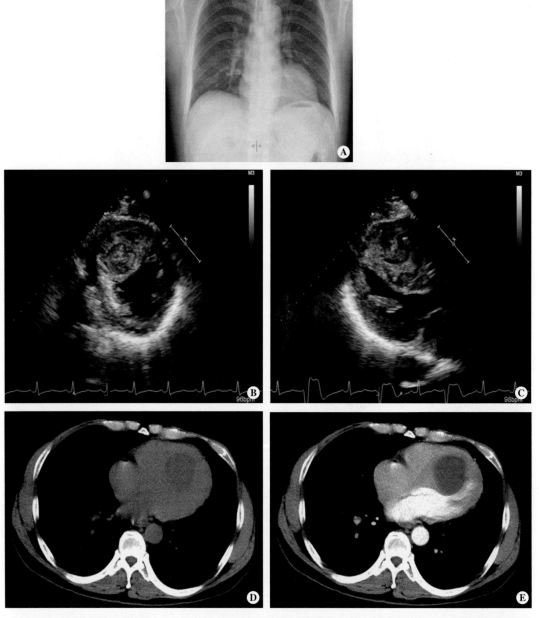

图 7-74 X 线胸片示心影增大，心尖圆钝（A）；B 超示左心室腔扩大，左心室腔内见一大小约为 5.3cm×4.7cm×4.3cm 的囊性病灶，附着于左心室侧壁，瓣膜关闭欠佳（B、C）；CT 示心影增大，左心室内见一类圆形囊性密度病灶，大小约为 5.4cm×4.8cm，密度均匀，边界清楚，CT 值为 25～31HU，增强后病灶未见明显强化，左右心室受压变窄并见弧形压迹；增强扫描未见肯定强化（D、E）

病 例 六 十

【病史摘要】 男性,24 岁。心悸、晕厥 2 年,加重 3 天。心动超声提示左心室囊性占位。

【影像表现】 见图 7-75。

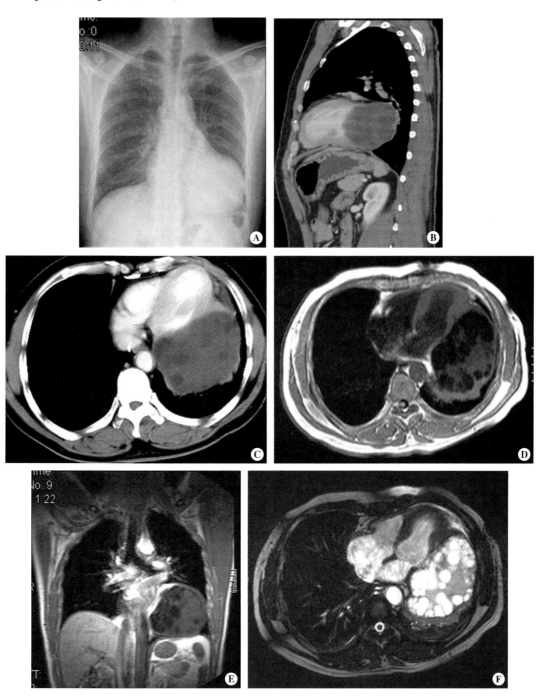

图 7-75 X 线示心影增大,以左心室向左侧扩大为主,密度增高(A);CT 示左心室壁囊性肿物,其内可见大小不一的子囊散在于母囊液内,母囊液密度高于子囊(B、C);MRI 示左心室壁多囊性病灶,边界清楚,子囊信号呈水样信号,母囊信号呈等信号(D~F)

【诊断】 心脏囊型包虫病。

【讨论】 心脏包虫病例非常少见,其 X 线主要表现为心缘局限性隆起,透视下可见包块不随心脏舒缩搏动,但心脏搏动时可被推动。多轴转位观察可发现其与心脏不能分开,此征象不仅有助于定位,并可与肺包虫相区别。CT 能够明确包虫病灶的类型、影像表现特点。增强扫描心脏明显强化而包虫病灶无强化,从而更易判断出病灶的部位和性质。囊性病灶有分隔或子囊是囊型包虫的特点。心脏囊型包虫需要与心包囊肿或心包积液进行鉴别。心脏泡型包虫病表现为内部有钙化的实质性肿物,结合肝脏或者身体其他部位有泡型包虫病病灶容易诊断本病。MRI 除能够精确定位外,还能清楚准确地显示包虫囊肿本身及与邻近结构的关系。使用心电和呼吸门控技术,MRI 可精确地判断心脏瓣膜、室间隔及心肌的情况。

病例六十一

【病史摘要】 男性,32 岁,哈萨克族。胸部不适 2 年,加重 1 个月。包虫四项检查:抗 EgCF 抗体(+++)、抗 EgP 抗体(+++)、抗 EgB 抗体(+++)、抗 Em2 抗体(+)。

【影像表现】 见图 7-76。

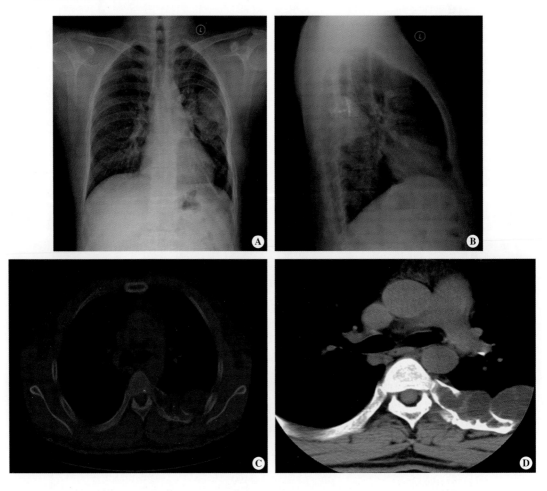

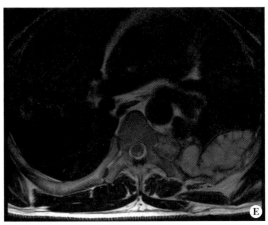
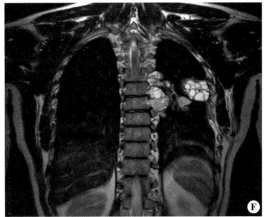

图 7-76 X线胸部正侧位片示左侧第 6、7、8 后肋骨膨胀性骨质破坏,其内密度欠均匀,境界清晰(A、B);CT 平扫示左侧后胸壁可见多发囊样病灶,内可见多个小子囊,左侧相邻第 6、7、8 肋骨可见膨胀性囊状骨质破坏,胸 7 椎体左侧椎间孔扩大,并可见病灶向内凸入,增强后病灶未见明显强化,病灶显示更清楚(C、D);MRI 示胸 5~7 椎体水平左侧附件区及椎旁软组织内及左侧第 6、7、8 肋骨内可见团片状长 T$_2$ 信号,内可见多发分隔影呈囊泡样改变,边界清晰,大小约为 1.02cm×4.51cm×7.06cm,病灶突向左肺内(E、F)

【诊断】 左侧第 6、7、8 肋骨包虫病。

【讨论】 肋骨包虫非常少见,一般生长较慢,主要靠影像学检查来诊断。早期病例表现为肋骨内孤立的膨胀性溶骨病灶,进而呈肋骨脊椎的破坏性病变,并有局部软组织肿块。有时发生骨外病变,如胸膜包虫囊肿所致的肋骨压迫性萎缩。应与骨巨细胞瘤、圆形细胞瘤、溶骨性转移及神经纤维瘤等溶骨性病变相鉴别。

病例六十二

【病史摘要】 女性,25 岁,汉族。以"右下肢无力 15 天"为主诉入院。患者于 15 天前无明显诱因出现右下肢无力,上下楼梯困难,症状逐渐加重,5 天前出现右下肢疼痛,疼痛无力,无明显的加重及缓解因素,查体无特殊阳性体征。

【影像表现】 见图 7-77。

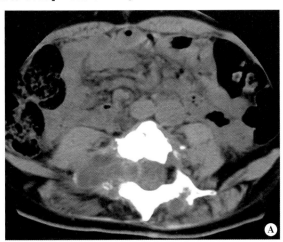
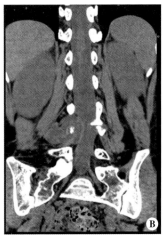

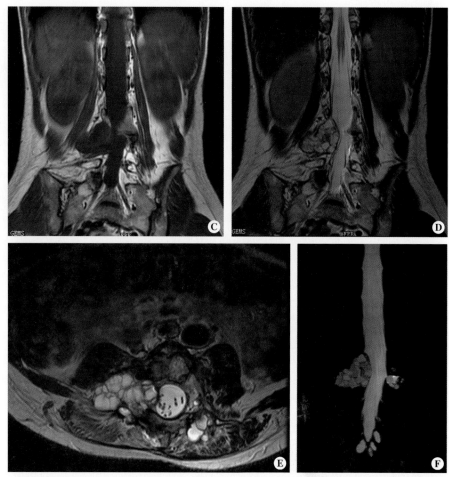

图 7-77　腰 4 椎体附件区可见骨质破坏，双侧椎旁软组织内可见形态不规则的囊性占位性病灶，CT 平扫以水样低密度为主，病灶周边可见中等密度包膜，病灶内部可见多发中等密度分隔影。MR 平扫 T_1WI 以低信号为主，内可见多发等信号分隔影，T_2WI 以高信号为主，病灶沿右侧椎间孔跨越生长，突向椎管内，局部硬膜囊受压变形。MR 脊髓水成像可见病灶呈"玫瑰花瓣"征

【诊断】　腰 4 椎体附件区及双侧椎旁软组织内囊型包虫病。

【讨论】　脊柱囊型包虫病约占骨包虫的 60% 以上，多累及胸椎、腰椎，颈椎较少见。脊柱包虫可单发，也可累及相邻多个椎体，椎间盘一般多无受累，表现为单个椎体或相邻多个椎体的囊状骨质破坏，CT 平扫可见多发大小不等的类圆形低密度影，T_1WI 呈低信号，T_2WI 呈高信号，呈多囊性改变，或母囊内充满大小不等的子囊。脊柱包虫易向椎管内生长，易侵及椎管、椎体附件及椎旁软组织。脊柱包虫因受到空间限制，更易向周边软组织生长，"玫瑰花瓣"征多不典型。磁共振脊髓水成像技术可更为清晰地显示脊柱的囊型包虫病，尤其是母囊内和周边散落的小子囊。脊柱囊型包虫病为较常见的骨包虫病，影像学表现与常见部位的囊型包虫病较为类似，因此诊断并不困难。

脊柱囊型包虫病需要与脊柱结核和脊柱转移瘤鉴别。脊柱结核以腰椎最多见,胸腰段次之,颈椎较少见。按照骨质最先破坏的部位,可分为椎体结核和附件结核,椎体结核的发病率远大于附件结核。一般发病隐匿,病程缓慢,症状较轻,可伴低热、乏力等全身症状。脊柱结核多为两个或两个以上椎体的溶骨性骨质破坏、椎间隙变窄或消失、脊柱后突畸形、椎旁脓肿形成和软组织钙化等。脊柱转移瘤多见于中老年患者,男性发病率较高。临床表现主要为疼痛,有时可出现病理性骨折和肿块压迫症状。可分为溶骨型、成骨型及混合型 3 种类型,各型影像学表现均有所不同,溶骨型转移瘤 X 线及 CT 表现为不规则溶骨性骨质破坏,MRI 平扫 T_1WI 呈稍低信号,T_2WI 呈稍高信号;而成骨型转移瘤 X 线及 CT 表现为骨松质内斑点状、片状、结节状或团状高密度影,MRI 平扫 T_1WI 呈稍低信号,T_2WI 呈低信号;混合型转移瘤则兼有溶骨型和成骨型转移瘤的影像表现。脊柱转移瘤的具有多发、跳跃性生长、早期累及附件等特征性表现。

病例六十三

【病史摘要】 男性,57 岁,汉族。骶尾部疼痛、麻木 40 天。包虫四项检查:抗 EgCF 抗体(−)、抗 EgP 抗体(−)、抗 EgB 抗体(−)、抗 Em2 抗体(−)。

【影像表现】 见图 7-78、彩图 9。

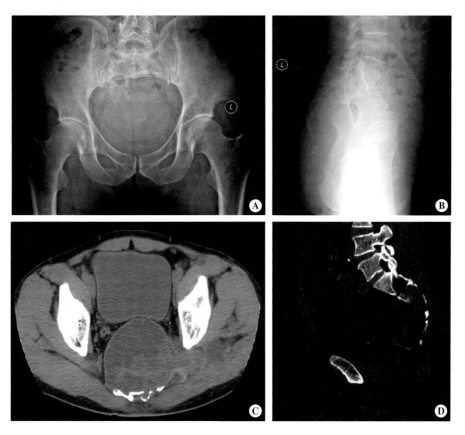

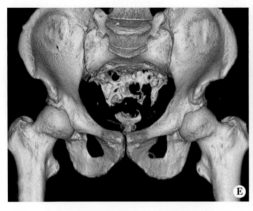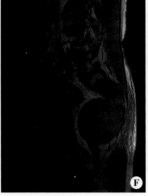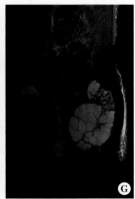

图 7-78　X 线骶椎正侧位片示骶尾骨骨质吸收、破坏,骨质变薄,边界清楚,未见硬化(A、B);骨盆 CT 示骶管内及骶前脂肪间隙内见一较大类圆形囊性肿块,较大层面大小约为 8.41cm×1.62cm,边界清晰,病灶内可见分隔及散在结节样影,周围骶骨骨质破坏,直肠受压向右前方偏移;左侧梨状肌、臀中肌、髂腰肌内亦可见多发类圆形囊性灶,部分病灶内可见分隔,周围脂肪间隙尚清晰(C~E);骶椎 MRI 示骶 1 以下骶椎及部分尾椎椎体正常形态消失,椎体内及邻近周围软组织包括左侧梨状肌、臀中肌间隙及骶椎前方盆腔间隙内可见形态欠规则的长 T₁、长 T₂ 混杂异常信号,在压脂序列上呈高信号,内可见多发分隔,呈母囊内多发子囊征象,边缘光整,盆腔内病灶推压盆腔内诸器官使之移位(F、G)

【诊断】　骶椎囊型包虫病。

【讨论】　骨骼包虫发病率为 0.5%~2%,其中一半发生在脊柱。影像学检查对骨包虫的诊断具有重要意义,特别是 CT 和 MRI 能更清楚地显示包虫囊肿的特征,提高对骨包虫的诊断。CT 能清楚地显示病变特征,主要表现为囊状或多囊状膨胀性骨破坏,骨皮质完整或破坏,病灶边缘有硬化,壳状或条状钙化,局部软组织肿块。MRI 可从矢状、冠状及横断面 3 个方向全面观察包虫囊肿的形态特征、范围及部位,尤其在显示椎体、椎间隙与脊髓关系方面有独特优势,在所有的影像学检查中对脊柱包虫病最有意义。本例虽然 X 线较难诊断,但是结合 CT 横断面、矢状面及三维重组、MRI 检查,更能清楚地显示病变特点,较易诊断骶椎包虫病。

病例六十四

【病史摘要】　男性,37 岁。发现左侧腹股沟肿物 10 年,站立或行走时左腿疼痛加剧 1 年。牧民。

【影像表现】　见图 7-79。

【诊断】　右侧骶、髂骨骨包虫病。

【讨论】　进入体循环的包虫幼虫到达骨骼并寄生于骨骼后,形成骨包虫囊肿,因包囊虫在骨内生长发育受坚硬的骨质约束,生长缓慢,包虫囊肿只能沿着阻力较低的腔隙蔓延生长,逐渐膨胀使骨质变薄,形成不完整的囊状,多个相连似葡萄状空洞。由于骨不能形成纤维包膜,因而骨包虫无外囊。这是包虫寄生骨骼的特点。

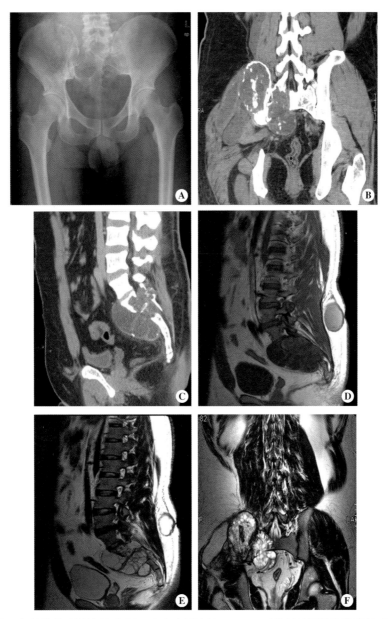

图 7-79　X 线示右侧髂骨及骶骨骨质破坏,病变边界清楚(A);CT 示髂骨及骶骨膨胀性骨质破坏,边界清楚,其内可见斑片状骨化影(B、C);MRI 示骶骨骨质破坏区域,由多个囊泡构成,T_1WI 呈低信号,T_2WI 呈高信号,其内可见分隔;$L_4 \sim L_5$ 水平背侧软组织内见一卵圆形长 T_1、长 T_2 信号病灶(D~F)

骨包虫病需与以下疾病鉴别:

(1) 骨巨细胞瘤:好发于长骨骨端,呈偏心性膨胀性溶骨破坏,其内可见纤维骨间隔呈肥皂泡状。包虫囊肿向骨内阻力最低处发展,常自干骺端向骨干延伸,囊性破坏区边缘锐利,外形轮廓不规则。骨巨细胞瘤在 T_1WI 呈中等信号,T_2WI 为高信号或等信号。

(2) 椎体结核:包虫病椎体及附件呈多囊性,病变不严重时椎体不会塌陷,椎旁软组织肿块多只见一侧,椎间盘一般保持完整而不狭窄。脊椎结核侵及相邻椎体同时累及之间的椎间盘,椎旁两侧同时可见软组织肿胀影。

（3）骨囊肿:呈卵圆形边界清楚的透光区,MRI 表现为 T_1WI 呈中等信号,T_2WI 呈高信号,无低信号的包虫外囊和子囊。

（4）动脉瘤样骨囊肿:椎体可呈膨胀性多囊性骨质破坏,椎弓常受累及,与骨包虫病很难鉴别,但是 MRI 表现二者截然不同,动脉瘤样骨囊肿可出现阶梯状液-液平面,多数大小不等憩室样突起可作鉴别。

病例六十五

【病史摘要】 女性,19 岁,哈萨克族。以"左髋部反复疼痛不适 4 年,加重伴活动受限 1 年余"为主诉入院,于 4 年前无明显诱因出现左髋部疼痛不适,呈间断性酸胀不适,以长时间站立及行走时明显。后左髋部疼痛症状反复发作并进行性加重。查体:左髋关节外观无畸形,局部未见明显红肿、破溃,髋关节前侧及外侧局部压痛明显,髋关节前屈、后伸、外展、外旋、内收、内旋活动明显受限,左下肢股四头肌、股二头肌肌力 Ⅲ 级,小腿三头肌及胫骨前肌肌力 Ⅴ 级,左下肢较右下肢短缩约 2cm。包虫四项检查:抗 EgCF 抗体(+)、抗 EgP 抗体(+)、抗 EgB 抗体(++)、抗 Em2 抗体(±)。

【影像表现】 见图 7-80。

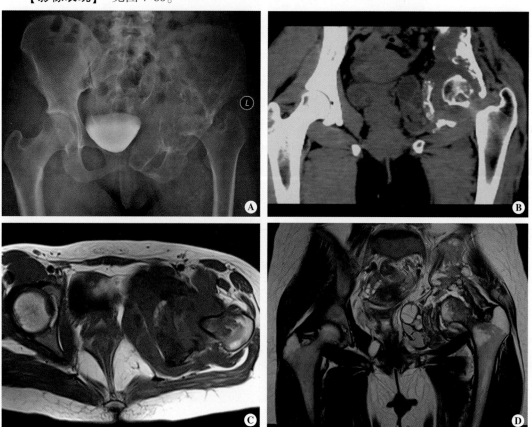

图 7-80 X 线示双髋关节不对称,左侧髂骨及左侧股骨头区可见多发囊状骨质密度减低区,左侧肱骨头塌陷,股骨颈短缩(A);CT 平扫示左侧髂骨及左侧股骨头内可见多发囊状骨质破坏区,髋关节周围软组织内可见囊状低密度,病灶内可见少量分隔影(B);MR 平扫示 T_1WI 病灶呈低信号,囊壁及分隔呈等信号,T_2WI 上病灶以高信号为主,囊壁及分隔呈稍低信号(C、D)

【诊断】 左侧髋关节囊型包虫病。

【讨论】 关节的囊型包虫病较为少见,其中以髋关节或骶髂关节等扁平骨的受累居多。病灶早期由于受坚硬的骨组织限制,不能膨胀形成球形大囊肿,仅能沿髓腔及骨组织疏松薄弱的部位生长、浸润、破坏,形成大小不等的多房性囊性病灶。X 线表现为多发大小不等类圆形囊性骨质破坏区,边缘欠规则;CT 表现为多发大小不等的类圆形囊性低密度区,周围软组织常受累。MRI 表现为多发大小不等的类圆形病灶,边缘光滑锐利,在 T_1WI 上呈低信号,T_2WI 上呈高信号,包虫囊肿持续增大可突破骨组织,累及周围的软组织并形成肿块,或向皮外破溃形成不愈合的瘘管,有时可见子囊溢出。

髋关节的囊型包虫病需与髋关节结核和化脓性髋关节炎鉴别。髋关节结核常见于少年和儿童,多累及关节的非承重面。临床上发病缓慢,症状轻微,常表现为关节肿痛,活动受限,活动期可伴有盗汗、低热、消瘦等全身症状。X 线主要表现为关节间隙变窄,非承重面关节面骨质破坏,关节周围软组织肿胀,密度增高等,常伴有骨质疏松。CT 表现与 X 线表现相似,但关节腔积液及周围软组织肿胀显示较 X 线更为清晰,且伴有脓肿形成时可确定其部位及范围,增强扫描,关节囊及囊肿壁呈明显异常强化。MR 平扫关节面下的骨质破坏在 T_1WI 上呈稍低信号,在 T_2WI 上呈高信号,脓肿形成时在 T_1WI 上脓液呈低信号,脓肿壁呈等信号,在 T_2WI 上脓液呈高信号,脓肿壁呈等低信号,增强扫描脓肿壁呈明显环形强化。化脓性髋关节炎常见于儿童和婴儿,致病菌以金黄色葡萄球菌最常见,多为单发。临床症状主要为关节肿胀,出现红、肿、热、痛等急性炎症表现,关节活动受限。X 线早期关节间隙增宽,局部骨质疏松后关节间隙变窄,关节面下骨质破坏,以承重面为重,晚期多表现为骨性强直,周围软组织内可出现钙化。CT 表现与 X 线类似,但在显示骨质破坏及脓肿范围方面较 X 线更为敏感。MRI 则表现为承重面的骨质破坏,在 T_1WI 上呈低信号,在 T_2WI 上呈高信号,与 CT 相比,MRI 能更清晰地显示炎症周围软组织累及的范围。

病例六十六

【病史摘要】 女性,43 岁,哈萨克族。反复左髋部疼痛 10 余年,加重伴左臀部包块 2 个月。包虫四项检查:抗 EgCF 抗体(+++)、抗 EgP 抗体(+++)、抗 EgB 抗体(+++)、抗 Em2 抗体(+)。

【影像表现】 见图 7-81、彩图 10。

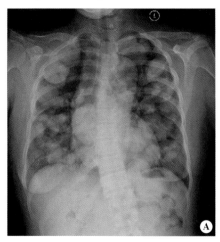
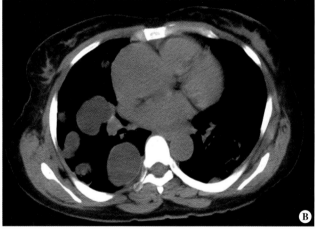

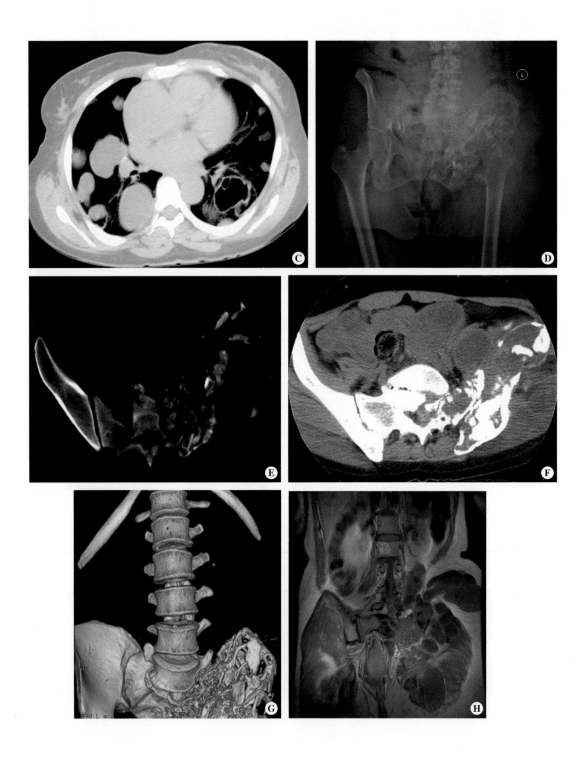

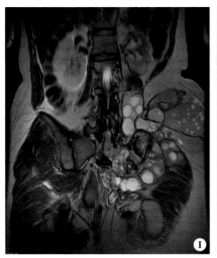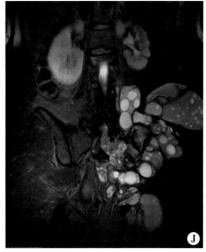

图 7-81　X 线胸片示双肺可见大小不等的结节及球形病灶,部分可见空腔影,境界清晰,边缘光滑(A);CT 平扫示双肺病灶呈液体样密度,密度均匀,部分可见空腔影,境界清晰,边缘光滑(B、C);X 线骨盆片示左侧髂骨、耻骨及部分骶椎左侧骨质不规则,骨质破坏,密度不均,可见斑片状高密度影及低密度区;左侧股骨头及髋关节形态消失,股骨颈短缩(D);CT 平扫示骶 2 椎体及左侧髂骨可见广泛不规则骨质破坏,呈栅栏状改变,密度不均匀,边界清楚,髂骨骨皮质不连续(E、F);CT 三维重组图像(G);腰 3 至骶椎椎体水平左侧椎旁、腰竖脊肌、腹腔、左侧髂窝、左侧臀部软组织内及右侧髂骨、骶骨内可见多发大小不等的囊状长 T_1、长 T_2 混杂信号,内可见多发分隔,部分病灶突向骶管内生长,病灶在压脂序列上呈混杂高信号(H~J)

【诊断】　左侧髂骨及骶椎包虫病,肺包虫病。

【讨论】　影像学检查对骨包虫病的诊断具有重要意义,X 线平片作为首选;CT 还可以行增强扫描及多平面重组等技术,更清楚地显示病变特点,进一步明确诊断,具有较高的诊断价值;MRI 可以显示包虫囊肿典型的特征,而较易诊断,对显示病变与邻近组织结构的关系方面具有特殊价值。所以 CT 和 MRI 能更清楚地显示包虫囊肿的特征,提高对骨包虫病的诊断。本例有多发肺包虫病史,X 线平片对骨盆骨质破坏做出初步诊断,但是不能定性;通过 CT 多方位重建及 MRI 矢状、冠状及横断面 3 个方向全面观察骨包虫病灶的形态特征、范围及部位。

病例六十七

【病史摘要】　女性,54 岁,汉族。主述"反复右小腿肿胀 13 年,加重伴疼痛 1 年"。患者于 13 年前无明显诱因右小腿内侧出现无压痛性肿块,随后逐渐增大。1 年前,自觉右小腿肿胀并伴有胀痛,热敷及休息不能缓解。查体:右小腿肿胀明显,右髌骨下缘 13cm 处为肿胀最明显处,左小腿周径 31cm,右小腿周径 36cm。右小腿内侧及背侧可触及凹凸不平多发肿块,压痛明显。四肢肌张力及肌力均正常。

【影像表现】 见图 7-82。

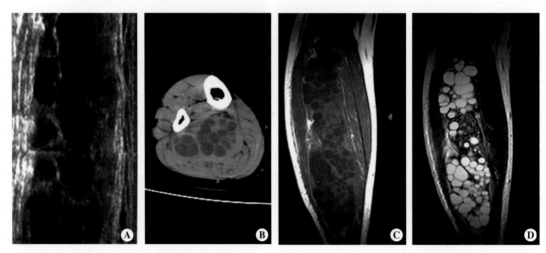

图 7-82 超声示右小腿肌肉软组织内可见数个大小不等的无回声椭圆形及类圆形区,紧密排列,边界清晰,内透声尚可,后方相应增强(A);右小腿肌肉软组织内可见多发大小不等的类圆形囊性病灶,CT 平扫呈水样低密度,内可见多发分隔影,母囊内多发子囊;在 T_1WI 上呈低信号,T_2WI 上呈高信号,灶周可见厚薄均匀的囊壁,部分囊壁 T_2WI 上呈稍低信号,病灶与邻近周围软组织分界清晰,沿肌肉间隙分布(B~D)

【诊断】 右小腿肌肉软组织内囊型包虫病。

【讨论】 软组织内的囊型病包虫病较为罕见,常继发于其他常见部位的包虫病。由于包虫囊肿生长缓慢,病程一般较长,软组织内没有限制包虫囊肿生长的屏障,若不及时处理可累及较大的范围。典型的囊型包虫具有囊型包虫病的特征性表现,如在 T_2WI 上囊壁呈低信号且囊壁厚度均匀一致、母囊含子囊时表现为"玫瑰花瓣状"征;合并内囊破裂时形成"飘带"征等。少数软组织囊性包虫由于生长缓慢,包块坚韧,与周围皮肤无粘连且无管道交通等征象使之很少出现囊肿破裂感染、变性或钙化,故影像表现不典型。部分病灶仅表现为单囊型,单发或多发,边缘光整,无破裂感染,病灶内及囊壁亦无钙化。鉴于包虫病的好发地域、临床病史及其典型影像特征,软组织内的囊型包虫病不难与软组织内的其他囊性病变鉴别。

软组织内的囊型包虫病需与血管瘤、丛状神经纤维瘤及神经鞘瘤等进行鉴别。血管瘤为最常见的软组织良性病变,多见于婴儿和儿童,女性发病率较高,一般无明显症状,可有间歇性疼痛、肿胀,有时可在肿胀处触及搏动并闻及血管性杂音。CT 表现为软组织肿块,边界不清,有时可在邻近皮下脂肪组织内见到扭曲的索条样结构,为肿瘤的供血动脉和引流静脉,肿块内可有多发大小不等的圆形或椭圆形钙化的静脉石,增强扫描病灶有明显异常强化。MRI 平扫 T_1WI 呈低信号,T_2WI 呈高信号,在 T_2WI 上病灶内可见多发迂曲的蚓状低信号血管流空影,合并亚急性期出血时,在 T_1WI 和 T_2WI 上可见高信号,增强扫描多随时间沿长呈渐进性强化。丛状神经纤维瘤(plexiform neurofibromatosis,PNF)是神经纤维瘤病的主要病变之一,由 Schwann 细胞、成纤维细胞和外周神经细胞构成,典型特征是形成丛状结构呈葡萄串样向邻近软组织内膨胀性生长,沿神经束及其分支的长轴生长,甚至沿神经周围蔓延。MRI 平扫呈葡萄串样肌肉间隙的神经走行呈匍匐样生长,T_1WI 呈低信号,T_2WI 呈水样高信号,病灶内部可见分隔影,边界清晰,邻近软组织受病灶推压移位,无浸润生长征象。神经鞘瘤是比较常见的软组织良性肿瘤。好发于较大的神经干,全身各处均可发生,位于下肢者最多见。可发生于任何年龄,以 20~40 岁的青壮年居多。多数肿瘤为单个结节,生长缓慢,病程较长,临床症状与其部位有关。肿瘤多数位于组织结构的间隙(如肌肉间隙)内,常呈边缘清楚的卵圆形肿块,也可为多分叶结节,因病灶易合并出血、坏死或囊变,CT 平扫多为混杂密度,增强扫描肿瘤实性成分强化明显。MRI 平扫肿瘤实性成分多为中等信号;坏死囊变成分在 T_1WI 上呈低信号,在 T_2WI 上呈高信号;内部合并出血时随血肿期龄的不同可有相应表现,增强扫描病灶实性部分可明显异常强化。

病例六十八

【病史摘要】 女性,54 岁,汉族。反复右小腿肿胀 13 年,加重伴疼痛 1 年。包虫四项检查:抗 EgCF 抗体(±)、抗 EgP 抗体(±)、抗 EgB 抗体(±)、抗 Em2 抗体(−)。

【影像表现】 见图 7-83。

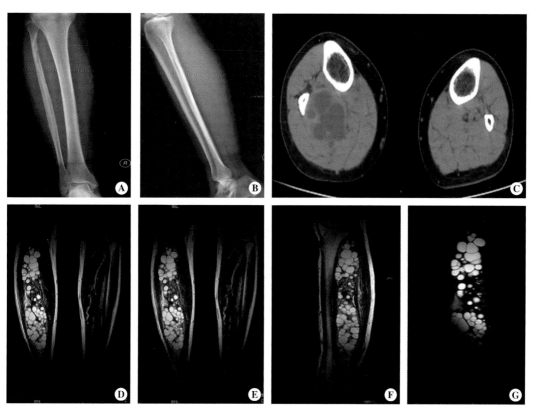

图 7-83 X 线胫腓骨正侧位片示左侧腓骨上段局部骨质变细,骨皮质变薄,右小腿软组织密度增高,层次模糊(A、B);CT 平扫示右侧小腿后侧肌群内纵行多发界清晰多囊性病灶,病灶内见纤维分隔,病灶部分层面与肌群分界不清,腓骨局部骨质受压,未见明显骨质破坏(C);MRI 示右侧小腿后侧肌群内纵条形多发泡状长 T_1、长 T_2 异常信号,压脂序列呈明显高信号,小囊状病灶周围见等 T_1、等 T_2 信号包膜影,部分呈混杂短 T_2 信号,范围约为 23.89cm×5.27cm,呈"葡萄串"样表现,病灶部分层面与肌群分界不清,周围软组织压脂上见大量片状高信号影(D~G)

【诊断】 右侧小腿后侧肌群包虫病。

【讨论】 肌肉包虫囊肿占包虫总病例的 0.7% ~ 3%,影像诊断方法主要有 B 超、CT、MRI。B 超一般为首选,MRI 在非钙化型包虫病中有一定的特征性。本病例 X 线平片对肌肉包虫病诊断作用不大;CT 虽然发现右侧小腿后侧肌群内多发境界清晰多囊性病灶,但无法定性;MRI 在 T_2WI 及压脂像清晰显示大囊内多发性子囊,呈"葡萄串"样表现,具有包虫病特征性改变。本例术前未做右侧小腿 B 超检查。

参 考 文 献

阿依恒·沙黑.2013.肝、脾脏包虫囊肿影像诊断的重要性.中国医药指南,11(22):489,490

艾涛,胡道予.2009.胆道蛔虫一例.放射学实践,24(10):1167,1168

邓生德,魏铭,柴瑾,等.2008.囊型肝包虫病的 MR 诊断与 CT 对照分析.实用放射学杂志,24(11):1504~1506

董彦,王立,绞条玉,等.2013.超声在肠道及胆道蛔虫症诊断中的价值.中国临床医学,20(6):835~837

龚才桂,王小宜,刘慧,等.2006.脑裂蚴头病的 MRI 诊断.中华放射学杂志,40(9):913~917

龚河军.2009.肝泡状棘球蚴病的 CT 诊断.实用医技杂志,9(16):700

龚月萍,潘蔚,陈玲娥.2009.肝脏、皮下组织和肌肉囊虫病超声表现一例.中国超声医学杂志,25(8):808

郭辉.2004.胰头包虫 CT 检查一例.临床放射学杂志,23(8):707

郭佑民,陈起航.2011.呼吸系统影像学.上海:上海科学技术出版社

蒋黛蒂,塔西普拉提,方昆豪.1998.肺包虫囊肿的 CT 诊断.影像诊断与介入放射学,7(1):10~12

雷军强,陈勇,王晓慧,等.2010.肝包虫病的 CT 和 MRI 诊断.中国医学影像技术,26(2):291~293

李宝平,郭辉.2007.脾脏囊肿的 CT 诊断及鉴别诊断.临床放射学杂志,26(3):310,311

李成学,李亚凤.2012.肝包虫合并脾包虫.中华消化杂志,32(6):368

李大庆,闫文颖,姜慧杰,等.2002.髋臼囊虫病 1 例.中国医学影像学杂志,10(5):343

李丰亭,周中梁,罗锐,等.2005.皮下及肌肉囊虫病的 X 线表现(附 3 例报告).实用放射学杂志,21(1):109,110

李宏军.2014.实用传染病影像学.北京:人民卫生出版社

李辉,曲源,蒋杰,等.2012.肝脏囊型包虫病的弥散成像及囊液分析对照研究.中国临床医学影像杂志,23(12):845~848

李颖,郭仲霞,毛锐.2008.皮肌型囊虫病的超声表现 1 例.中国超声医学杂志,24(8):766

刘士远,陈起航,吴宁.2012.实用胸部影像诊断学.北京:人民军医出版社

刘文亚,韩开南,张其镍.1995.肝棘球蚴病的 CT 诊断(附138例报告).影像诊断与介入放射学,4(1):22~24

刘文亚,楼俭茹,邢艳,等.2005.肝脏泡状棘球蚴病的多层螺旋 CT 影像特征.中华放射学杂志,39(8):860~863

刘文亚,尚革.2000.泡状棘球蚴病肝外转移灶的 CT 表现.中华放射学杂志,34(4):255~257

刘文亚,谢敬霞,李莉,等.2003.盆腔棘球蚴病的 CT 诊断.中华放射学杂志,37(1):79~81

刘小渤,赵云辉,赵永峰,等.2014.脾脏泡状棘球蚴病 CT 表现 1 例.中国医学影像技术,30(2):316

刘玉春.2010.肝包虫病的 CT 诊断价值及分型.新疆医学,40(7):15~17

卢光明.2011.临床 CT 鉴别诊断学.南京:江苏科学技术出版社

吕铁,李克,陈宏.2007.脑曼氏裂头蚴的特征性 MRI 表现.中国医学计算机成像杂志,13(2):78~80

马立公,李文方,乔颖,等.1998.肝包虫的 CT 诊断.临床放射学杂志,17(6):347~349

马松峰,乔峻,霍强.2001.心脏及心包包虫病的临床表现和外科治疗.中华胸心血管外科杂志,17(3):144,145

马祥兴,张晓明,王青,等.2002.脑、肺、肝囊虫病 1 例.医学影像学杂志,12(4):287

孟亚丰,帕米尔,李坤成,等.2000.肝包虫囊肿的 CT 诊断.中国临床医学影像杂志,11(6):408~411

木合拜提·买合苏提,刘文亚,米日古丽·沙依提.2007.骨包虫病影像学表现及诊断.中华放射学杂志,41(5):517~519

木拉提·哈米提,葛雅静,杨芳,等.2014.新疆地方性肝包虫病 CT 图像的频域特征分析.新疆医科大学学报,37(4):416~418

裴云,邓东,龙莉玲,等.2002.肺囊虫病的 X 线表现.中华放射学杂志,36(5):468~469

盛伟斌,刘毅,徐小雄.2006.脊柱包虫病的临床特点及诊断方法.中华骨科杂志,26(1):7~12

孙玉梅,刘长春.2008.CT 诊断胆管蛔虫一例.临床放射学杂志,27(8):1028

塔西甫拉提·阿吾提,木合拜提·买舍苏提,刘文亚.2008.肌肉软组织包虫囊肿的 CT 诊断.临床放射学杂志,27(4):486~488

唐桂波.2013.实用包虫病影像学.北京:人民卫生出版社

宛新建,李兆申,许国铭,等.2001.急性胰腺炎复发病例的临床研究.外科理论与实践,6(5):310~312

王俭,贾文霄,陈宏,等.2009.MR 水成像技术诊断泡状棘球蚴病的价值.中华放射学杂志,43(4):402~405

王俭,依巴努·阿不都热合曼,姜春晖,等.2014.脑泡型包虫病 MR 质子波谱特征分析.中华放射学杂志,48(2):89~92

温浩,刘文亚,邵英梅,等.2009.包虫病影像诊断技术和手术治疗进展.国际医学寄生虫病杂志,36(5):299~306

温浩,徐明谦.2007.实用包虫学.北京:科学出版社

徐昕,袁新宇,王娅宁.2012.小儿体部棘球蚴病 CT 表现.中国医学影像技术,28(1):133~136

徐玉敏,谢青,诸葛传德,等.2008.曼氏裂头蚴病 12 例临床特点分析.诊断学理论与实践,7(3):326~329

张建涛,陈光安.2010.脾包虫囊肿 90 例诊治报告.实用临床医学,11(6):125,126

张林,李文峰,王成伟.2011.脊椎包虫病的影像学诊断.中国临床医学影像杂志,22(1):54~56

周春芳,周华,马瑰玫.2009.肾脾包虫囊肿的影像学诊断.中国实用医药,4(10):72,73

周光新,吴苏稼,施鑫.2008.右髂骨及右髂腰肌猪囊虫病 1 例报告.中国骨肿瘤骨病,7(6):380

周正任.2004.病原微生物学.2 版.北京:科学出版社

Abdelhakim K,Khalil A,Haroune B,et al.2014. A case of sacral hydatid cyst. Int J Surg Case Rep,5(7):434~436

Abdel Razek AA,El-Shamam O,Abdel Wahab N.2009. Magnetic resonance appearance of cerebral cystic echinococcosis: World Health Organization(WHO)classification. Acta Radiol,50(5):549~554

Aderdour L,Harkani A,Nouri H,et al.2012. Hydatid cyst of the thyroid in a child. Rev StomatolChirMaxillofac,113(2):124~126

Alonso García ME,Suárez Mansilla P,Mora Cepeda P,et al.2014. Ovarian hydatid disease. Arch Gynecol Obstet,289(5):1047~1051

Alouini Mekki R,Mhiri Souei M,Allani M,et al.2005. Hydatid cyst of soft tissues:MR imaging findings(Report of three cases). J Radiol,86(4):421~425

Arslan F,Zengin K,Mert A,et al.2013. Pelvic and retroperitoneal hydatid cysts superinfected with Brucella sp. and review of infected hydatid cysts. Trop Biomed,30(1):92~96

Aydinli B,Aydin U,Yazici P,et al.2008. Alveolar echinococcosis of liver presenting with neurological symptoms due to brain metastases with simultaneous lung metastasis:a case report. Turkiye Parazitol Derg,32(4):371~374

Azizi A,Blagosklonov O,Lounis A,et al.2015. Alveolar echinococcosis:correlation between hepatic MRI findings and FDG-PET/CT metabolic activity. Abdom Imaging,40(1):56~63

Bagheri R,Haghi SZ,Amini M,et al.2011. Pulmonary hydatid cyst:analysis of 1024 cases. Gen Thorac Cardiovasc Surg,59(2):105~109

Chafik A,Benjelloun A,EI Khadir A,et al.2009. Hydatid cyst of the rib:a new case and review of the literature. Case Rep Med,2009:817205

Chang KH,Chi JG,Cho SY,et al.1992. Cerebral sparganosis:analysis of 34 cases with emphasis on CT features. Neuroradiology,34(1):1~8

Czermak BV,Akhan O,Hiemetzberger R,et al.2008. Echinococcosis of the liver. abdom Imaging,33(2):133~143

Ding ZX,Yuan JH,Chong V,et al.2011. 3T MR cholangiopancreatography appearances of biliary ascariasis. Clin Radiol,66(3):275~277

Dubagunta S,Still CD,Kormar MJ.2001. Acute pancreatitis. J Am Osteopath Assoc,101(4Suppl Pt 1):S6~S9

Erol B,Tetik C,Altun E,et al.2007. Hydatid cyst presenting as a soft-tissue calf mass in a child. Eur J Pediatr Surg,17(1):55~58

Ertas IE,Gungorduk K,Ozdemir A,et al.2014. Pelvic tuberculosis,echinococcosis,and actinomycosis:great imitators of ovarian cancer. Aust N Z J Obstet Gynaecol,54(2):166~171

Gougoulias NE,Varitimidis SE,Bargiotas KA,et al.2010. Skeletal muscle hydatid cysts presenting as soft tissue masses. Hippokratia,14(2):126~130

Jain S,Chopra P.2011. Cystic echinococcosis of the pelvic bone with recurrences:a case report. KoreanJ Parasitol,49(3):277~279

Kalpana S, Sridhar K, Murugan B, et al. 2014. Hydatid cyst of lung: An uncommon cause of chest pain in young. Lung India, 31 (3):262,263

Kantarci M, Pirimoglu B. 2014. Diffusion-weighted MR imaging findings in a growing problem: Hepatic alveolar echinococcosis. Eur J Radiol, 83(10):1991,1992

Kire i DA, Karabacakoğlu A, Odev K, et al. 2003. Uncommon locations of hydatid cysts. Acta Radiol, 44(6):622~636

Kodama Y, Fujita N, Shimizu T, et al. 2003. Alveolar echinococcosis: MR findings in the liver. Radiology, 228(1):172~177

Lantinga MA, Gevers TJ, Drenth JP. 2013. Evaluation of hepatic cystic lesions. World J Gastroenterol, 19(23):3543~3554

Lewall DB, McCorkell SJ. 1986. Rupture of echinococcal cysts: diagnosis, classification, and clinical implications. AJR Am J Roentgenol, 146(2):391~394

Ozaydin I, Ozaydin C, Oksuz S, et al. 2011. Primary echinococcus cyst of the thyroid: a case report. Acta Med Iran, 49 (4):262~264

Oz G, Eroglu M, Gunay E, et al. 2014. Aggressive hydatid cysts: characteristics of six cases. Surg Today, 45:1~7

Papakonstantinou O, Athanassopoulou A, Passomenos D, et al. 2011. Recurrent vertebral hydatid disease: spectrum of MR imaging features. Singapore Med J, 52(6):440~445

Polat P, Kantarci M, Alper F, et al. 2003. Hydatid disease from head to toe. Radiographics, 23(2):475~494

Sreeramulu P N, Krishnaprasad, Girish gowda SL. 2010. Gluteal region musculoskeletal hydatid cyst: Case report and review of literature. Indian J Surg, 72(Suppl 1):302~305

Subercaseaux VS, Besa CC, Burdiles OA, et al. 2010. Retroperitoneal hydatid cyst: a common disease in a rare location. Rev Chilena Infectol, 27(6):556~560

Wang J, Xing Y, Ren B, et al. 2011. Alveolar echinococcosis: correlation of imaging type with PNM stage and diameter of lesions. Chin Med J(Engl), 124(18):2824~2828

Wang J, Yao WH, Yi BN, et al. 2012. Proton magnetic resonance spectroscopy in the evaluation of infiltration zone of cerebral alveolar echinococcosis. Chin Med J(Engl), 125(13):2260~2264

Wani NA, Kousar TL, Gojwari T, et al. 2011. Computed tomography findings in cerebral hydatid disease. Turk Neurosurg, 21 (3):347~351

第八章　线　虫　病

线虫病是常见多发的寄生虫病。线虫（nematode）因虫体呈圆柱形而得名,其种类繁多,在自然界中分布广泛,绝大多数营自生生活。

一、形　　态

（一）成虫

多呈圆柱形,体不分节。前端较钝圆,后端逐渐变细。雌雄异体。成虫的外层为体壁,体壁与消化道之间的腔隙无上皮细胞,故称原体腔或假体腔,腔内充满液体,是物质交换的重要介质,内部器官浸浴其中。

（二）虫卵

线虫卵无卵盖,一般为卵圆形,卵壳多为淡黄色、棕黄色或无色。有的线虫卵在排出体外时含有一个尚未分裂的卵细胞,如蛔虫卵;有的卵细胞正在分裂中,如钩虫卵;有的已发育成蝌蚪期胚胎,如蛲虫卵;还有的在产出前已形成幼虫,如卵胎生的丝虫及旋毛虫等。

二、生　活　史

根据线虫生活史中是否需要中间宿主,可分为两种类型。

（一）土源性线虫

发育过程中不需要中间宿主,称为直接发育型。感染性虫卵或幼虫可直接进入人体发育,肠道线虫多属此型。

（二）生物源性线虫

发育过程中需要中间宿主,称为间接发育型。组织内寄生线虫多属此型。幼虫需先在中间宿主体内发育为感染期幼虫后,再经皮肤或口感染人体,寄生在组织内的线虫多属此型。

三、致　病　性

线虫对人体的危害程度与线虫的类型、寄生虫数量、发育阶段、寄生部位、虫体的机械和化学刺激,以及宿主的营养及免疫状态等因素有关。

（一）幼虫所致损害

幼虫进入宿主体内并在宿主体内移行过程中可造成相应的组织或器官损害。如钩虫的感染期幼虫侵入皮肤可致皮炎；蛔虫或钩虫的幼虫在移经肺时，可引起肺损害，甚至引起蛔虫性或钩虫性哮喘；旋毛虫幼虫寄生于肌肉内可导致肌炎和全身症状。

（二）成虫所致损害

成虫在寄生部位因摄取营养、机械性损害和化学性刺激及免疫病理反应等可导致宿主营养不良、组织损伤、出血、炎症等病变。例如，旋毛虫可以侵犯具有重要功能的心肌，引起心肌炎、心包积液，致心力衰竭，甚至死亡；广州管圆线虫寄生于神经系统可造成脑、脊髓的严重损害。

第一节　丝　虫　病

丝虫病是由丝虫（filariasis）寄生于淋巴组织、皮下和浆膜腔所致的寄生虫病，主要由吸血蚊虫叮咬传播，严重危害着流行区居民的健康和经济发展。能够寄生于人体的丝虫有 8 种，但全球流行的主要是班氏丝虫病和马来丝虫病。两种丝虫引起的临床表现很相似，早期主要表现为淋巴管炎和淋巴结炎，晚期则出现淋巴管阻塞所引起的一系列症状、体征。

一、病　原　学

班氏丝虫和马来丝虫形态相似，雌雄异体，虫体细长如丝线，乳白色，表面光滑。在诊断上主要是丝虫的幼虫微丝蚴。微丝蚴虫体细长，头端钝圆，尾端尖细，外被鞘膜。二者生活史基本相同，都要经过两个阶段，即幼虫在蚊体内（中间宿主）的发育及成虫在人体内（终宿主）的发育繁殖阶段。当蚊虫叮咬外周血中带有微丝蚴的患者时，微丝蚴随血进入蚊胃，脱去鞘膜，移行到胸肌内发育为腊肠期幼虫和感染期幼虫，感染期幼虫离开胸肌，移行到蚊下唇，当蚊虫再次叮咬吸血时，感染期幼虫即钻入人体导致人体感染。

二、流　行　病　学

丝虫病主要流行于热带及亚热带。班氏丝虫病分布广泛，遍及亚洲、非洲、拉丁美洲；马来丝虫病主要分布于亚洲。我国流行区为山东、河南、贵州、四川、江苏、浙江、福建、广西、广东等地。

（一）传染源

血中有微丝蚴的患者和无症状的带虫者。

（二）传播途径

经蚊虫叮咬传播。班氏丝虫病的主要传播媒介为淡色库蚊和致倦库蚊，马来丝虫病的主要传播媒介为中华按蚊和嗜人按蚊。

(三) 易感人群

人是唯一的终寄主,普遍易感。

三、发病机制与病理变化

感染期幼虫进入人体后侵入淋巴管,逐步移行到大淋巴管、淋巴结发育为成虫。马来丝虫主要寄居于四肢浅部淋巴系统;班氏丝虫除寄居于浅表淋巴结外,还常寄居于腹腔、精索及下肢等深部淋巴系统。成虫交配后雌虫产生微丝蚴,随淋巴系统进入血液循环。微丝蚴白天滞留于肺的毛细血管,夜晚则出现于外周血。丝虫病的发病与病变主要由成虫和感染期幼虫引起,与血中微丝蚴关系不大,丝虫病的发生与发展取决于丝虫种类、寄生部位、幼虫侵入数量及机体反应性。

(一) 急性期的丝虫热、淋巴结炎和淋巴管炎

丝虫的幼虫和成虫代谢产物及雌虫子宫排泄物,均可引起全身过敏反应与局部淋巴系统的组织反应。出现周期性发作性寒战、高热;淋巴管可出现内膜肿胀,内皮细胞增生,随之管壁及周围组织发生炎症细胞浸润,导致淋巴管壁增厚,瓣膜功能受损,管内形成淋巴栓。由于淋巴系统炎症反复发作,导致慢性期淋巴管阻塞症状。

(二) 慢性期阻塞性病变

淋巴系统阻塞是引起丝虫病慢性体征的重要因素。由于成虫的刺激,淋巴管扩张,瓣膜关闭不全,淋巴液淤积,以后淋巴管壁出现炎症细胞浸润、内皮细胞增生、管腔变窄而导致淋巴管闭塞。以死亡的成虫和微丝蚴为中心,大量炎症细胞、巨噬细胞、浆细胞和嗜酸粒细胞等形成丝虫性肉芽肿,最终导致淋巴管栓塞,阻塞部位远端的淋巴管内压力增高,形成淋巴管曲张。由于阻塞部位不同,患者产生的临床表现也因之而异。

四、临床症状及体征

(一) 急性丝虫病

1. 急性淋巴结炎和淋巴管炎　多发生于下肢,有腹股沟和股部淋巴结肿大、疼痛,继之出现大腿内侧淋巴管炎由上向下蔓延,称"逆行性淋巴管炎"。当炎症波及皮内毛细管时,局部出现红肿与压痛,俗称"流火"。淋巴结炎和淋巴管炎常呈周期性发作,多发生于劳累之后。

2. 精囊炎、附睾炎和睾丸炎　急性起病,寒战、高热,一侧或双侧腹股沟或阴囊疼痛,并放射至大腿内侧甚至腹部。查体可见精索粗厚、附睾和睾丸肿大,精索、睾丸和睾丸表面出现肿块,压痛明显,症状持续数天后可自行消退,肿块变硬并逐渐缩小成黄豆或绿豆大小的坚硬结节。

3. 丝虫热 周期性突发寒战、高热,2~3 日后自退。部分病例仅有低热而无寒战。

4. 肺嗜酸粒细胞浸润综合征 畏寒、发热、咳嗽、哮喘及淋巴结肿大。肺部有游走性浸润、X 线胸片可见支气管血管纹理增多和广泛粟粒样斑点状阴影,痰中可找到嗜酸粒细胞和夏雷结晶。周围血嗜酸粒细胞增多,血中常可找到微丝蚴。

(二) 慢性丝虫病

1. 淋巴结肿大和淋巴管曲张 反复发作的淋巴结炎和淋巴结内淋巴窦的曲张为导致淋巴结肿大的因素。肿大的淋巴结和其周围向心性淋巴管曲张形成肿块,触诊似海绵状包块,其中有硬核感觉,穿刺可得淋巴液。淋巴结肿大多见于腹股沟。淋巴管曲张常见于腹股沟、精索、阴囊及大腿内侧。

2. 睾丸鞘膜积液 由于精索、睾丸的淋巴管阻塞,使淋巴液流入鞘膜腔内,引起睾丸鞘膜积液。积液较多者阴囊体积增大,皱褶消失,有下坠感而无疼痛,透光试验阳性。

3. 乳糜尿 慢性丝虫病主要临床表现之一。淋巴管阻塞造成肠干淋巴管内淋巴液反流,进入泌尿道内形成乳糜尿,此时尿液呈乳白色,若混有血液则呈粉红色。发作前常出现尿液浑浊及腰部、盆腔及腹股沟区疼痛等先兆症状,常间歇发作,严重者为持续性。

4. 象皮肿 晚期丝虫病最多见的体征。象皮肿的初期为淋巴液肿。若在肢体,大多为压凹性水肿,提高肢体位置,可消退。继之,组织纤维化,出现非压凹性水肿,提高肢体位置不能消退,皮肤弹性消失。最后发展为象皮肿,肢体体积增大,有大量纤维组织和脂肪及扩张的淋巴管和积留的淋巴液,皮肤的上皮角化或出现疣样肥厚。

5. 其他 除上述病变外,女性乳房可发生丝虫结节,丝虫还偶可引起眼部丝虫病,脾、胸、背、颈、臂等部位的丝虫性肉芽肿,丝虫性心包炎、乳糜胸腔积液、乳糜血痰,以及骨髓内微丝蚴症等。

五、检 查 方 法

(一) 实验室检查

1. 血清学检查 快速免疫色谱试验(ICT)检测班氏丝虫抗原阳性或酶联免疫检测丝虫特异性抗体 IgG 阳性。

2. 病原学检查 血液、体液中检出微丝蚴是诊断丝虫病唯一可靠的方法。此外在尿、鞘膜积液、淋巴液、腹水、乳糜尿查见微丝蚴,在淋巴管、淋巴结内查见成虫,或在病理组织切片中查见丝虫断面均能够确定诊断。

(二) 影像学检查

1. X 线 可用于胸部检查,发现肺纹理增粗,肺内斑点状阴影及胸腔积液,胸膜增厚。

2. CT 较 X 线更为敏感,能够发现肺内更细微的病变及少量胸腔积液、胸膜及心包的增厚。

3. MRI 有极好的软组织分辨力,能够很好地显示丝虫病所致的皮肤增厚、皮下脂肪的炎性反应及骨髓水肿、腱鞘及滑膜的炎症。

【病史摘要】 女性,83 岁。关节炎病史 20 年,于 1 年前发现双下肢水肿,2 个月前水肿加重,当地医院诊断为"甲状腺功能减退",治疗后病情渐加重。后转入笔者所在医院,双侧下肢明显压凹性水肿,腹极度膨隆,腹腔穿刺,腹水常规回示:乳糜实验阳性,不排除丝虫病可能。

【影像表现】 见图 8-1。

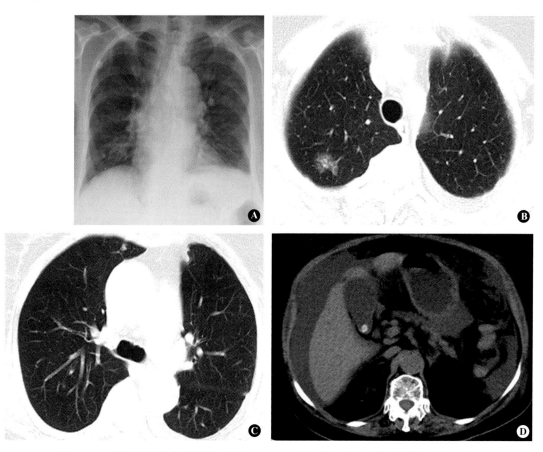

图 8-1 X 线胸片示肺纹理增粗、钙化(A);CT 示右肺上叶斑片状模糊影,边界不清,
右肺中叶见点状钙化(B、C);CT 纵隔窗示肝周环绕液体样密度影,胆囊结石(D)

【诊断】 肺丝虫病,腹水,胆囊结石。

【讨论】 丝虫病患者多来自丝虫病流行疫区,并在此生活多年。外周血查到丝虫微丝蚴。急性丝虫病临床表现有淋巴管炎、淋巴结炎及丝虫热、周期性寒战、高热。慢性丝虫病因阻塞部位不同,临床表现也因之而异,包括淋巴水肿和象皮肿、乳糜尿等。另外,丝虫病还偶见胸部丝虫性肉芽肿、丝虫性心包炎、乳糜胸腔积液、乳糜血痰等。隐性丝虫病临床表现为夜间发作性哮喘或咳嗽,伴疲乏和低热。本病诊断主要依靠流行病学及实验室检查。本例患者双侧下肢明显压凹性水肿,乳糜性腹水,CT 所示肺部炎性改变,不能排除丝虫病,需增强 CT 进一步检查淋巴结及实验室检查。

肺部丝虫病需与以下疾病鉴别:

(1) 肺炎:边缘模糊的云雾状阴影,常规抗炎治疗好转是鉴别点。

(2) 周围型肺癌:边界不规则,分叶状,动态增强扫描有助于鉴别诊断。

（3）肺结核：病变呈多发和小的干酪样坏死性肉芽肿，增强后多呈小环形强化。多有典型的结核中毒症状，抗结核治疗有效。

第二节　旋毛虫病

旋毛形线虫[trichinella spiralis(Owen,1835)railliet,1895]即旋毛虫，寄生于野猪、猪、熊、鼠等多种动物及人体内。旋毛虫成虫寄生于宿主小肠内，主要是十二指肠和空肠上段，幼虫多定居在同一宿主横纹肌内，以咀嚼肌、舌肌、膈肌、肋间肌、腓肠肌及肱二头肌等常见。旋毛虫对新宿主具有感染性，其幼虫及成虫均不需要在外界发育，但必须转换宿主才能继续下一代生活史。因此，被旋毛虫寄生的宿主既是终宿主，也是中间宿主。宿主多因食入被活幼虫囊包污染的肉类及肉制品而感染。感染后临床表现在急性期为发热、皮疹、眼睑水肿等过敏反应，随后出现肌肉剧烈疼痛、四肢乏力、酸困等症状，严重者可因并发症死亡。

一、致病过程

旋毛虫的主要致病阶段是幼虫，其致病作用与多种因素有关，例如，食入的囊包数量、幼虫的发育阶段、幼虫侵犯的部位及宿主的免疫状态等，其中食入的囊包数量和幼虫的发育阶段更为重要。轻度感染者，如食入20~30个囊包常不发病；如食入数千个囊包，则可产生严重感染。

旋毛虫的致病过程是3个连续的时期。

（一）侵入期（约1周）

由于成虫和脱囊幼虫进入肠道，成虫以肠绒毛为食，排出大量排泄物、分泌物，并产出大量幼虫，刺激十二指肠及空肠，引起相应的炎症反应，即局部水肿、充血、灶性的出血及浅表溃疡的出现，病变一般较轻微。

（二）幼虫移行期（2~3周）

新生幼虫从肠黏膜侵入血管，移行至血液循环，其产生的毒性代谢产物可引起全身中毒症状及过敏反应。幼虫侵入肌肉时，肌纤维遭到严重破坏，致使肌纤维肿胀、排列紊乱、横纹消失，有轻度的间质水肿和不同程度的炎性细胞浸润，导致全身血管炎及肌炎。

（三）成囊期（4~16周）

随着幼虫的增长，其定居的肌细胞逐渐膨大呈梭形改变，由于幼虫的寄生，肌细胞的再生过程不能实现，扁平、菲薄的成肌细胞核消失并透明性变，最终形成了囊包壁的内层，称透明层。肌膜周围直接相连的纤维结缔组织增生，在囊包外表形成一层很薄的囊壁外层，称纤维层。因此，囊包壁的外层较薄，由周围的纤维结缔组织增生形成，是在机体反应的结果。内层较厚，是在机体对被损伤肌细胞进行修复的过程中，由成肌细胞转化而成。

二、临 床 表 现

旋毛虫病的潜伏期一般为 5~15 天,平均 10 天,临床表现多种多样,与致病过程相应地分为 3 期。

(一)肠道期

虫体侵犯肠黏膜而引起胃肠道不适。发病第一周患者可出现恶心、腹痛、腹泻、呕吐等症状,也可出现便秘。呕吐可在摄食后 2 小时内突然出现并可持续 4~5 周。除严重感染者外,本期症状一般较轻微,常被患者忽视。患者在此期还可同时伴有乏力、畏寒及低热等全身症状。

(二)急性期

典型表现为持续性高热、眼睑和面部水肿、过敏性皮疹、血中嗜酸粒细胞增多等变态反应性表现及全身性肌肉酸痛等。患者一般在发病后第二周出现持续性高热、体温常在 38~40℃,一般持续 2~4 周,重者可达 6 周,以后热度逐渐下降。发热的同时多数患者出现眼部周围及面部水肿,重者可伴有下肢甚至全身水肿。

(三)恢复期

随着肌肉内幼虫囊包的形成,急性炎症消退,全身症状亦随之消失,但肌痛可维持数月之久。重症者可呈恶病质,虚脱,或因毒血症、心肌炎而死亡。

三、诊　　断

(一)病原诊断

活检法,自患者肱二头肌或腓肠肌取样,经切片或压片镜检有无囊包及幼虫。

(二)免疫诊断

旋毛虫的免疫原性较强,常用的免疫诊断方法有皮内试验、环幼沉淀试验、皂土絮状试验、酶联免疫吸附试验、间接血凝试验、对流免疫电泳及间接免疫过氧化物酶染色法等,每种试验均有其各自的特点及优势,若 2~3 种方法联合使用可提高诊断可靠性。

(三)临床表现

典型病例有发热、眼睑水肿、肌肉疼痛与血中嗜酸粒细胞明显增多,结合流行病学史可以临床拟诊。

病 例 一

【病史摘要】 男性,26 岁。3 个月前受凉后出现发热,体温最高 39.0℃,多为每日下午出现,伴轻微咳嗽、乏力,抗炎治疗后症状有缓解,后上述症状反复出现。1 周前出现持续性四肢大关节肿痛,一般抗菌治疗无效。旋毛虫抗体 IgG(+)。

【影像表现】 见图 8-2。

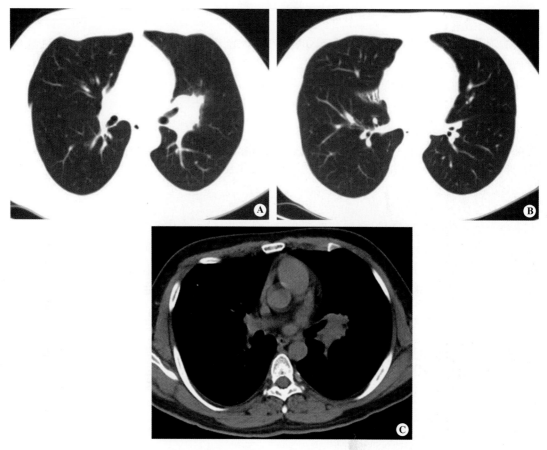

图 8-2　CT 示右肺中叶斑片状高密度影,左肺门结节影(A、B);左肺门影增大,可见不规则软组织密
度影,边缘不整,左肺上叶支气管受压(C)

【诊断】 旋毛虫病肺病变。

【讨论】 旋毛虫病是旋毛形线虫引起的人畜共患病。主要临床表现有胃肠道症状、发热、肌肉疼痛。早期相当于成虫在小肠阶段,表现为恶心、呕吐、腹痛、腹泻等,通常轻而短暂。急性期为幼虫移行时期,病多急起,主要表现有发热,多伴畏寒,以弛张热或不规则热为常见。同时,约80%患者出现水肿,进展迅速为其特点。皮疹多与发热同时出现,好发于背、胸、四肢等部位。全身肌肉疼痛甚剧。肺部病变可导致咳嗽和肺部啰音。恢复期随着肌肉中包囊形成,急性炎症消退,全身性症状如发热、水肿和肌痛逐渐减轻。本例患者旋毛虫抗体 IgG 阳性,发热,体温最高 39.0℃,持续性四肢大关节肿痛反复出现。轻微咳嗽、乏力,CT 可见左肺门影增大,以及不规则软组织密度影,边缘不整,左上叶支气管受压,右肺中叶斑片状高密度影。抗炎治疗效果欠佳,且上述症状反复出现。该患者影像学表现与临床表现相符,且都能由旋毛虫病急性期表现解释。

旋毛虫病需与以下疾病鉴别:

(1)肺炎伴纵隔淋巴结肿大:常规抗炎治疗好转、无反复,旋毛虫抗体 IgG 阴性。

(2)结节病:双侧肺门及纵隔对称性淋巴结肿大,Kveim-Siltzbach 皮肤试验阳性。

病 例 二

【病史摘要】 男性,4 岁 6 个月。患儿半月前无明显诱因出现发热,体温 38.0℃,常规退热治疗效果差,白细胞计数升高(15.0×10⁹/L)。继续治疗 3 天后体温正常,但白细胞仍升高(20.0×10⁹/L)。转入笔者所在医院,骨髓穿刺结果提示嗜酸粒细胞 0.30,旋毛虫 IgG 及 IgM 抗体均(+),中性粒细胞时高时低,红细胞计数下降,轻度贫血。

【影像表现】 见图 8-3。

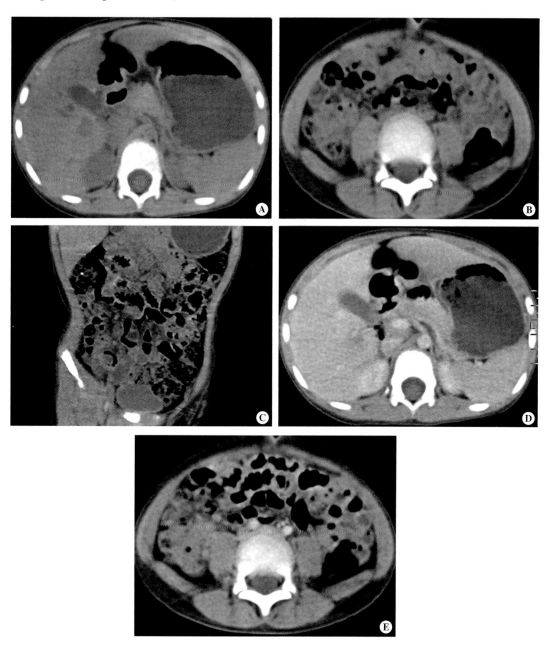

图 8-3 CT 示肝右叶模糊片样低密度影,肠系膜根部多发结节灶,腹腔内肠管扩张积气(A~C);
增强 CT 示肝右叶病灶轻度强化,系膜区多发小淋巴结强化(D、E)

【诊断】 旋毛虫病可能性大。

【讨论】 崔允霞等认为以下情况应高度警惕旋毛虫病,并进行相关免疫学检查:①不明原因的高热、乏力、全身肌肉疼痛者;②不规则发热,伴有头痛、咳嗽、眼睑水肿、眼结膜充血,按上呼吸道感染治疗效果不佳者;③发热、全身出现过敏反应又找不到明显诱因者;④不明原因的嗜酸粒细胞增高者;⑤白细胞增高,伴有发热、全身肌肉酸痛,同时又有某一器官有功能损害者等。该患者不仅符合以上其中 4 条,更有旋毛虫 IgG 及 IgM 抗体阳性,所以支持旋毛虫病。

本例患者肝右叶模糊片样低密度影,密度尚均匀,边界欠清,可以排除单纯性肝囊肿;系膜区多发小淋巴结,患者没有明显的肿瘤病史及炎症病灶,所以肿瘤及炎症引起的淋巴结肿大可能性不大,结合患者有旋毛虫病史,肝脏低密度影及系膜区淋巴结增大的 CT 改变,很可能是旋毛虫病侵犯肝脏及系膜区引起的。

旋毛虫病需与以下疾病鉴别:

(1)肝囊肿:单个或多个、圆形或椭圆形、密度均匀、边缘光滑的低密度区,CT 值接近水,增强后不强化。合并出血或感染时密度可增高。

(2)肝转移性肿瘤:病灶小,灶周水肿多较明显,而且占位效应显著,多能找到原发病灶。

(3)胆管细胞性肝癌:是起源于肝内胆管上皮的肿瘤,可发生于肝脏各叶,随着肿瘤的生长,病灶发生缺血坏死,出现多个囊腔,囊腔大小不等、边界不清,且常伴有肝内胆管壁增厚、管腔扩张,易侵犯邻近血管及肝组织,肝门及腹腔淋巴结肿大,可发生远处器官转移。

(4)其他:肠系膜淋巴结转移,有肿瘤病史。

参 考 文 献

崔允霞,关景超,徐雪勤. 2002. 旋毛虫病 38 例分析. 中国误诊学杂志,11(2):1723

郭瑞珍. 2012. 传染病与寄生虫病病理学彩色图谱. 贵阳:贵州科技出版社

季洪健,王辉. 2013. 丝虫病胸腔积液的诊断与治疗. 临床肺科杂志,18(1):112,113

王贵强. 2012. 感染科诊疗常规. 北京:中国医药科技出版社

Blacksin MF,Lin SS,Trofa AF. 1999. Filariasis of the ankle:magnetic resonance imaging. Foot and Ankle International,20 (11):738~740

Cano J,Rebollo MP,Golding N,et al. 2014. The global distribution and transmission limits of lymphatic filariasis:past and present. Parasit Vectors,7(1):466

Mendoza N,Li A,Gill A,et al. 2009. Filariasis:diagnosis and treatment. Dermatol Ther,22(6):475~490

第九章 吸 虫 病

吸虫病是由扁形动物门吸虫纲所属单殖亚纲、盾腹亚纲和复殖亚纲的内、外寄生虫引起的疾病总称。前两个亚纲的吸虫主要寄生于鱼类、两栖类、爬行类和软体动物、甲壳动物。后一亚纲的复殖吸虫还寄生于哺乳动物和鸟类。寄生人体的吸虫属于复殖亚纲,称为复殖吸虫。复殖吸虫虽然种类繁多、形态各异、生活史复杂,但基本的结构和发育过程略同。

一、形 态

大多数复殖吸虫成虫身体扁平、呈叶状或舌状,大小依虫种而异。两侧对称,背腹扁平,通常具口吸盘与腹吸盘,个别虫种具有生殖吸盘。

二、生 活 史

复殖吸虫的生活史复杂,不但具有世代的转变,还包括宿主的转换。复殖吸虫的生活史都要经历有性世代与无性世代的交替。无性世代一般寄生在软体动物(中间宿主),通常是腹足类,如螺蛳等。也可是斧足类,如蚌类。有性世代大多寄生在脊椎动物(终宿主)。复殖吸虫的生活史虽复杂,各种吸虫也有差别,但生活史的基本型则包括卵、毛蚴、胞蚴、雷蚴、尾蚴、囊蚴、后尾蚴(囊内脱去尾部的虫体称后尾蚴)与成虫。

三、致 病 性

国内寄生在人体的主要吸虫病有日本血吸虫病、华支睾吸虫病、卫氏并殖吸虫病和姜片虫病。

第一节 血 吸 虫 病

血吸虫病(schistosomiasis)是由血吸虫寄生于人体所致的疾病。能寄生于人体的血吸虫主要有 6 种,我国流行的是日本血吸虫病。日本血吸虫病(schistosomiasis japonica)是皮肤或黏膜接触含尾蚴的疫水感染,由寄生在门静脉系统的日本血吸虫及虫卵所致疾病。主要病变是虫卵沉积于大肠和肝等组织而引起的虫卵肉芽肿。本节将主要介绍日本血吸虫病。

一、流 行 病 学

(一) 传染源

本病的传染源是患者及患病动物,视不同流行地区而异。在流行病学上患者和病牛是最重要的传染源。

（二）传播途径

本病的传播必须具备以下 3 个条件：即虫卵入水；钉螺存在、孳生；人、畜生接触疫水。

（三）易感人群

人群普遍易感。感染后有部分免疫力。有时为集体感染而发病，呈暴发流行。

二、发病机制和病理变化

日本血吸虫生活史中的尾蚴、童虫、成虫和虫卵阶段均可对机体产生损害并导致复杂的免疫病理反应。

尾蚴侵入皮肤可引起皮炎，局部出现丘疹和瘙痒，血管扩张充血，伴有出血、水肿，周围有中性粒细胞和单核细胞浸润。童虫在宿主体内移行时，所经过的器官可出现血管炎，毛细血管栓塞、破裂，产生局部细胞浸润和点状出血。成虫一般无明显致病作用，也可引起轻微的机械性损害。虫卵是血吸虫主要的致病因子，虫卵沉着在宿主组织所引起的肉芽肿和纤维化是血吸虫病的主要病变。

日本血吸虫主要寄生在肠系膜下静脉与直肠痔上静脉内。虫卵沉积于肠壁黏膜下层，顺门静脉血流至肝脏内分支，故病变以肝脏与结肠最显著。此外，虫卵在门静脉系统之外沉积亦可引起病变，称为异位损害，以肺与脑较为多见。

三、临 床 表 现

根据感染程度、病程、临床症状、宿主免疫状态、虫卵沉积部位的不同，可将日本血吸虫病分为急性血吸虫病、慢性血吸虫病、晚期血吸虫病和异位血吸虫病。

（一）急性血吸虫病

常见于初次感染者，患者常有明确疫水接触史。常在接触疫水后 1~2 个月出现发热，热型以间歇型最常见。伴有食欲缺乏、恶心、腹痛、腹泻和脓血便等消化系统症状。90% 以上患者有肝区疼痛、肝大。

（二）慢性血吸虫病

在流行区占绝大多数。在急性症状消退而未经治疗或疫区反复轻度感染而获得部分免疫力者，病程在半年以上，称慢性血吸虫病。无症状患者以无明显症状者最多，偶然发现本病。有症状患者以腹痛、腹泻为常见，常伴有肝脾大。

（三）晚期血吸虫病

病程多在 5~15 年以上。根据其临床症状分为巨脾型、腹水型、结肠肉芽肿型和侏儒型 4 型。同一患者可同时具有 2~3 型的主要表现。

（四）异位损害

主要包括肺型血吸虫病、脑型血吸虫病、脊髓型血吸虫病等。

四、检 查 方 法

（一）实验室检查

1. 病原学检查

（1）粪便内检查虫卵和孵出毛蚴是确诊血吸虫病的直接依据。

（2）直肠黏膜活检。

2. 免疫学检查

（1）皮内试验：通常用于现场筛查可疑病例，阳性者需做进一步检查。

（2）间接血凝试验：为筛查本病的方法之一。

（3）环卵沉淀试验、酶联免疫吸附试验等试验可作为综合检查本病的方法。

（二）影像学检查

1. 超声 是肝型血吸虫病重要的检查方法。B超可观察肝脏病变的形态学改变，判断肝纤维化程度，定位进行肝穿刺活检，彩色多普勒还可观察血流和门脉高压的情况。

2. X线 主要用于肺型血吸虫病的诊断。

3. CT 可判断肝纤维化程度，对肝脏及肠管壁钙化显示良好。对肺型血吸虫病、脑型血吸虫病诊断也有重要价值。

4. MRI 主要用于血吸虫中枢神经系统及腹部病变的诊断。

病 例 一

【病史摘要】 男性，45 岁。腹胀不适 2 个月余，环卵沉淀试验(+)。

【影像与病理表现】 见图 9-1、彩图 11。

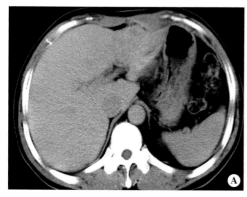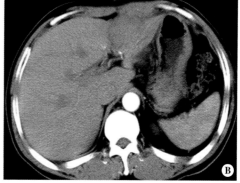

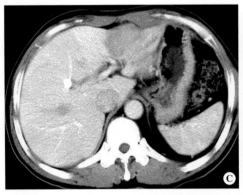
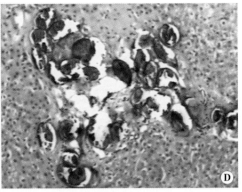

图 9-1 CT 平扫示左肝不均匀低密度影,边界欠清(A);增强后动脉期、门脉期呈病灶轻度
不均匀强化(B、C);术后病理示肉芽肿伴血吸虫虫卵沉着,钙化(D)

【诊断】 肝型血吸虫病。

【讨论】 在晚期即血吸虫性肝硬化阶段,由于炎性肉芽肿形成,在肝内出现结节状低密度影,增强扫描时出现环状强化。表现为肝内低密度病变的肝型血吸虫病需要与阿米巴肝脓肿相鉴别,但阿米巴肝脓肿临床表现为发热、肝区疼痛等症状,超声或 CT 显示肝内有液性占位,肝穿刺见典型的巧克力样脓液。大便可检见阿米巴滋养体。

病 例 二

【病史摘要】 女性,55 岁。上腹部不适 1 周,便血 1 天,呕血 5 小时。实验室检查:WBC 7.34×10⁹/L,Hb 46g/L。粪便检查可见血吸虫卵。既往有血吸虫疫区生活史。

【影像表现】 见图 9-2。

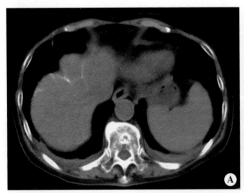
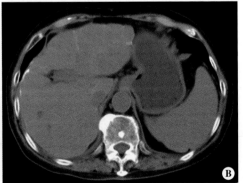

图 9-2 CT 平扫示肝硬化,肝缘波浪状改变,肝实质内线样钙化,双侧胸腔积液(A);
肝包膜钙化及纤维分隔多发钙化(B)

【诊断】 慢性血吸虫病(肝型)。

【讨论】 慢性血吸虫肝病(chronic hepatic schistosomiasis)主要为血吸虫虫卵沉积肝脏,栓塞肝内门静脉终末支,纤维组织增生,并伴有大量钙化虫卵结节,最终导致肝硬化和门脉高压。CT 为最常用的影像学检查,肝内钙化为晚期血吸虫病肝硬化的特征表现,一般肝小叶间纤维间隔钙化呈线状,肝包膜钙化呈曲线状,汇管区门静脉周围的钙化呈团块状、"蟹足"状,

这些钙化可形成"地图"状改变。由于反复发生大量的虫卵结节形成和纤维组织增生,最终导致一系列肝硬化征象,如肝叶比例失调,但一般左叶增大、右叶缩小。增强扫描肝内可出现分隔状强化,这可能与虫卵肉芽肿形成有关,部分病例可见包膜强化及不定形强化。门静脉系统可见钙化,这可能由于门静脉高压时,部分虫卵随着血流逆流到脾静脉和肠系膜上静脉等血管内,沉积于这些管壁上,形成钙化。脾脏明显增大,晚期可形成巨脾。MRI 对于血吸虫肝病的诊断常用于显示肝硬化表现,但肝内钙化显示不佳,因此,血吸虫肝病较少行 MRI 检查。

慢性血吸虫肝硬化主要与肝炎后肝硬化鉴别,后者主要表现为肝脏体积缩小,各叶比例失调,肝缘呈波浪状改变,但肝包膜下和实质区无线样钙化区;血吸虫肝硬化 CT 平扫表现为肝内线状、"蟹足"状、"地图"样钙化,具有很强的特征性,且肝脏体积可增大、正常或缩小,一般以左叶增大,右叶缩小。少数病例的影像表现不典型,仅有包膜细线样、点状钙化。

病 例 三

【病史摘要】 男性,64 岁。血吸虫病史 30 年。

【影像表现】 见图 9-3。

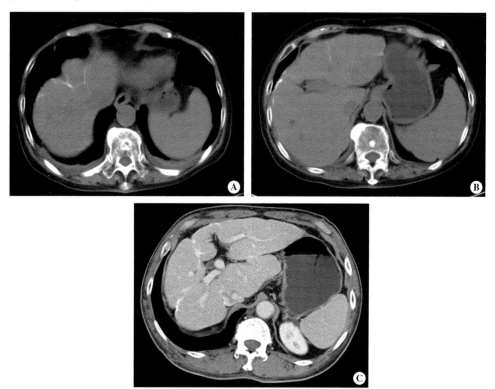

图 9-3 CT 平扫示肝脏变形,左叶和尾叶增大,肝实质密度增高,肝内及包膜条状
钙化(A);增强扫描肝实质强化较均匀,肝内间隔呈线状强化(B、C)

【诊断】 肝型血吸虫病。

【讨论】 血吸虫病晚期,肝脏均有不同程度的肝硬化,即血吸虫性肝硬化。肝脏钙化是血吸虫性肝硬化的基本病理特征和 CT 诊断的主要依据,发生在肝右叶较多见,而包膜钙化出现最早、最显著。肝脏钙化发生的病理基础为肝包膜下和门静脉间隙内有大量虫卵沉

积,形成纤维瘢痕组织,虫卵发生退化后形成钙化。钙化形态多样,可为线样、网状、"蟹足"状、"地图"状、团块状或包膜下钙化,且肝外围重于中心,这与其病理特点——干线性肝硬化,沿门静脉分支增生的纤维呈树枝状分布有关。发生在不同部位的钙化各有其特点:包膜下钙化多呈线条状;汇管区门静脉周围钙化表现为团块状;如沿小叶表面伸展,则呈"蟹足"状;小叶间钙化相连则呈曲折线状;如线状钙化十分广泛,纵横交错则成为"地图"状或网状,是最严重的一种形式。多种钙化形态可混合存在。

病 例 四

【病史摘要】 男性,30 岁。咳嗽、胸痛 2 天。实验室检查:外周血嗜酸粒细胞显著增多,粪便检出血吸虫虫卵。

【影像表现】 见图 9-4。

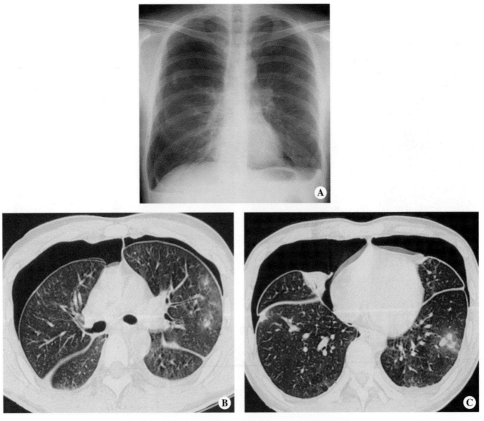

图 9-4　X 线片示双肺散在斑片影,边缘模糊,双侧气胸(A);CT 平扫示双肺散在结节影,结节中心部分密度高,周围呈磨玻璃样,呈"晕"征,并可见条索状影与胸膜相连,双侧气胸(B、C)

【诊断】 慢性肺型血吸虫病,双侧气胸。

【讨论】 肺型血吸虫病多见于急性血吸虫病患者,为虫卵沉积引起的肺间质病变。呼吸道症状大多轻微,且常被全身症状所遮盖,表现为轻度咳嗽与胸部隐痛,肺部体征也不明显。肺型血吸虫病的发病机制主要是童虫穿透肺部组织而引起的机械性损伤和虫卵肉芽肿引起的迟发型细胞介导的变态反应。肺部病变为间质性虫卵肉芽肿伴周围肺泡炎性浸润。

急性血吸虫病引起肺部损害可分为初期和后期。初期是由尾蚴和成虫进入人体肺组织引起的机械性损害及其代谢产物的过敏反应。大多数患者只有肺纹理增多、增粗,初期病变出现早,消退快,持续时间2~3周。感染2~3个月后进入后期,虫卵沉着在肺间质,以形成假结节为主要表现。此期两肺内可见散在密度不均、大小不等、边缘较模糊的粟粒样阴影,直径为2~5mm。慢性肺部血吸虫病CT扫描可见肺野内裂隙状的渗出影,肺内有多发纤维条索影,典型的结节或微结节影。结节多分布于中下肺野、胸膜下或支气管分叉处,结节中心部分密度较高,边缘不清晰,周围可见磨玻璃样渗出,呈现"晕"征。随着病程的延长,CT还可见肺间质纤维化和肺动脉高压。

病　例　五

【病史摘要】　男性,45岁。间歇性右下腹痛、大便不规则4个月。大便呈稀糊状,伴有黏液,无血便及里急后重感,便后腹痛缓解。既往有血吸虫感染史及病原学治疗史。

【影像表现】　见图9-5。

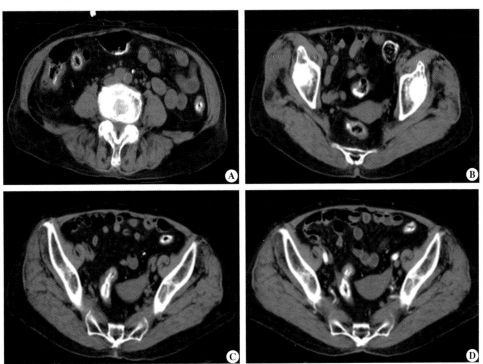

图9-5　CT平扫示升结肠、横结肠及降结肠均可见管壁钙化(A);直肠及乙状结肠管壁不规则钙化(B);乙状结肠管壁增厚,并见钙化,管腔狭窄(C);CT增强示乙状结肠管壁增厚伴钙化,增厚管壁可见强化(D)

【诊断】　血吸虫肠病。

【讨论】　结肠是血吸虫虫卵排出的通道,因此为血吸虫病常累及的器官,病理表现为黏膜下大量结缔组织增生及弥漫性纤维化,内见钙化虫卵,黏膜增生、增厚。CT为最常用的影像学检查,可显示肠壁增厚及结肠壁钙化。慢性血吸虫病结肠黏膜的增生可致癌变。肠血吸虫病形成较大肉芽肿时可以使肠腔狭窄,造成梗阻,为血吸虫流行地区大肠梗阻的常见原因。当虫卵沉积于肠系膜根部时引起纤维化反应,可导致系膜增厚、收缩,肠管向系膜根部呈扇形收缩。总之,肠壁钙化为肠血吸虫病的典型表现,结合粪便虫卵及尾蚴检出阳性,较易做出诊断。

血吸虫肠病(intestinal schistosomiasis)主要表现为肠壁黏膜下沉积的虫卵形成肉芽肿并引起钙化,肠壁增厚和管腔狭窄,因此主要与以下病变鉴别:

(1)肠结核:好发于回盲部及回肠末端,一般继发于肺结核。溃疡征象较少见到,肠壁多为轻度增厚,病变累及范围较长,炎性肉芽肿较为局限且光滑,肠管狭窄、变形、短缩。肠系膜淋巴结可见增大、钙化。

(2)克罗恩病:病变主要位于右半结肠,直肠一般不受累及,其特征为病变为节段性、不连续性,黏膜增粗呈铺路石状,晚期可见瘘管形成。

病 例 六

【病史摘要】 男性,67 岁。患者 1 个月前无明显诱因下出现右下腹部疼痛,呈持续性隐痛,当时无发热、黄疸、泛酸、嗳气、腹泻、呕血、黑便,无肛门排气、排便停止,未予重视。1 周前腹痛加重,于当地医院就诊,予以抗炎、补液治疗后腹痛缓解,腹部 CT 提示后腹膜肿块,现为进一步治疗,收入病房。患者 40 年前曾患血吸虫病,经治疗后好转。2007 年 1 月 17 日实验室检查,血常规:WBC 5.2×10^9/L,中性粒细胞 0.572,RBC 3.06×10^{12}/L。患者入院后完善各项相关检查,于 2007 年 1 月 23 日行剖腹探查术,术中发现肿块位于末端回肠系膜下方,大小约为 4cm×3cm,质硬,边界不清,根部完好,考虑为阑尾包块,术中冰冻病理回报"阑尾血吸虫病"。2007 年 1 月 26 日石蜡病理诊断:阑尾急性蜂窝织炎伴血吸虫虫卵组织沉积。

【影像表现】 见图 9-6。

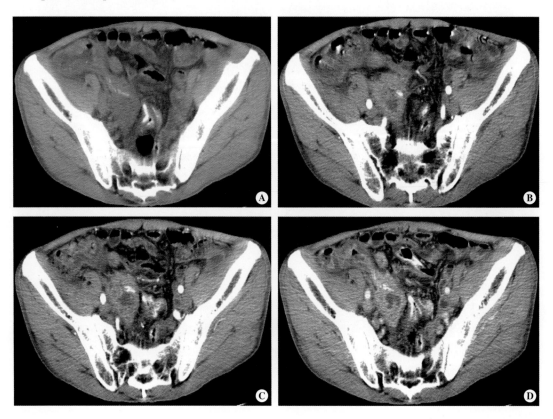

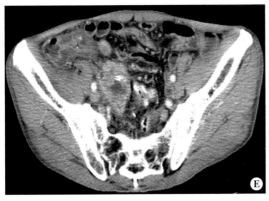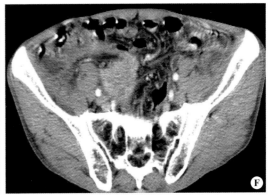

图 9-6 CT 平扫示右下腹末端回肠系膜下方区域包块,回盲部肠壁增厚,结肠肠壁线样钙化,增强后病灶强化不均匀,中央呈低密度灶,边缘中等强化,肿块位于右侧髂总动脉分枝处,后壁与右侧髂内、外血管关系密切,前方与部分肠管分界不清

【诊断】 阑尾血吸虫病伴阑尾急性蜂窝织炎,血吸虫肠病。

【讨论】 人体是日本血吸虫的终宿主,因接触水面的血吸虫尾蚴而感染,尾蚴经皮肤侵入人体后,随血流移行至肠系膜上、下静脉,在此雌、雄虫体交配后进入肠壁小静脉产卵,静脉内压增高破裂,虫卵可以到达阑尾黏膜下层。慢性或晚期血吸虫病患者除肝脏和结肠外,阑尾也是虫卵沉积的常见部位,称为阑尾血吸虫病。本病并发阑尾炎的机制主要为虫卵产生酶体使阑尾黏膜坏死,落入肠腔内,致阑尾腔梗阻;成熟产卵内含毛蚴,其头腺所产生的毒素亦可致阑尾壁组织坏死,形成嗜酸性脓肿,进一步可形成瘢痕纤维化或钙化,使阑尾腔缩窄梗阻,在此基础上诱发细菌感染形成阑尾炎,故当本病并发急性阑尾炎时,阑尾血管腔易致虫卵堆积或栓塞,使血管硬化、黏膜萎缩,加之可能已存在的阑尾壁内纤维性改变,使阑尾腔部分阻塞,造成阑尾穿孔,引起腹膜炎。本病例患者 40 年前曾患血吸虫病,经治疗后好转,本次发病时间持续近 1 个月,1 周前腹痛加重,予以抗炎补液治疗后腹痛缓解,术前 CT 表现为右下腹末端回肠系膜下方区域包块伴脓肿形成,术中冰冻病理示阑尾血吸虫病,石蜡病理诊断为阑尾急性蜂窝织炎伴血吸虫虫卵组织沉积,故本病最终诊断阑尾血吸虫病伴阑尾急性蜂窝织炎。鉴别诊断主要与该区域各类肠系膜肿瘤鉴别,一般而言,该类肿瘤一般直径较本病更大,肿瘤强化较本病更加明显,肿瘤边界较本病模糊,更具侵袭性。另外文献报道阑尾血吸虫病有恶变可能,当临床及影像学资料怀疑本病时,建议及时手术治疗。

病 例 七

【病史摘要】 男性,70 岁,上海市郊区农民。患者于 1 个月前社区健康普查中发现大便潜血,患病期间无大便性状改变,无便中带鲜血,无里急后重,无胃纳差。遂至复旦大学附属金山医院就诊,行消化内镜检查提示结肠多发性息肉。之后来笔者所在医院就诊,拟诊"下消化道出血"收治入院。入院时实验室检查:PA 108g/L,TP 60g/L,ALb 29g/L,A/G 0.94,Hb 128g/L,HCT 0.376。手术探查乙状结肠见乙状结肠中部一直径为 2.5cm 的缩窄性质硬肿块,侵及浆膜层。乙状结肠与侧腹壁粘连明显,予以松解粘连,恢复解剖结构。分解乙状结肠系膜及部分骶前筋膜,结扎+缝扎相应系膜区血管,系膜质地酥脆水肿,分道结扎系膜血管后,至肿块近远端各 5cm 处切断肠段,完整益处标本送病理。乙状结肠切除标本病理诊断:腺癌Ⅱ级(溃疡型),浸润至浆膜外纤维脂肪组织,乙状结肠与侧腹壁粘连明显,另见肠壁散在血吸虫虫卵沉积。

【影像表现】 见图 9-7。

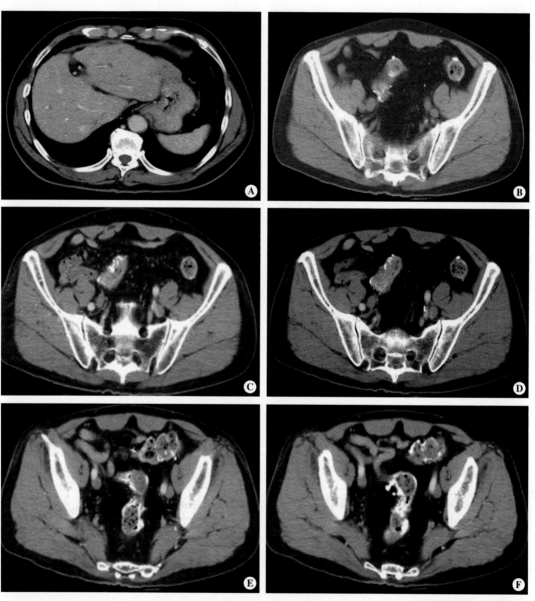

图 9-7 腹部 CT 增强扫描示肝脏外形不规则,边缘见线样钙化,肝叶比例失调,尾状叶及左叶增大,提示血吸虫性肝硬化(A);盆腔 CT 示结直肠多发线条状及轨道状高密度钙化影,伴多发囊袋状憩室,乙状结肠壁明显增厚,管腔狭窄,形态较僵硬,且和右侧腹壁粘连,可见肠壁软组织肿块影伴强化,病灶浆膜缘模糊伴条索影,考虑病灶突破浆膜(B~F)

【诊断】 乙状结肠恶性肿瘤伴血吸虫性肠病,血吸虫性肝硬化。

【讨论】 病理学研究表明肉芽肿和纤维化是血吸虫病的主要病变,慢性血吸虫病可引起腹部多器官损害,以肝脏及结肠为主。人体是日本血吸虫的终宿主,因接触水面的血吸虫尾蚴而感染,尾蚴经皮肤侵入人体后,随血流移行至肠系膜上、下静脉,在此雌、雄虫体交配后进入肠壁小静脉产卵,由于解剖分流因素,血吸虫虫卵经由门脉系统在肝脏汇管区和门静脉分支中沉积,导致肝硬化,且常表现肝左叶代偿增大,不同于常见的肝炎后肝硬化表现的肝脏右叶缩小和单纯尾状叶增大,结合病史可以作为鉴别诊断的特征之一。另外肝内形态多样的肝内钙化也是血吸虫性肝病的另一重要依据。血吸虫虫卵经结肠排除,沉积于结肠肠壁可致肠壁纤维化,CT 显示结肠肠壁增厚伴线状、轨道状钙化,为慢性血吸虫性肠病的特征性表现,本病合并结肠腺癌时 CT 均表现为在慢性血吸虫性肠病基础上管壁明显不规则增厚伴软组织肿块,其内可见钙化,提示两者的发生具有相关性。文献报道,血吸虫性肠炎相关结直肠癌与单纯性结直肠癌患者相比,前者患病年龄低,肿瘤病理分期高,Ⅲ +Ⅳ期所占比例明显升高,且病理分型黏液腺癌所占比例高,这进一步证实了我国研究大肠癌高危因素时发现地方性血吸虫病与该地区大肠癌高发病率有相关性的结论,所以临床工作中要重视对血吸虫性肠病患者的临床、影像及内镜随访。血吸虫性肠炎相关结直肠癌多以息肉型/隆起型方式生长,这和本病肠镜表现一致,本病例是上海郊区既往血吸虫高发地区老年农民,结直肠癌普查中发现大便潜血,CT 提示典型的血吸虫性肝硬化及肠病表现,病变位于乙状结肠,可见肠壁软组织肿块影伴强化,故术前诊断明确为血吸虫肠病伴占位。

病 例 八

【病史摘要】 男性,51 岁。头痛、头昏 20 余天,伴有手抽动 4 天。血吸虫环卵试验(CODT)1∶40 滴度(+)。患者来自血吸虫疫区,有疫水接触史。手术病理证实为脑血吸虫病肉芽肿。

【影像表现】 见图 9-8。

【诊断】 脑血吸虫病(左侧顶叶血吸虫性肉芽肿)。

【讨论】 脑血吸虫病患者都有疫水接触史,好发于青壮年,男性多于女性。MRI 增强检查具有重要价值,出现特征性的“点状强化簇状聚集”MRI 表现,如果病灶中央同时还伴有中央线状强化,呈“树枝”征;结合患者有血吸虫疫水接触史,就基本可以明确诊断。

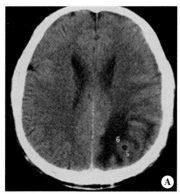
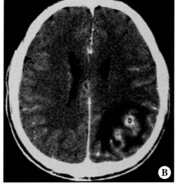
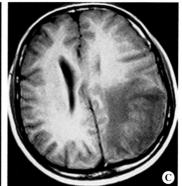

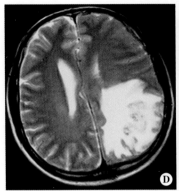
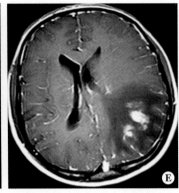
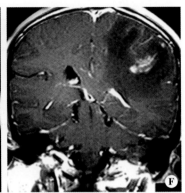

图 9-8　CT 平扫示左侧顶叶病灶与脑灰质等密度,病灶周围有明显的"指套"状水肿(A);CT 增强扫描可见数个簇状聚集的点状强化结节(B);MRI 平扫示病灶呈等信号,病灶周围有明显的"指套"状水肿(C、D); MRI 增强扫描示左侧顶叶多个簇状聚集的点状强化结节,中央呈线状强化,呈"树枝"征(E、F)

脑血吸虫病需与下列疾病鉴别:

(1) 其他常见寄生虫脑病:如脑囊虫病、脑包虫病,这两者亦多发生于皮质、皮质下,但脑囊虫病表现为小囊,囊内偏心的点状头节,呈典型的小"靶"征;脑包虫病表现为特征性的大囊套小囊。

(2) 脑结核:结核性脑膜炎多位于基底池附近,增强后多呈小结节状强化,结节灶少见聚集,常伴脑积水;结核瘤可发生于颅内任何部位,增强后呈环形强化,如出现"靶"征,较罕见,则强烈提示结核瘤诊断。

(3) 脑内恶性胶质瘤和转移瘤:恶性胶质瘤多位于深部白质区,容易出现坏死液化,MRI 增强后一般出现花环状强化,不具有血吸虫性肉芽肿特征性"点状强化簇状聚集"的MRI 表现;脑转移瘤一般为脑内多发病灶,多位于皮质下区,灶周水肿明显,可以出现大小不等结节样强化,但不会出现"点状聚集簇",如果同时有原发癌肿病史则更支持脑转移瘤诊断。

(4) 脑梗死:高血压脑梗死一般患者年龄较大,有高血压病史,而血吸虫脑梗死患者年龄一般较轻,有血吸虫感染史。

病 例 九

【病史摘要】　男性,15 岁。无明显诱因间断性头痛 6 个月余,为隐痛,每次持续时间短,可自行缓解。近 1 个月头痛加重。6 小时前突然出现四肢抽搐,呕吐白沫,呼之不应,持续约 1 小时。血常规检查回报:白细胞计数正常,嗜酸粒细胞计数增高。腹部 B 超提示血吸虫肝病。1 年前有明确的含血吸虫尾蚴疫水接触史。

【影像表现】　见图 9-9。

【诊断】　肉芽肿型脑血吸虫病。

【讨论】　脑血吸虫病(cerebral schistosomiasis,CS)是指血吸虫虫卵异位沉积于脑组织后引起的异位性损害,常引起神经系统一系列症状。肉芽肿型是脑血吸虫病的最常见类型,为虫卵沉积和异物反应形成虫卵性肉芽肿。CT 与 MRI 扫描为目前诊断脑血吸虫病的主要影像学方法。CT 平扫可见结节位于水肿区边缘的大脑皮质及皮质下区,呈等或稍高

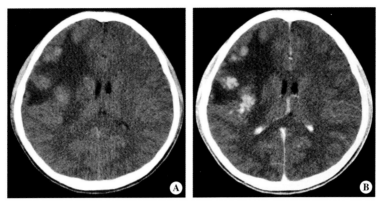

图 9-9　CT 平扫示右颞叶大片状低密度影,皮质及皮质下见多发、大小不等结节状稍
高密度影(A);增强扫描示右颞叶水肿区边缘皮质及皮质下结节强化,邻近脑回增宽(B)

密度影,结节大小、数目不一,形状不规则,增强呈均一强化,灶周水肿明显,水肿以大片状或"指套"多见;MRI 平扫示皮质及皮质下单发或多发的结节状影,呈等或稍长 T_1、稍长 T_2 信号,周围水肿明显,这是由于病变区域有炎症反应等病理改变。增强扫描结节明显强化,部分小结节相互融合成较大结节,多呈均匀强化。当虫卵肉芽肿未形成时可见斑点状、斑片状及"泥沙"样强化影。

肉芽肿型脑血吸虫病常与颅内占位性病变相似,需与下列病变鉴别:

(1) 胶质瘤:病灶多位于脑白质深部,有明显占位效应,增强扫描后动脉期因病灶有丰富的肿瘤血管供血,可见结节状、环状及花边状强化,延迟期病灶强化程度逐渐降低。此外,血清免疫学检查为阴性,有助于鉴别。

(2) 转移瘤:病灶多位于皮质下区,可为单个或多个结节,占位效应明显,增强扫描呈环状或不规则强化,中心可有坏死囊变,无融合倾向,临床上常有原发肿瘤病史。而脑血吸虫肉芽肿为多发聚集的大小不等结节,可融合成团块状。

(3) 结核球:病灶可发生在脑实质任何部位,为结核杆菌沉积在脑内所致,易发生钙化,增强扫描多呈厚壁环形或结节状强化灶,灶周水肿较轻。

(4) 脑囊虫病:脑内最常见的寄生虫病,主要位于脑白质区,也可发生于脑室及蛛网膜下隙,常为多发散在的小囊泡,可见小结节状致密影,为囊虫头节,可伴有水肿,占位效应轻,血清囊虫补体试验阳性,有利于区分。

总之,脑血吸虫病的 CT 和 MRI 特征性表现为脑皮质及皮质下区的多发结节影,呈簇状分布,明显强化,也可表现为多个小结节融合而成的粗大结节,周围大片指状水肿。但 MRI 分辨率高,可以敏感地显示脑血吸虫病急性期斑片状、沙砾状强化及邻近脑膜强化,且当病变累及颅底的脑组织时,MRI 不仅能克服颅骨伪影的影响,还能全方位显示脑顶部的病灶形态及范围,明显优于 CT。

病　例　十

【病史摘要】　男性,14 岁。因"持续发热 3 天"入院。患者 3 天前无明显诱因出现发热,最高达 38.8℃,伴头痛、呕吐、乏力、咳嗽、黄疸、肝区疼痛、腹胀及腹泻、肝大且有压痛、小便黄、无肢体抽搐。查体:体温 38.5℃,脉搏 86 次/分,呼吸 23 次/分,血压 126/85mmHg。患者呈急性病容,巩膜黄染;肝大,右肋下可触及,质地中等;腹软;脾大;全身浅表淋巴结多处肿大。实验室检查:RBC $4.9×10^{12}$/L,WBC $13.8×10^9$/L,Hb 146g/L,EOS 0.018,PLT $198×10^9$/L,ALT 1152U/L,AST 712U/L,TBIL 9μmol/L。血清血吸虫检查(+)。

【影像表现】 见图 9-10。

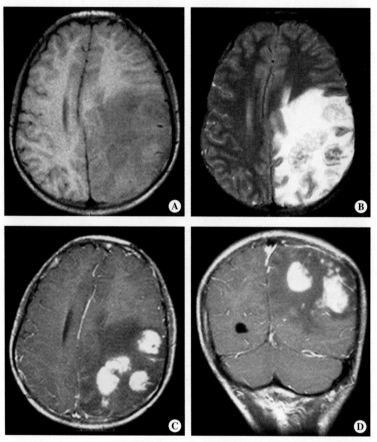

图 9-10 MRI 平扫示左侧顶枕部大面积长 T_1、长 T_2 信号影,中线结构向右侧移位,可见占位效应(A、B);增强扫描示左侧顶枕部病灶呈簇状、斑团状增强,周围见大范围水肿,侧脑室受压(C、D)

【诊断】 脑血吸虫病。

【讨论】 血吸虫病是一种由血吸虫侵入人血液系统而发生的寄生虫病。如果虫卵异位沉积于脑,可引起中枢神经系统病变,称为脑血吸虫病,是血吸虫异位病变中最严重的一种表现形式,好发于疫区青壮年。在我国流行的是日本血吸虫病,非洲流行的是曼氏血吸虫病,中枢血吸虫病脑型多见于日本血吸虫病,脊髓型多见于曼氏血吸虫病。脑血吸虫病MRI 表现为脑皮质及皮质下的多发小结节或大小不等结节,结节灶常相互融合,如果为多发的患者,有一主体病灶集中在脑组织某一区域的倾向,增强扫描病灶呈明显均匀强化。脑血吸虫病较为少见,而且其临床和影像表现多样,在临床上容易误诊。确诊主要是结合以下几点:①多发生于青壮年,来自疫区,结合血清学检查。②MRI 相对特征性的表现为病灶多发、结节融合、主体病灶相对集中及明显均匀强化。③服用吡喹酮疗效佳,用药 15~30

天后,病灶缩小或消失。

病 例 十 一

【病史摘要】 男性,40岁。因"头昏、视物模糊伴发热3周"入院。既往血吸虫病史,自诉已治愈。一般情况尚可,无发热,无恶心、呕吐,无腹痛、腹泻。脑脊液检查:脑脊液压力 240mmH$_2$O,无色清亮,脑脊液化验常规、生化均正常,脑脊液培养无细菌生长;脑脊液寄生虫检查(−)。血常规:WBC 12.4×10^9/L,NEUT 0.796,EOS 0.08,Hb 110g/L,PLT 203×10^9/L。血清血吸虫检查(±)。

【影像表现】 见图9-11。

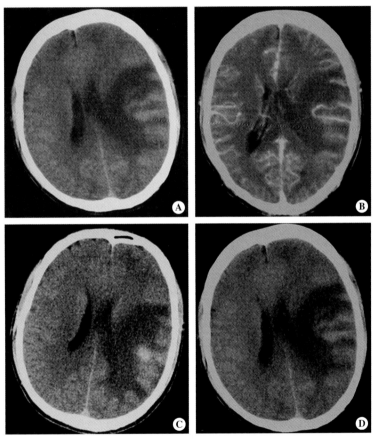

图9-11 CT平扫示左侧顶叶大片低密度水肿区域(A);增强扫描后1分钟图像(B);20分钟延迟
扫描示左侧顶叶团状增强,周围见大范围水肿带(C);25分钟以后延迟扫描,强化消失(D)

【诊断】 脑血吸虫病。

【讨论】 血吸虫病是一种由血吸虫侵入人血液系统而发生的寄生虫病。如果虫卵异位沉积于脑,可引起中枢神经系统病变,称为脑血吸虫病,是血吸虫异位病变中最严重的一种表现形式,好发于疫区青壮年。在我国流行的是日本血吸虫病,在非洲流行的是曼氏血吸虫病,中枢血吸虫病脑型多见于日本血吸虫病,脊髓型多见于曼氏血吸虫病。

脑血吸虫病较为少见,根据CT表现可将脑血吸虫病分为两期:①急性脑缺血水肿期:

在皮质或皮质下,存在片状低密度影,伴轻度占位效应,常累及 1~3 个脑叶,以颞叶、顶叶常见,为虫卵分泌的毒素和代谢产物,虫卵栓塞血管引起的过敏和中毒性脑炎。②肉芽结节形成期:病灶内可见钙化,病灶周围可见大片"指套"状或不规则形水肿区,伴明显占位效应,病灶呈大小不等团块状或结节状混杂密度影。增强扫描可见病灶的实体部分呈不同程度的片状、斑点状或结节状强化,周边低密度区无明显强化;延迟 10~20 分钟扫描病灶强化最为明显,25 分钟后强化消失。结节周围毛糙不整,与其周围有大量胶原纤维形成有关。该期脑型血吸虫病特征性表现为脑皮质及皮质下区脑灰白质交界处形成斑片状、"砂粒"样、结节状及部分小结节融合成簇状均匀强化灶。

第二节　华支睾吸虫病

华支睾吸虫病(clonorchiasis)又称肝吸虫病,是由华支睾吸虫(*Clonorchis sinensis*)寄生于人或动物肝内胆管所引起的人畜共患寄生虫性疾病。人类常因食用生或未经煮熟的含活囊蚴的淡水鱼或虾而感染。临床主要表现为慢性消化道功能紊乱及肝胆系统疾病。

一、流 行 病 学

(一) 传染源

感染华支睾吸虫的人和哺乳动物(猫、犬、猪、狗等)是主要传染源。

(二) 传播途径

食用生或未经煮熟的含有华支睾吸虫活囊蚴的淡水鱼或虾而感染。

(三) 易感人群

人群对本病普遍易感,无年龄、性别、种族差异。

二、发病机制和病理变化

发病与虫体机械性阻塞、虫体以胆管的上皮细胞为食并且吸血,从而导致胆管的局部损害和黏膜脱落,虫体代谢产物和虫体直接刺激引起局部胆管的炎症、继发性细菌感染及宿主的年龄、营养、抵抗力及其他疾病的存在等有关。

病变主要在肝内小胆管。早期或轻度感染可无明显病理变化。感染较重时,胆管可发生囊状或圆柱状扩张,管壁增厚,周围有纤维组织增生。严重感染时,管腔内充满华支睾吸虫和淤积的胆汁。病变以肝左叶较明显,可能与左叶胆管较平直,童虫易于侵入有关。

三、临 床 表 现

轻度感染者常无症状或仅在食后有上腹部饱胀感、食欲缺乏或轻度腹痛、易疲劳。较重感染者可有食欲缺乏、上腹饱胀、轻度腹泻、肝区隐痛等症状。肝大以肝左叶增大为著,有压痛和叩击痛。可伴有头晕、失眠、精神不振、记忆力减退等神经衰弱症状。

慢性重复感染的严重病例发展为肝硬化及门静脉高压时,出现消瘦、贫血、腹部静脉曲张、肝脾大、腹水、黄疸等。严重感染的儿童可出现营养不良和生长发育障碍,甚至可引起侏儒症。

并发症以胆道感染、胆管炎和胆石症最常见。

四、检 查 方 法

(一) 实验室检查

1. 病原学检查　粪便和十二指肠引流胆汁检查,发现虫卵是确诊华支睾吸虫病的直接依据。

2. 免疫学检查　主要用于感染程度较轻的患者,或用于流行病学调查。

(二) 影像学检查

超声、CT 和磁共振检查可以显示扩张的胆管内有虫体及其他改变,但不能作为确诊的依据。

【病史摘要】　男性,40 岁。食欲缺乏、上腹隐痛与饱胀、肝区隐痛 1 个月余,既往经常吃生鱼片。酶联免疫吸附试验(+)。

【影像表现】　见图 9-12。

【诊断】　肝吸虫病。

【讨论】　肝吸虫病是由华支睾吸虫寄生于人体胆道所引起的以肝胆病变为主的寄生虫病,通过吃未熟的淡水鱼而感染。临床症状取决于感染程度和病程时间,轻者可无明显症状,重者可出现全身疲倦、腹部不适或腹部疼痛、腹泻、肝大、黄疸、胆囊炎和肝炎等症状。严重病例晚期可发生肝硬化、脾大、腹水及水肿等,可诱发结石、胆囊炎、胆管癌、胆囊癌、胰腺炎等。粪便或十二指肠液中查见肝吸虫虫卵。

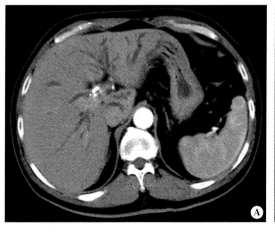
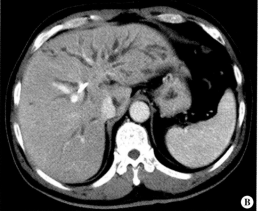

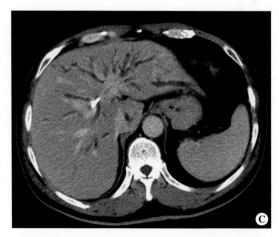

图 9-12　CT 增强扫描示肝内胆管呈小囊状、细枝状扩张,呈簇集样分布倾向

CT 表现分为 3 型:①肝边缘型,肝内胆管扩张以肝边缘部小胆管扩张为主,肝门区胆管扩张较少。肝内末梢小胆管小囊状、细枝状扩张为主要特征,分布以右后叶为主,有簇集分布倾向,小囊直径一般<2cm,与扩张小胆管相通,呈"逗号"征。少数增强后可见吸虫肉芽肿性小结节影,边缘清楚,轻度强化。②肝门型,以肝门侧肝内胆管呈树枝状扩张为特征,肝内胆管大部分成比例轻度扩张,而中、重度扩张胆管从肝门侧向肝包膜方向呈较均匀扩张,远、近侧胆管直径相近。③混合型,肝内胆管多呈弥漫性扩张,同时有肝边缘型和肝门型胆管扩张的特点。肝包膜下小胆管扩张多严重于肝门区较大胆管,胆管呈不成比例扩张,肝外胆管扩张则较少。侵及胆囊者表现为胆囊壁增厚、胆囊内密度不均。

肝吸虫病应与下列疾病鉴别:

(1) 肝小囊肿:肝吸虫病肝内胆管小囊状扩张常见于肝包膜下,呈簇集样分布,可见"逗号"征;而肝小囊肿多为圆形,边界清楚,与胆管不相通。

(2) 阻塞性黄疸:阻塞性黄疸有明显的黄疸症状,并且黄疸呈进行性加重,CT 表现为肝内胆管以肝门为中心呈中、重度扩张,向外逐渐变细,梗阻平面可见结石或肿块等,多数合并肝外胆管扩张;而肝吸虫病无黄疸症状或一过性轻度黄疸,黄疸无进行性加重,肝内胆管以末梢胆管小囊状或细枝状扩张为主,末梢胆管较肝门区胆管管径粗或相近,肝外胆管多无扩张。

在肝吸虫疫区,发现肝包膜下末梢胆管扩张,应首先考虑肝吸虫病,而当合并有肝内末梢胆管小结石或钙化时,可以进一步做出肝吸虫感染的判断。

第三节　并殖吸虫病

并殖吸虫病(paragonimiasis)又称肺吸虫病(lung fluke disease),是并殖吸虫(肺吸虫)引起的急性或慢性的地方性寄生虫病。在我国出现的并殖吸虫病有两类,即卫氏型并殖吸虫病和斯氏型并殖吸虫病。卫氏型并殖吸虫主要寄生于肺部,临床以咳嗽、咳棕红色痰为主要表现,也可寄生于多种组织器官,如脑、脊髓、胃肠道、腹腔和皮下组织等,产生相应症状。斯氏型并殖吸虫主要表现为游走性皮下包块和渗出性胸膜炎。

一、并殖吸虫生活史

并殖吸虫需经 3 个宿主的替换才能完成发育。第一中间宿主是川卷螺类,第二中间宿主是淡水蟹类(如华溪蟹)和蝲蛄。终末宿主有人和家畜或野生的猫、犬科动物。成虫通常寄生在人或动物的肺脏虫囊内。

二、流 行 病 学

(一) 传染源

凡是能够排出并殖吸虫虫卵的人及肉食哺乳类动物,均为传染源。

(二) 传播途径

主要因生吃或半生吃含有并殖吸虫囊蚴的第二中间宿主淡水蟹类、蝲蛄所致。猪、野猪、兔、鸡、棘腹蛙、鼠、鸟等多种动物可作为并殖吸虫的转续宿主,如生吃或半生吃这些转续宿主的肉,也可能被感染。中间宿主死后,囊蚴掉入水中,生饮含有肺吸虫囊蚴的溪水也有可能感染。

(三) 易感人群

人群普遍易感,儿童与青少年感染率较高。

三、临 床 表 现

(一) 急性并殖吸虫病

卫氏并殖吸虫引起的急性并殖吸虫病临床特点为潜伏期短,发病急,全身症状较明显。常见症状有食欲不振、腹痛、腹泻、发热、乏力、盗汗、皮疹(可反复出现荨麻疹)等,继而出现胸痛、胸闷、气短、咳嗽等症状。

(二) 慢性并殖吸虫病

并殖吸虫病除少数病例表现为急性并殖吸虫病外,多数表现为慢性过程。卫氏型并殖吸虫病主要表现的症状是咳嗽、咯血、胸痛等,如侵犯脑、脊髓、肝脏和皮下等时,也可出现肺外症状;而斯氏型并殖吸虫病以"幼虫移行症"为主要临床表现,引起游走性皮下结节,如侵犯肝脏、心包、眼、脑、脊髓等时,也可引起肺外症状。

1. 胸肺型 卫氏型并殖吸虫病主要表现为咳嗽、咳痰、胸痛、咯血等症状。胸膜往往同时受累,故常可引起胸膜粘连或增厚,但发生胸腔积液者较少。此型开始时多为干咳,以后出现咳痰,多为白色稠状痰液,腥味,然后转为典型的铁锈色或果酱样血痰,有时可呈烂桃样痰液,患者以晨起时咳较剧烈,痰量多少不等。在此类特征性血痰中常可找到卫氏型并殖吸虫虫卵及夏科雷登结晶与嗜酸粒细胞。

2. 脑脊髓型 以卫氏型并殖吸虫病患者多见,尤以儿童受染较多。主要侵犯大脑,间有侵犯脊髓。脑型主要表现为颅内压增高,大脑皮质刺激、脑组织破坏及脑膜炎症状。

3. 皮肤型 是斯氏型并殖吸虫病最常见的临床类型,其发生率可达 50% ~ 80%。主要表现为皮下结节和包块,以游走性为特征。皮下包块出现的部位以腹部较多见。皮下包块活检,可查见童虫或成虫体移行引起隧道样变化。

4. 腹、肝型 主要表现为腹痛,且腹痛部位不固定,多为隐痛,还可见大便带血和腹泻,有时可引起腹部器官广泛炎症、粘连,甚至引致腹膜炎症。并殖吸虫侵犯肝脏,可在肝脏内形成嗜酸性脓肿,也可因虫体移行破坏血管引起肝组织出血性病变。患者除腹部症状外,常伴有乏力、食欲缺乏、发热等。

5. 亚临床型 没有明显临床症状、体征,皮试及血清免疫学检测阳性,嗜酸粒细胞增高,无明显器官损害。这类患者可能为轻度感染者,也可能是感染早期或虫体已消失的感染者。

四、检 查 方 法

(一) 实验室检查

在痰、粪便及体液中查见并殖吸虫虫卵,或皮下结节中查到虫体是确诊的依据。血清学、免疫学检查有辅助诊断意义。

(二) 影像学检查

胸部 X 线、CT 检查对胸肺型并殖吸虫的诊断具有重要价值。脑脊髓型并殖吸虫病患者头部 CT 或 MRI 检查可显示病变的部位、形态、性质或阻塞部位。

病 例 一

【病史摘要】 女性,32 岁。主诉咳嗽、胸痛、咳铁锈色痰。1 个月前有生食河蟹史。实验室检查:WBC $20×10^9$/L,EOS $2.0×10^9$/L,ESR 70mm/h。肺吸虫酶联免疫吸附试验检查(+)。痰液检查找到并殖吸虫虫卵。

【影像表现】 见图 9-13。

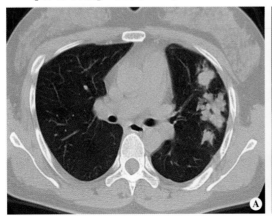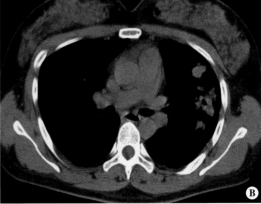

图 9-13 CT 示左肺上叶多发斑片状阴影,边缘模糊(A);左肺上叶多发斑片影,内部呈高低混杂度,可见多房囊状改变(B)

【诊断】　左肺上叶并殖吸虫病。

【讨论】　卫氏并殖吸虫也称肺吸虫(Paragonimus westermani),属于隐孔吸虫科。在人体除寄生于肺部以外,也可寄生于皮下、肝、脑、脊髓、肌肉、眼眶等处引起全身性吸虫病。其第一中间宿主是川卷螺,第二中间宿主是溪蟹、喇蛄等。人类因食生、醉和未煮熟的蟹类等而受感染,引起并殖吸虫病。主要表现为虫体在人体组织中游走、定居时对器官造成机械性损害及虫体代谢产物引起变态反应。

并殖吸虫病的影像学特征表现如下:

(1)X线:在不同时期可出现不同征象,组织破坏期多表现为云絮状边缘模糊影。囊肿期表现为多房样囊样阴影。瘢痕期以硬结节样阴影多见,其内可见粒状钙化点。胸膜粘连及肥厚期的胸膜中可见囊肿样阴影。

(2)CT:出现与X线相对应的征象,组织破坏期除表现为边缘模糊的斑片状阴影,病灶部位也会随虫体的移行而改变,斑片影中或出现"轨道"征。囊肿期出现以结节团块影为主,合并单囊或多房囊样改变。该病例出现囊肿期的典型表现,呈多发病变,边界较为模糊,以多房囊样团块结构为主。瘢痕期随着变态反应逐渐减弱、囊肿吸收,转变为纤维瘢痕。胸膜粘连及肥厚期,由于虫体发育过程中折返回胸膜腔,出现胸膜腔积液、胸闷、胸膜增厚,有时可出现虫体穿破胸膜,也可致气胸。较为特征性表现是双侧胸腔交替出现或多次交替出现胸腔积液。

临床除对有生食溪蟹、饮生溪水史后出现相应临床症状的病例,嗜酸粒细胞增高的患者高度怀疑此病外,免疫学诊断才是诊断该疾病重要方法,如并殖吸虫ELISA、Dot-ELISA、IEST等免疫学诊断方法。该病因寄生部位及所处时期不同而复杂多样,其影像学特征与较多肺部疾病有重叠,结合临床表现及免疫学诊断方法,才能更准确地诊断该病。

并殖吸虫病应与下列疾病鉴别:

(1)肺结核:该病早期症状与肺结核相似,影像学特征有较多重叠征象,极易误诊为肺结核病,但结核多出现卫星灶及钙化为其特征性表现;以胸腔积液为主要表现者又易与结核性胸膜炎相混淆,结合实验室相关PPD实验等结核相关检查尤为重要。

(2)大叶性肺炎:大叶性肺炎转为慢性肺炎可表现为不规则实变影,病灶边缘较为模糊,临近胸膜增厚明显,该病以肺内表现较多见。

(3)真菌感染:多出现晕征,其中心为血栓性的血管凝固型坏死,该病出现此类征象较为少见。

(4)肺癌:肿块边界清楚,孤立病灶为主,多表现出分叶、毛刺等肿瘤征象,与此病较容易鉴别。

此外,CT三维后处理技术能更好地显示其相应影像学特征,多结合病史、相关实验室检查更有助于鉴别此病。

病　例　二

【病史摘要】　男性,47岁。患者2001年体检行胸部CT检查发现右肺支气管旁团块状病灶,无咳嗽、咳痰,无胸闷、气急,无发热、盗汗。至北京协和医院就诊,予支气管镜、肺穿刺、寄生虫抗体等检查,未见明显异常,出院后每年随访胸部CT,病灶未增大。2010年复查CT时见右肺病灶进展,近胸膜处有新发类圆形病灶及斑片状影,2010年8月17日至华山医院行PET/CT检查,提示右上肺气管旁软组织影,FDG代谢增高,延迟后SUV最大值略增加,需排除恶性疾病,两肺多发结节,考虑炎性病变可能大。2011 年 5 月 6 日在上海寄生虫研究所检查血吸虫抗体(+)。2011 年 5 月 16 日华山医院检查总 IgE 升高至 2592ng/ml,2011 年 5 月 19 日 T-SPOT 强阳性,考虑结核病可能,予异烟肼、利福平、乙胺丁醇、左氧氟沙星诊断性抗结核治疗。2011 年 8 月复查胸部 CT 示两肺病变与旧片相仿,纵隔内较大淋巴结。追问病史,患者二三十年前有可疑疫水接触史,有生食醉虾、蟹、鱼等病史。本次入院后给予完善相关入院检查,并予吡喹酮治疗肺血吸虫病。

【影像表现】 见图 9-14。

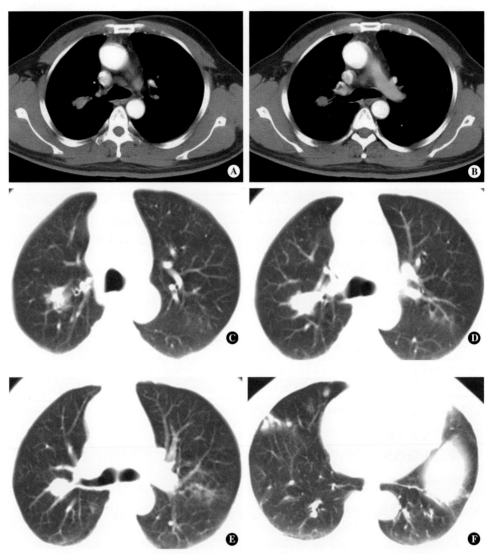

图 9-14 CT 示右上支气管旁可见类圆形软组织密度影,边缘尚光滑,可见切迹,
病灶直径约为 1.6cm,纵隔淋巴结增大,两肺可见多发斑片结节条索影

【诊断】 并殖吸虫病。

【讨论】 并殖吸虫病广泛分布在东南亚、东亚及非洲和拉美洲国家,常因食入生的、未煮熟的、含有并殖吸虫囊蚴的螃蟹、蝲蛄或接触疫水引起。并殖吸虫病是并殖吸虫的童虫

及成虫在人体内穿行或寄居,对局部组织造成机械性损伤及虫体代谢产物(抗原物质)导致的免疫病理反应所引起的疾病。并殖吸虫囊蚴经口传染,在胃及十二指肠内囊蚴破裂,幼虫脱出并穿过肠壁进入腹腔,穿过膈肌进入胸腔和肺,在肺内发育成成虫,部分成虫及童虫通过软组织间隙及脉管系统向其他位置迁移,所以肺吸虫病虽然原发病变位置为肺脏,但异位感染可以发生于颅脑、皮下组织、肌肉、肝脏、网膜、肠系膜、腹膜后等部位。

原发于胸部的肺吸虫病因发病时间不同,肺内表现各异,文献报道主要改变包括以下几种:①浸润性改变,其中特征性表现为"隧道"征;②支气管周围炎性改变;③囊肿期改变,纵隔窗可见厚壁空洞;④附壁结节空腔;⑤胸膜病变:包括胸腔积液、自发性气胸、液气胸征,对诊断本病帮助较大;⑥纤维瘢痕形成,表现为边界锐利的结节阴影或斑点状、索条状致密影。其中前两者为较早期改变,囊肿期改变是浸润性病变发展中液化坏死改变,但与支气管不相通,附壁结节空腔为囊肿和支气管相通伴腔内肉芽组织增生所致。纤维瘢痕形成为后期改变。本病例患者症状不典型,2001年体检行胸部CT检查发现右肺支气管旁团块状病灶,纵隔淋巴结增大,两肺多发斑片结节、条索影等改变,但支气管镜、肺穿刺、寄生虫抗体等检查均未见明显异常。继之每年随访胸部CT,病灶未增大。2010年复查CT时见右肺病灶进展,近胸膜处有新发类圆形病灶及斑片状影。同年8月至华山医院行PET/CT检查,提示右上肺气管旁软组织影,FDG代谢增高,延迟后SUV最大值略增加,考虑需排除恶性疾病,两肺多发结节考虑炎性病变可能大。追问病史,患者二三十年前有可疑疫水接触史,有生食醉虾、蟹、鱼等病史。2011年5月上海寄生虫研究所查血吸虫抗体(+),考虑肺吸虫病,予吡喹酮治疗,结合其影像表现不典型,未见典型"隧道"征、厚壁空洞和附壁结节空腔,故根据其T-SPOT强阳性,考虑结核病可能不大,抗结核治疗无效。并殖吸虫病与肺结核鉴别如下:结核发病部位为两肺尖、下叶背段,表现多样,以浸润性增殖灶、薄壁空洞和纤维化多见,CT表现与本病表现不符。

病 例 三

【病史摘要】 男性,3岁。1年前无诱因出现咳嗽、咯血,痰为黄色,痰中带血,伴低热,体温最高38.0℃,给予抗感染治疗,症状减轻。后症状反复,给予抗结核药物治疗,无缓解。寄生虫全套:囊虫抗体(+);骨髓检查:嗜酸粒细胞比值明显增高,骨髓增生活跃,红系增生尚活跃,粒系增生活跃。

【影像与病理表现】 见图9-15、彩图12。

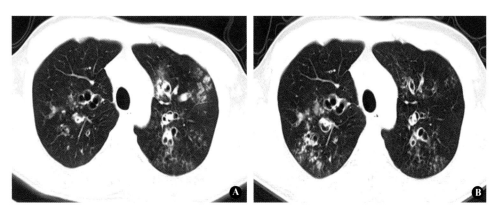

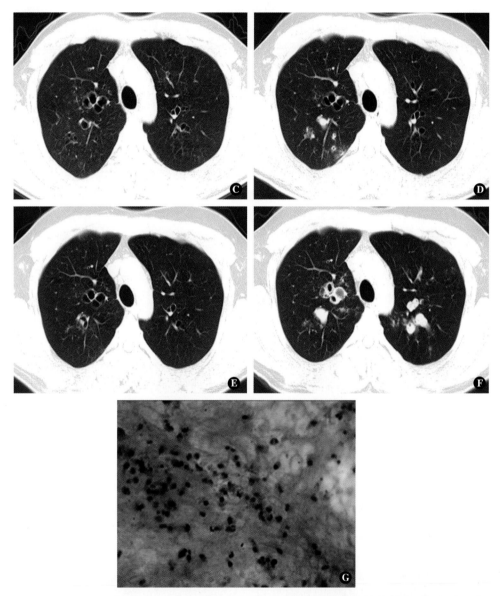

图 9-15 CT 示双肺多发斑片状、条索状高密度影,局部支气管呈囊柱状扩张,管壁明显增厚,边界模糊。纵隔内多发小淋巴结影(A);抗炎治疗 1 周后,CT 示双肺病灶未见明显减少、吸收(B);抗炎并寄生虫治疗 1 个月后,病灶缩小减少(C);抗炎寄生虫治疗 4 个月后,老病灶缩小减少,新病灶出现(D);继续抗炎寄生虫治疗 1 个月后,病灶再次缩小并减少(E);1 年后复查,病灶复发(F);病理示肺涂片见中等量中性粒细胞、少量吞噬细胞、淋巴细胞和嗜酸粒细胞(G)

【诊断】 并殖吸虫病。

【讨论】 并殖吸虫病浸润性病灶主要见于早期的病例,为并殖吸虫在肺组织中穿凿迁移而引起的出血性病灶和局部过敏性反应渗出混合影,表现为边界不清的大片或小斑片融合成的云絮状影,形态不定,境界不清,炎性病灶中隐约可见小泡囊,上述表现与肺的一般感染难以区分。

支气管周围炎样改变易被忽视,与幼虫或童虫沿肝脏和腹壁之间穿行、穿过横膈侵入胸腔至肺部、在支气管周围附近发育成为成虫有关,平片上为两肺门为中心或两侧中下肺纹理增多、模糊,CT上见沿肺纹理分布之小斑片、斑点阴影,边界不清,与支气管肺炎表现类似。

附壁结节空洞是吸虫囊肿与支气管沟通排空后的表现,呈孤立性含气空洞,壁较薄,周围炎性病灶基本消退,但可见境界清晰的条索状阴影,比较特征的征象是可见腔内附壁结节影,形状像瓜子,贴附于空洞内侧壁上,有与肺空洞内的霉菌团相似之处,但附壁结节较小,与霉菌团因常占据空洞大部分、仅留弧线样空隙的征象不同。并殖吸虫的附壁结节系肺吸虫或卵团或肉芽增生组织所致。由于其他原因导致的肺内空洞少有这种表现,因此这种附壁结节的空洞对诊断有一定的提示性作用。

肺吸虫病需与下列疾病鉴别:

(1)肺结核:病变呈多发和小的干酪样坏死性肉芽肿,增强后多呈小环状强化。多有典型的结核中毒症状,抗结核治疗有效。

(2)肺炎:边缘模糊的云雾状阴影,常规抗炎治疗好转是鉴别点。

(3)周围型肺癌:肿块边界不规则,分叶状,动态增强扫描有助于鉴别诊断。

病 例 四

【病史摘要】 男性,33岁。HBsAg 阳性17年,乏力、腹胀、食欲缺乏10天,劳累后出现乏力、腹胀、食欲缺乏,食量减至平时的一半。实验室检查:嗜酸粒细胞计数增高、单核细胞计数增高、A/G 倒置。病理回报:肝脏非干酪坏死性肉芽肿性炎,并大量嗜酸粒细胞浸润,周围肝组织灶性脂肪变性。

【影像、大体与病理表现】 见图9-16、彩图13。

【诊断】 并殖吸虫病。

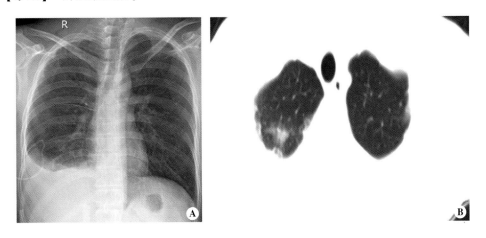

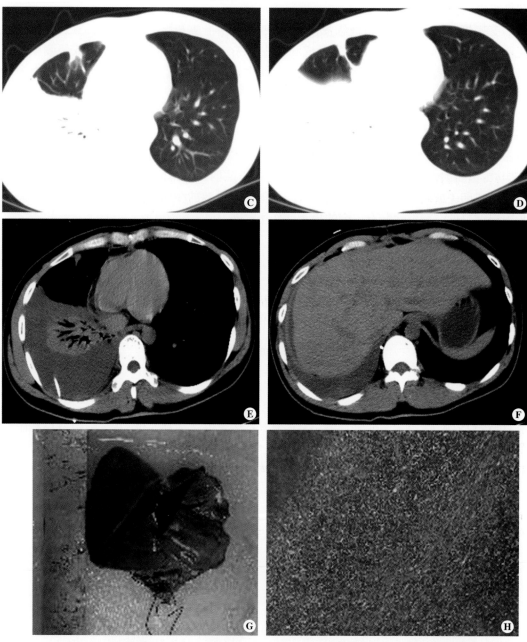

图9-16　X线胸片示右侧肋膈角消失,见致密弧形液体影(A);CT平扫示右肺上叶片状模糊影,边界不清(B);右肺中叶斑片状高密度影和条索影,右侧胸腔带状液体样密度影(C、D);CT示右下肺受压实变,右侧胸腔和肝脏周围见弧形液体样密度影(E、F);肉眼示肝脏部分切除标本,见直径1.5cm结节,切面呈灰白、灰黄色,质中(G);镜下示肝脏非干酪坏死性肉芽肿性炎,并大量嗜酸粒细胞浸润,周围肝组织灶性脂肪变性(H)

【讨论】 并殖吸虫病按其侵犯的主要器官不同,临床上可分为 4 型:①胸肺型:最常见。咳嗽、血痰、胸痛,当肺并殖吸虫移行入胸腔时,可引起胸痛、渗出性胸膜炎或胸膜肥厚。②腹型:腹痛、腹泻、肝大、肝内形成嗜酸性肉芽肿。③结节型:以皮下或肌肉结节最多见。④脑型:多见于儿童与青少年。可有头痛、呕吐、脑膜刺激征和颅内高压表现等。

并殖吸虫病的胸部 CT 表现分为 5 类,即浸润性病灶、支气管周围炎样病灶、囊状阴影、胸腔积液和空洞。根据出现的时间先后,浸润性和支气管周围炎样病变属感染早期的表现,囊状阴影为亚早期或脓肿期,附壁结节空洞则为消退期的改变,胸腔积液可单独存在或伴随肺部病变出现。

根据本病例 CT,肺部所见是浸润性病灶,浸润性病灶为并殖吸虫在肺组织中穿凿迁移而引起的出血性病灶和局部过敏性反应渗出混合影,边界不清的单发或多发、大片或小斑片融合成的云絮状影,形态不定,大小不一,境界不清,浸润性病灶以两肺中下边缘肺野多见,炎性病灶中隐约可见小泡囊,这些表现与肺的一般感染难以区分。另外并殖吸虫虫体穿过横膈进入胸膜腔,易引起胸膜病变,膈面及纵隔面尤为多见,可伴胸腔积液,亦可引起胸膜与心包膜粘连、胸膜包壳样钙化等。

并殖吸虫病需与下列疾病鉴别:

(1) 肺结核:病变呈多发小干酪样坏死性肉芽肿,增强后多呈小环形强化,多有典型的结核中毒症状。抗结核治疗有效。

(2) 肺炎:边缘模糊云雾状阴影,常规抗炎治疗好转是鉴别点。

(3) 周围型肺癌:肿块边界不规则,分叶状,动态增强扫描有助于鉴别诊断。

病 例 五

【病史摘要】 男性,21 岁。10 天前无明显诱因出现腹部不适,伴呃逆、食欲缺乏、右腰部不适,进食量减少为原来的一半。4 天前无明显诱因出现胸闷、咳嗽,伴盗汗。近 8 年间断出现胸前区皮肤“湿疹”,药物治疗后病情仍反复。15 年前患“脓胸”,已愈。10 余年前患“肝脓肿”,已愈。7 年前患“淋巴结脓肿”,已愈。腹腔镜活检术后病理结果:大网膜、腹壁结节,并可见虫卵样物质,符合肉芽肿性炎。实验室检查:嗜酸粒细胞计数、单核细胞计数和白细胞计数均增高,C 反应蛋白增高,尿沉渣黏液丝高,DBDX 蛋白定性(+)。

【影像与病理表现】 见图 9-17、彩图 14。

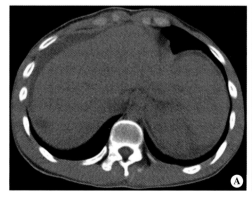
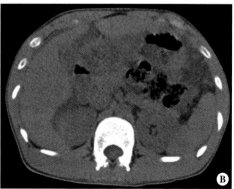

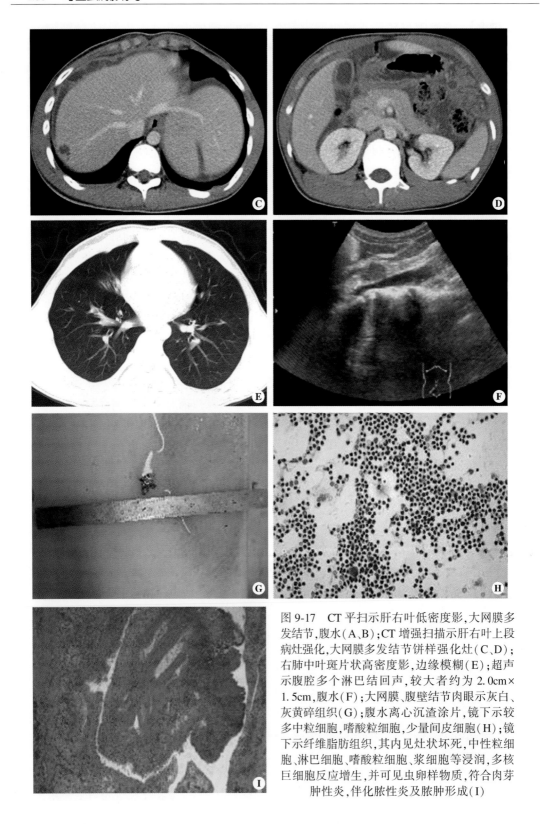

图 9-17　CT 平扫示肝右叶低密度影,大网膜多发结节,腹水(A、B);CT 增强扫描示肝右叶上段病灶强化,大网膜多发结节饼样强化灶(C、D);右肺中叶斑片状高密度影,边缘模糊(E);超声示腹腔多个淋巴结回声,较大者约为 2.0cm×1.5cm,腹水(F);大网膜、腹壁结节肉眼示灰白、灰黄碎组织(G);腹水离心沉渣涂片,镜下示较多中粒细胞,嗜酸粒细胞,少量间皮细胞(H);镜下示纤维脂肪组织,其内见灶状坏死、中性粒细胞、淋巴细胞、嗜酸粒细胞、浆细胞等浸润,多核巨细胞反应增生,并可见虫卵样物质,符合肉芽肿性炎,伴化脓性炎及脓肿形成(I)

【诊断】 并殖吸虫病(肝型)。

【讨论】 Kim 等报道肝并殖吸虫病影像学特点:病程早期增强 CT 常表现为肝左叶和(或)肝右叶内簇状、管状(多发囊状)或分叶状低密度灶,典型可呈"隧道"征;囊腔内无强化,囊壁呈单个或网状强化,邻近肝组织可出现结节状或楔形强化。病理学基础是并殖吸虫囊蚴自肝包膜侵入肝脏,在肝实质内不断游走,且由于侵入肝脏的虫体数量、在肝内移行的时间长短不同及宿主的个体差异,所形成的病灶大小不一,并且可出现新旧混杂的病灶,但虫体对肝组织造成的损伤较轻,形成的脓腔较小,壁较薄、强化程度较轻,囊肿间常以窦道相互沟通,形成多房囊肿。如果虫体及其坏死组织滞留于肝内胆管,可引起胆管慢性炎症,导致邻近肝内胆管扩张,囊腔可与受累扩张的胆管相通,有时难以明确区分囊性病灶和局部扩张的胆管,病程中晚期可伴门脉高压、脾大等。并殖吸虫侵犯大网膜呈多发结节饼样变。另外,肺吸虫病肺部浸润性改变可表现为单发或多发片状、云絮状影,大小不一,境界不清,以两肺中下边缘肺野多见,与一般的肺炎性感染相似。胸腔积液影像学表现为沿胸腔侧后壁分布新月状水样密度影。

肝并殖吸虫病影像学表现类似于不典型细菌性肝脓肿和乏血供的原发性胆管细胞性肝癌,三者均可表现为单 或多个囊性病灶伴轻度强化的结节。其鉴别点在于:①细菌性肝脓肿:病灶多位于肝右叶,早期常表现为单一或多个小脓腔,如未经治疗,随着肝组织不断崩解坏死,融合为较大脓腔,脓肿壁厚薄不均,明显强化,伴周围肝组织水肿,典型的病灶可出现"靶环"征,且邻近肝实质因炎症反应可出现片状强化。②胆管细胞性肝癌:是起源于肝内胆管上皮的肿瘤,可发生于肝脏各叶,随着肿瘤的生长,病灶发生缺血坏死,出现多个囊腔,囊腔大小不等、边界不清,且常伴有肝内胆管壁增厚、管腔扩张,易侵犯邻近血管及肝组织,肝门及腹腔淋巴结肿大,可发生远处器官转移。

病 例 六

【病史摘要】 女性,8 岁。1 年前曾患黄疸型肝炎,患者 1 个多月前出现全身皮肤黏膜黄染,伴右上腹疼,以"胃病"治疗,腹疼减轻,但黄染加重,巩膜黄染,小便黄,大便白陶土状。近几天腹痛加重,并能摸到右上腹包块。实验室检查:白细胞计数增高,嗜酸粒细胞计数增高。手术病理结果:炎性病变,不排除寄生虫感染。血标本提示并殖吸虫抗体 IgG (+),考虑既往感染肺吸虫。

【影像与病理表现】 见图 9-18、彩图 15。

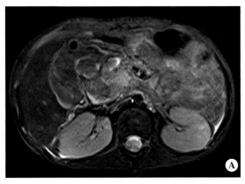
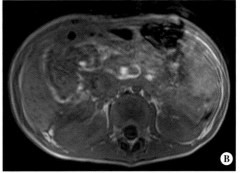

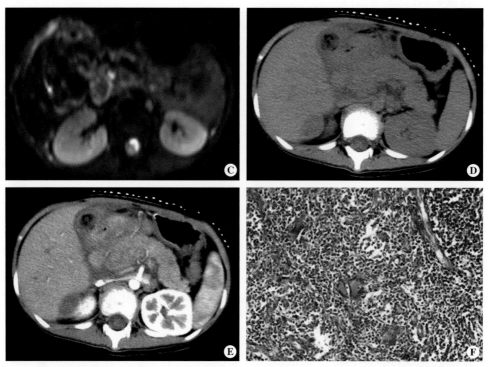

图 9-18　MRI 示腹膜后及胰头区、肝门区见类圆形软组织肿块,长 T_1 混杂长 T_2 信号,DWI 稍高信号。邻近结构受压,下腔静脉及腹主动脉稍后移,肠系膜上动脉、静脉向左前移位(A~C);CT 示肝胃间及胰头后方结构紊乱,见不规则形肿块影,边界不清,增强扫描呈中度不均匀强化,肿块周围见片状渗出及积液,右侧肝肾隐窝见积液(D、E);病理示肉芽肿(组织细胞、上皮细胞、多核巨细胞)(F)

【诊断】　并殖吸虫病肉芽肿。

【讨论】　患者既往感染肺吸虫,CT 腹膜后及胰头区、肝门区见类圆形软组织肿块,手术病理结果肉芽肿,结合临床及实验室检查,考虑并殖吸虫病复发。异常占位可疑为虫体在腹腔移行引起腹水或广泛炎症粘连及肉芽肿。

并殖吸虫病需与下列疾病鉴别:

(1)胰头癌:"双线"征,乏血供病灶延迟期逐渐强化。

(2)腹膜后肿瘤:良性以畸胎瘤多见,CT 见脂肪、骨等密度病灶;恶性以脂肪肉瘤多见,可见脂肪密度增强后明显不均匀强化。

病　例　七

【病史摘要】　男性,35 岁。3 个月前无明显诱因突发双眼视物不清,继之左侧颞部搏动性头痛,较剧烈,头痛时反应迟钝、意识模糊、头晕,持续数分钟有所缓解。1 个月前出现间断发热,多午后出现,波动于 38~39℃,持续数小时可回落。3 天前头痛症状再发,右侧颞部疼痛,无意识模糊,余同前,持续约 4 个小时缓解。实验室检查:嗜酸粒细胞计数和单核细胞计数均增高,C 反应蛋白增高。曾被猫抓伤史,有生吃螃蟹史。

【影像表现】 见图 9-19。

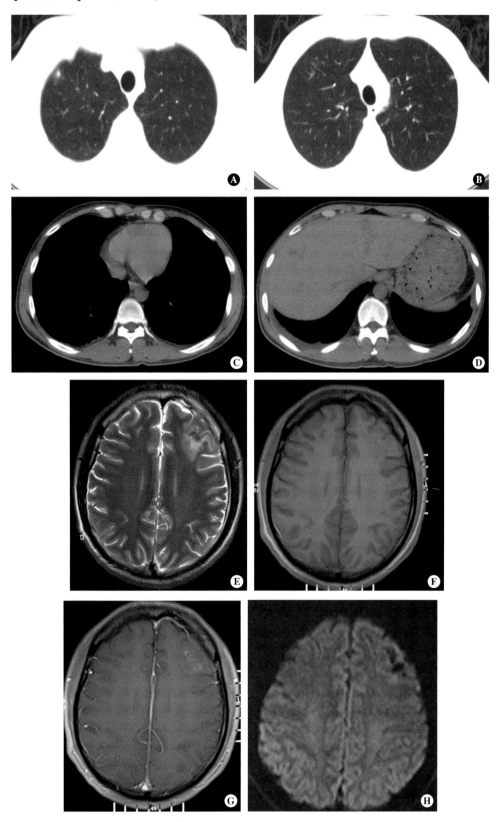

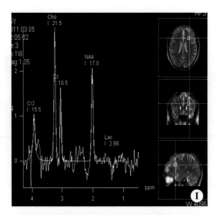

图 9-19　CT 示双肺多发小片状高密度影,边缘不清(A、B);CT 示双侧胸腔少许
积液影(C);CT 示肝内低密度影(D);MRI 示左侧额叶片状混杂长 T_1、长 T_2 信
号(E、F);增强 MRI 示病灶轻度斑片状延迟强化(G);DWI 示病灶轻度高信
号(H);MR 示病灶 NAA 稍低,Cho 升高,不支持典型肿瘤型病变(I)

【诊断】　并殖吸虫病。

【讨论】　浸润性肺吸虫改变表现为单发或多发片状、云絮状影及胸腔积液。肝并殖吸虫病影像学特点:典型呈"隧道"征;囊腔内无强化,而囊壁呈单个或网状强化,邻近肝组织可出现结节状或楔形强化。

脑型并殖吸虫病是由腹腔或胸腔内的并殖吸虫(成虫)从纵隔上移,在脑内移行、产卵,并分解代谢引起。其主要病理改变包括浸润性无菌性炎症、脑出血或脑梗死。虫体停留较久或虫卵聚集较多则出现脓肿、囊肿或肉芽肿、纤维性萎缩或钙化。临床表现为头痛、呕吐、癫痫发作。

影像学将脑型肺吸虫病分为脑炎型、囊肿型和萎缩型 3 型。MRI 平扫可见出血灶和出血灶周围较大的水肿带,即较小的出血灶伴有较大的水肿带。病灶随机分布,并呈聚集或迁移状,可见"隧道"征,增强扫描见斑片状、结节状、小环状强化,"隧道"征更加明显。MRI 对其诊断的优势表现为:①有不同程度的多发性不规则出血改变;②出血吸收后形成长 T_1 的"隧道"样表现;③有相对聚集和迁延的病灶形态,符合炎性病变特点;④有不规则的水肿信号(炎性水肿和出血灶周围的水肿)。

并殖吸虫病需与下列疾病鉴别:

(1)脑脓肿:囊壁多规则,张力高,有明显的急性感染症状和体征。

(2)肺结核:多有典型的结核中毒症状,抗结核治疗有效,病变呈多发和小的干酪样坏死性肉芽肿,增强后多呈小环状强化。

(3)肝转移性肿瘤:病灶小,灶周水肿多较明显,占位效应显著,多能找到原发病灶。

(4)肝囊肿:单个或多个、圆形或椭圆形、密度均匀、边缘光滑的低密度区,CT 值接近水,增强后不强化。合并出血或感染时密度可增高。

病　例　八

【病史摘要】　男性,22 岁。持续性头痛 20 天伴昏睡 3 天。血常规:嗜酸粒细胞增多,并殖吸虫抗原皮试试验(+)。患者来自并殖吸虫病的流行区,且有食生蟹史。

【影像表现】 见图9-20。

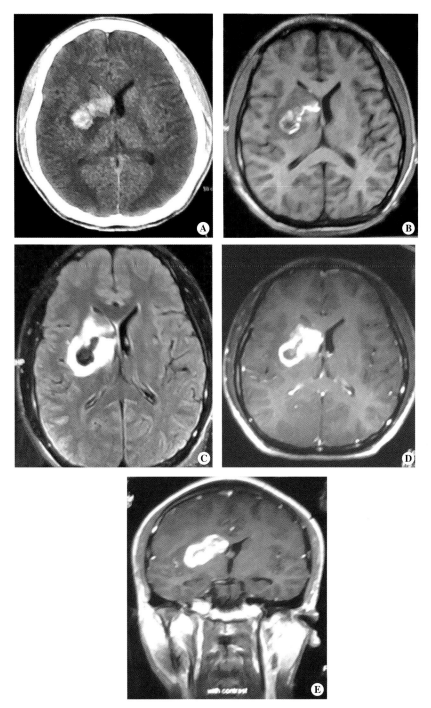

图9-20 CT平扫示右侧基底核区高密度病灶,周围轻度水肿(A);MRI平扫示病灶中央可见出血吸收后形成长 T_1 的"隧道"样表现(B);FLAIR示病灶中央也为低信号(C);MRI增强扫描示"隧道"中央无强化,周围可见不规则强化(D、E)

【诊断】 脑并殖吸虫病(右侧基底核区)。

【讨论】 头颅 CT 或 MRI 显示脑内表现为多发、不规则病变及出血,若同时伴有"隧道"征,增强后表现为聚集多发性环状增强病灶,伴有周围水肿。结合生活在疫区、食生蟹史及疫水生饮用史应高度怀疑此病,并进行相关免疫学检查加以确诊。

本病需与下列疾病进行鉴别:

(1)脑结核:结核多有典型的结核中毒症状,抗结核治疗有效,病变呈多发和小的干酪样坏死性肉芽肿,增强后多呈小环状强化,或多环相连的征象;如合并脑膜的肉芽肿,增强后沿蛛网膜下隙的铸型样强化和脑积水是特征性表现。

(2)脑脓肿:囊壁多规则,张力高,有明显的急性感染症状和体征。

(3)脑包虫病:包虫病应有明确的流行病学史,而且病灶的囊内有"子囊、孙囊"形成。

(4)脑囊虫病:脑实质型的一般表现为多发,平扫可见多发混杂信号病灶,增强后呈结节状或环状强化,以环状强化和壁结节(囊虫的头节)样强化对鉴别诊断有较大的帮助,脑脊液的免疫抗体检查可帮助定性。

(5)结节性硬化:结节性硬化主要临床表现是癫痫、智力障碍、皮脂腺瘤,以不同器官形成错构瘤为特点,室管膜下结节常见,也可散在分布于皮质、皮质下和基底核区,偶见于脑干与小脑。

(6)脑血管畸形:病变有出血时,还要和脑血管畸形鉴别,AVM 在 MRI 上的特征性表现为毛线团状或蜂窝状血管流空影,MRA 可直接显示 AVM 的供血动脉、引流静脉,如要确诊还可行脑血管造影。

(7)转移瘤:转移性肿瘤的病灶小,灶周水肿多较明显,而且占位效应显著,多能找到原发病灶。

参 考 文 献

陈伟建,吴恩福,胡之同,等.2004.并殖吸虫病的胸部 CT 分析.中华放射学杂志,38(4):407~409

顾晓红,黄一心.2007.B 超、X 线钡透肠镜检查临床诊断血吸虫病分析.中国血吸虫病防治杂志,19(6):456,457

郭佑民,陈起航,王玮.2011.呼吸系统影像学.上海:上海科学技术出版社

胡兴平,崔国产,殷标,等.2010.16 排螺旋 CT 及后处理技术对大肠本病的诊断价值.放射学实践,25(9):1030~1033

李黎,王荣科,蒋朝东,等.2010.肺吸虫病 62 例临床分析.寄生虫病与感染性疾病,8(3):166,167

李彦,孙黎,陈闯.2010.肺吸虫病 199 例误诊分析.寄生虫病与感染性疾病杂志,8(1):46,47

梁德壬.2011.肝吸虫病的 CT 表现.广西医学,33(5):638~640

刘北利,梁伟强,陈柏灵,等.2009.肝吸虫病的 CT 诊断.中国医药指南,7(22):132,133

刘含秋,陈远军.2002.脑血吸虫病的 MR1 诊断.中华放射学杂志,36(9):821~823

刘铁,宋敏芳,董吉顺,等.2005.慢性血吸虫病腹部 CT 及病理对照研究.中华放射学杂志,39(11):1188~1191

刘泽兵,王丽,杨渝,等.2011.上海石化地区老年人血吸虫病相关性结直肠癌临床病理特征及预后分析.中华老年医学杂志,30(10):836~838

刘忠政,张连山.2009.肺吸虫脑病急性期 CT 及 MRI 表现.川北医学院学报,24(6):580~582

卢光明,许健,陈君坤.2006.CT 读片指南.南京:江苏科学技术出版社

梅长林,李兆申,朱樑.2010.内科手册.7 版.北京:人民卫生出版社

沈小斌,黄永穗.2014.CT 在肝吸虫病临床诊断中的价值分析.中外医学研究,12(28):59,60

沈星,张炜,王培军.2012.慢性血吸虫病腹部 CT 表现与病理基础.中国血吸虫病防治杂志,24(2):200~202

斯崇文,贾辅忠,李家泰.2004.感染病学.北京:人民卫生出版社

孙新,李朝品,张进顺.2005.实用医学寄生虫学.北京:人民卫生出版社

王文林,陈伟建.2003.32例卫氏肺吸虫病的胸部CT分析.放射学实践,18(7):489,490

于海龙,姜泰俊,孟庆瑞,等.2011.肝吸虫病的CT表现(附48例分析).中国实用医药,6(8):58,59

曾金武,张家洪,马经平,等.2013.肺吸虫病2例分析.中华地方病学杂志,32(6):700

张浩,曾红辉,谢振文,等.2012.多层螺旋CT对肝吸虫病的诊断价值.现代医院,12(4):67~69

赵冬梅,陈东,韩福刚,等.2007.脑型肺吸虫病的CT和MRI诊断.实用放射学杂志,23(11):1445~1448

赵富金.2001.晚期血吸虫病的腹部CT表现和特征.中国临床医学影像杂志,12(4):267~269

周良辅.2001.现代神经外科学.上海:复旦大学出版社

朱文珍,工承缘,周义成,等.2000.脑血吸虫病的MRI及病理研究.中华放射学杂志,34(10):701~703

诸葛毅,骆利康,俎德玲.2005.阑尾血吸虫病伴感染的临床与病理分析.中国人兽共患病杂志,21(6):540,541

Cha SH,Chang KH,Cho SY,et al.1994. Cerebral paragonimiasis in early active stage:CT and MR features. AJR Am J Roentgenol,162(1):141~145

Ghosh K,Ghosh K.2013. Pulmonary hydatidosis,strongyloidiasis and paragonimiasis in India. J Assoc Physicians India,61(12):954,955

Hsalim OE,Hamid HK,Mekki SO,et al.2010. Colorectal carcinoma associated with schistosomiasis:a possible causal relationship. World J Surg Oncol,13(8):68~70

Kim EA,Juhng SK,Kim HW,et al.2004. Imaging findings of hepatic paragonimiasis:a case report. J Korean Med Sci,19(5):759~762

Kim HJ.2014. Pneumothorax induced by pulmonary paragonimiasis:two cases report. Korean J Thorac Cardiovasc Surg,47(3):310~312

Liu H,Lim CC,Feng X,et al.2008. MRI in cerebral schistosomiasis:characteristic nodular enhancement in 33 patients. AJR Am J Roentgenol,191(2):582~588

Nascimento-Carvalho CM,Moreno-Carvalho OA.2004. Clinical and cerebrospinal fluid findings in patients less than 20 years old with a presumptive diagnosis of neuroschistosomiasis. J Trop Pediatr,50(2):98~100

Roberts M,Cross J,Pohl U,et al.2006. Cerebral schistosomiasis. Lancet Infect Dis,6(12):820

Ross AG,McManus DP,Farrar J,et al.2012. Neuroschistosomiasis. J Neurol,259(1):22~32

Sanelli PC,Lev MH,Gonzalez RG,et al.2001. Unique linear and nodular MR enhancement pattern in schistosomiasis of the central nervous system. AJR Am J Roentgenol,177(6):1471~1474

Waldman AD,Day JH,Shaw P,et al.2001. Subacute pulmonary granulomatous schistosomiasis:high resolution CT appearances-another cause of the halo sign. Br J Radiol,74(887):1052~1055

Wu L,Wu M,Tian D,et al.2012. Clinical and imaging characteristics of cerebral schistosomiasis. Cell Biochem Biophys,62(2):289~295

Ye S,Wang WL,Zhao K.2014. F-18 FDG hypermetabolism in mass-forming focal pancreatitis and old hepatic schistosomiasis with granulomatous inflammation misdiagnosed by PET/CT imaging. Int J Clin Exp Pathol,7(9):6339~6344

Zhang W,Wang PJ,Shen X,et al.2012. CT presentations of colorectal cancer with chronic schistosomiasis:A comparative study with pathological findings. Eur J Radiol,81(8):e835~e843

中英文名词对照

A
阿米巴虫病　amebiasis

B
包虫病　hydatidosis

病变效应　cytopathic effect, CPE

病毒　virus

并殖吸虫病　paragonimiasis

C
重复间隔时间　repetition time, TR

磁共振成像　magnetic resonance imaging, MRI

磁化转移　magnetization transfer, MT

D
DNA 测序　DNA sequencing

DNA 模板　DNA plate

DNA 微阵列　DNA microarray

DNA 芯片　DNA chip

胆道蛔虫病　biliary ascariasis, BA

电子计算机体层摄影　computed tomography, CT

杜氏利什曼原虫　*Leishmania donovani*

对比增强 MRA　contrast enhancement MRA,
　CE-MRA

F
反相位　out of phase

反转录 PCR　reverse transcription PCR, RT-PCR

放射免疫测定　radioimmunoassay, RIA

肺吸虫　*Paragonimus westermani*

肺吸虫病　lung fluke disease

G
刚地弓形虫　*Toxoplasma gondii*

弓形虫病　toxoplasmosis

H
黑热病　kala-azar

华支睾吸虫　*Clonorchis sinensis*

华支睾吸虫病　clonorchiasis

化学位移成像　chemical shift imaging

环卵沉淀试验　circumoval precipitin test, COPT

回波时间　echo time, TE

蛔虫病　ascariasis

J
机会性致病原虫　opportunistic protozoan

基因芯片　gene chip

棘球蚴病　echinococcosis

寄生虫病　parasitic disease

寄生虫感染　parasitic infection

寄生虫生活史　life cycle of parasite

寄生物　parasite

间接血凝试验　indirect heamagglutination assay, IHA

聚合酶链反应　polymerase chain reaction, PCR

K
空间分辨力　spatial resolution

L
连接酶链反应　ligase chain reaction, LCR

M
MR 波谱　MR spectroscopy, MRS

MR 胆胰成像　MR cholangiopancreatography, MRCP

MR 灌注加权成像　perfusion-weighted imaging, PWI

MR 脊髓成像　MR myelography, MRM

MR 扩散加权成像　diffusion-weighted imaging, DWI

MR 尿路成像　MR urography, MRU

MR 水成像　MR water imaging

MR 血管成像　MR angiography, MRA

曼氏迭宫绦虫　*Spirometra mansoni*

曼氏裂头蚴病　sparganosis mansoni

慢性血吸虫肝病　chronic hepatic schistosomiasis

酶联免疫吸附试验　enzyme linked immunosorbent
　assay, ELISA

密度分辨力　density resolution

免疫酶技术　immunoenzymatic techniques

免疫层析技术　immunochromatography, ICT

免疫功能受累宿主　immune compromised host

免疫印迹实验　immunobiotting test, IBT

免疫印迹试验　western blot, WB

免疫荧光测定　immunofluorescence assay, IFA

免疫荧光技术　immunofluorescence method

N

纳米孔　nanopore

脑血吸虫病　cerebral schistosomiasis, CS

内镜　endoscopy

内脏利什曼病　visceral leishmaniasis

疟疾　malaria

R

日本血吸虫病　schistosomiasis japonica

蠕虫　helminths

蠕虫病　helminthiasis

乳胶凝集试验　latex agglutination test, LAT

S

时间飞跃　time of fly, TOF

实时荧光定量 PCR　quantitative real-time PCR

梳征　comb sign

丝虫　filariasis

宿主　host

T

同相位　in phase

X

X 线检查　X-ray examination

线虫　nematode

相位对比　phase contrast, PC

新现病毒　emergent virus

血吸虫病　schistosomiasis

Y

医学蠕虫　medical helminths

原虫　protozoa

Z

正电子发射计算机断层显像　positron emission tomography, PET

猪带绦虫　*Taenia solium*

猪带绦虫病　taeniasis solium

猪囊尾蚴病　cysticercosis cellulosae

自旋回波　spin echo, SE

彩 图

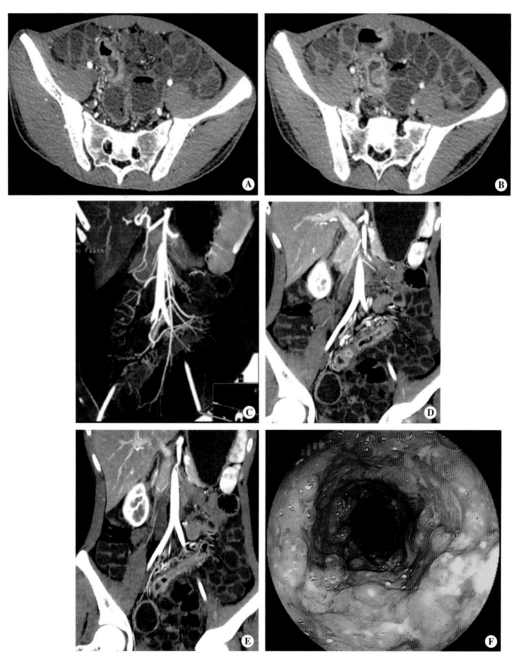

彩图 1　小肠 CT 及重建示部分横结肠、降结肠、乙状结肠肠壁增厚，肠腔变窄，乙状结肠为甚，邻近肠管轻度扩张，增强扫描肠壁呈分层强化，黏膜层明显强化，黏膜下层水肿，强化减弱，黏膜面凹凸不平，溃疡改变（A~E）；结肠镜示病变肠腔密集分布的不规则溃疡样病灶，表面覆白苔，周围黏膜充血，水肿明显，可见颗粒样增生（F）

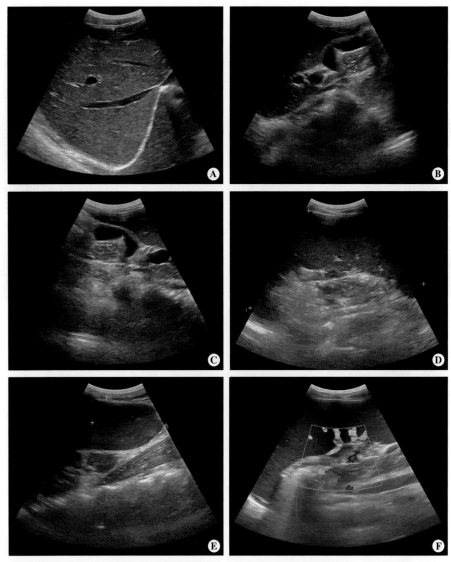

彩图 2　B 超示肝、脾体积增大，门静脉稍增宽

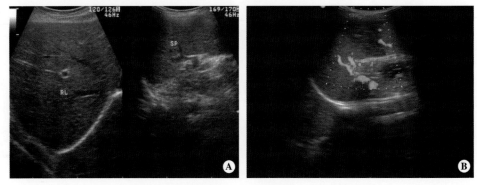

彩图 3　超声示肝大，肝右叶最大斜径约 151mm，形态略饱满，实质回声尚均匀（A）；脾大，脾实质回声不均匀，于脾中部被膜处至脾门探及范围约为 49mm×39mm 楔形低回声区，内可见少许点状及短棒状强回声，CDFI 示低回声区内未见明显血流信号，考虑脾梗死（B）

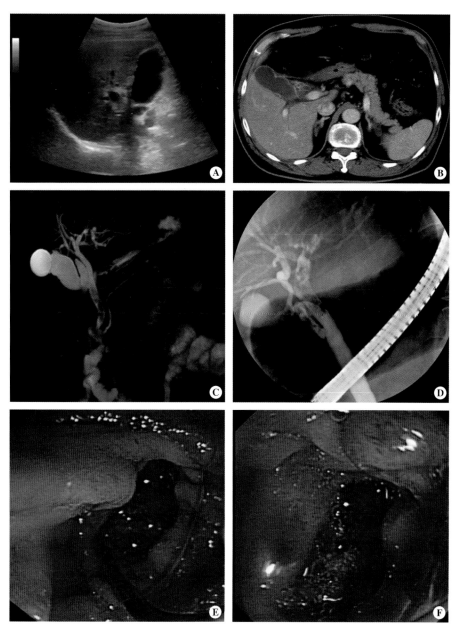

彩图 4　超声示肝内外胆管扩张，考虑胆囊炎、胆囊肿大、胆泥淤积的可能（A）；CT 增强示胆总管近端管壁环形强化，下端十二指肠壶腹部软组织密度影（B）；MRCP 示胆囊形态饱满增大，所示腔内信号欠均匀，胆囊管轻度增宽，所示胆总管及左右肝管扩张，肝内胆管分支，胰管可见显示，未见明显扩张，胆总管管径约 9.5mm，未见明显局部狭窄改变，中下段腔内见条片状充盈缺损影。胆总管下端十二指肠壶腹部见团状异常信号灶，呈等高混杂信号（C）。ERCP 示胆管显影，透视下肝外胆管未见明显扩张，肝门区胆管及左肝管可见长条形充盈缺损影，长约 3.0cm，胆囊显影，胰管未显影，柱状气囊扩张乳头开口，经气囊取出长条形黑黄色异物。内镜诊断肝门区胆管及左肝管长条形充盈缺损（结合临床，死蛔虫可能大）
（D ～ F）

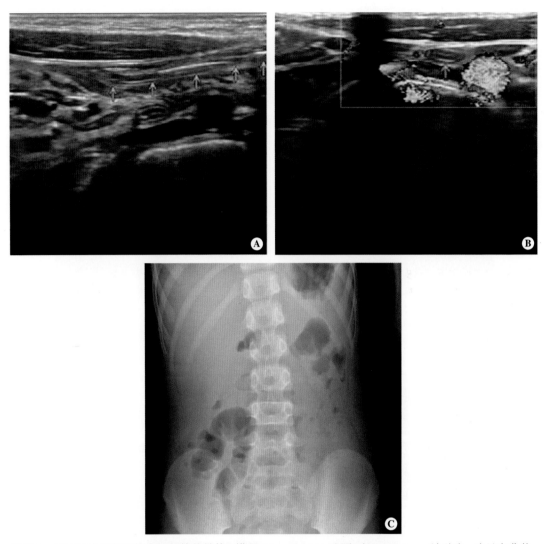

彩图 5　超声示中腹部肠管内一细管状结构，横径 0.2 ～ 0.4cm，壁厚，长 10.0cm，一端稍尖，略呈弯曲状，未见明显血流信号（A、B）；腹腔内肠腔胀气，可见数个不典型液平面（C）

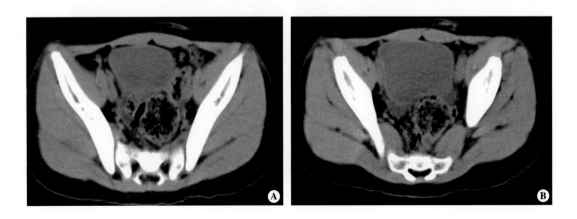

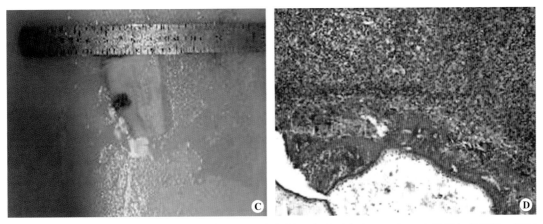

彩图 6　CT 示左下腹壁皮下见少许小片状软组织密度影，边界不清（A、B）；肉眼示灰黄组织，切面呈灰红、灰白色，质软（C）；镜下示左下腹壁猪囊虫病，并周围纤维脂肪组织慢性炎（D）

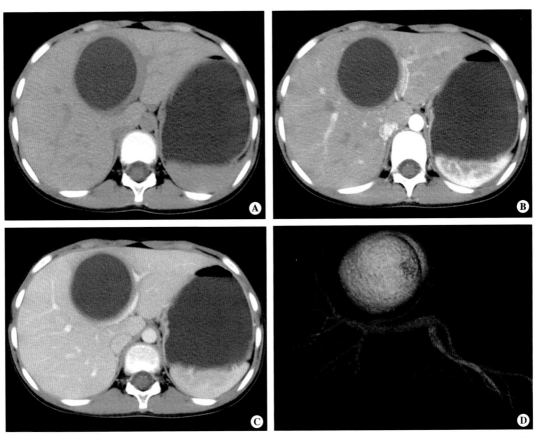

彩图 7　CT 平扫示肝 密度占位，最大截面积约 4.5cm×5.5cm，囊壁不能显示，囊内呈均匀一致的水样密度（A）；增强扫描后囊内容物及囊壁均未见强化；门静脉左支受压紧贴于病灶边缘（B、C）；VR图像可见出门静脉与病灶形成"手托球"征，门静脉左支受压变窄（D）。手术病理证实为囊型包虫

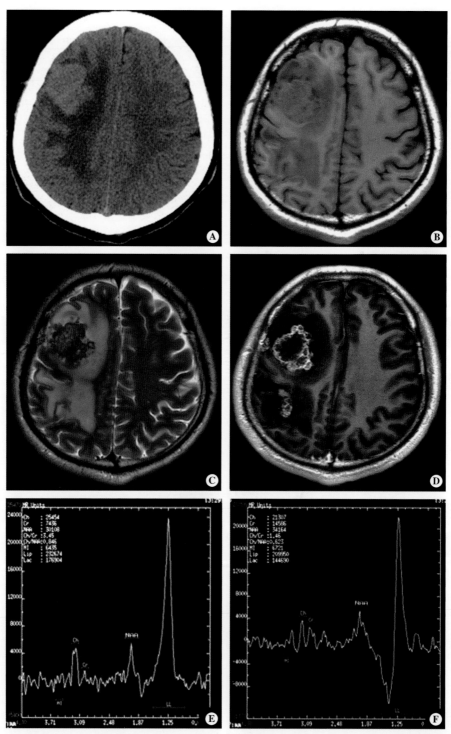

彩图 8　右侧额顶叶可见两个形态欠规则的实性占位，病灶周围可见晕片状水肿影。右侧额叶病灶 CT 平扫病灶以稍高密度为主，MR 平扫 T_1WI 上呈以等信号为主的混杂信号，T_2WI 上病灶呈以低信号为主的混杂信号，内部可见多发大小不等的高信号小囊泡影。增强扫描病灶呈不规则环形强化，小囊泡多呈不完整的环形强化。MRS 示 N- 乙酰天冬氨酸（NAA）峰、胆碱（Cho）峰、肌酸（Cr）峰不同程度的下降，脂质（Lip）峰明显升高，伴或不伴乳酸（Lac）峰

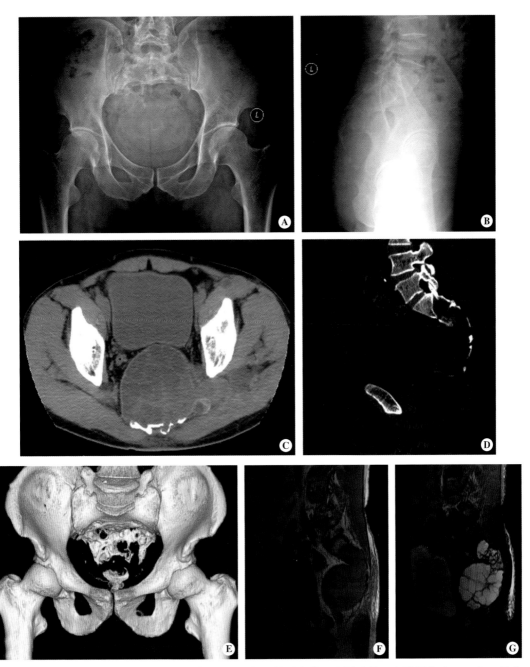

彩图 9　X 线骶椎正侧位片示骶尾骨骨质吸收、破坏，骨质变薄，边界清楚，未见硬化（A、B）；骨盆
CT 示骶管内及骶前脂肪间隙内见一较大类圆形囊性肿块，较大层面大小约为 8.41cm×1.62cm，边界清晰，
病灶内可见分隔及散在结节样影，周围骶骨骨质破坏，直肠受压向右前方偏移；左侧梨状肌、臀中肌、
髂腰肌内亦可见多发类圆形囊性灶，部分病灶内可见分隔，周围脂肪间隙尚清晰（C～E）；骶椎 MRI
示骶 1 以下骶椎及部分尾椎椎体正常形态消失，椎体内及邻近周围软组织包括左侧梨状肌、臀中肌间隙
及骶椎前方盆腔间隙内可见形态欠规则的长 T_1、长 T_2 混杂异常信号，在压脂序列上呈高信号，内可见
　　多发分隔，呈母囊内多发子囊征象，边缘光整，盆腔内病灶推压盆腔内诸器官使之移位（F、G）

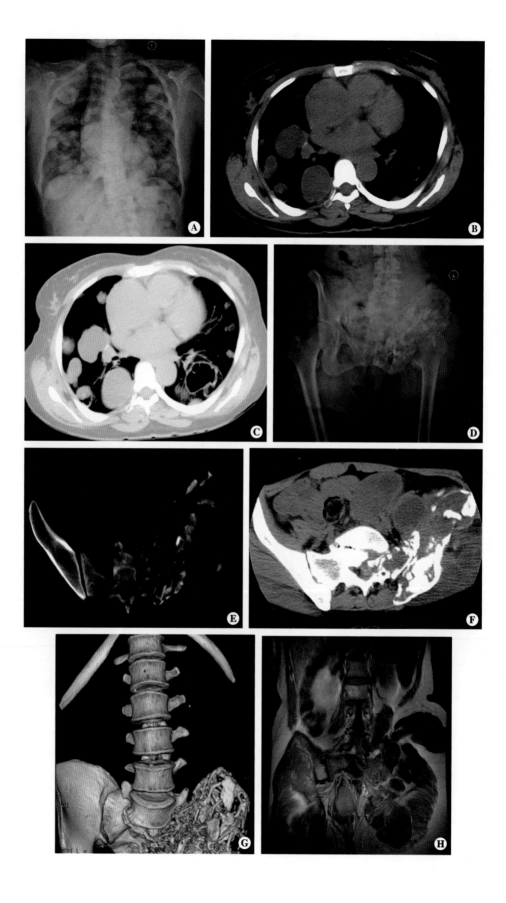

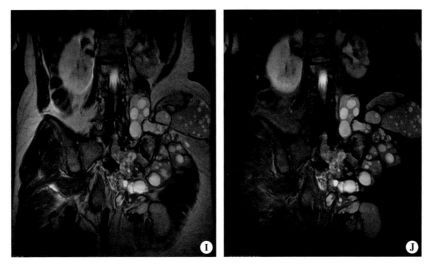

彩图 10　X线胸片示双肺可见大小不等的结节及球形病灶,部分可见空腔影,境界清晰,边缘光滑(A);
CT平扫示双肺病灶呈液体样密度,密度均匀,部分可见空腔影,境界清晰,边缘光滑(B、C);X线
骨盆片示左侧髂骨、耻骨及部分骶椎左侧骨质不规则,骨质破坏,密度不均,可见斑片状高密度影及低
密度区;左侧股骨头及髋关节形态消失,股骨颈短缩(D);CT平扫示骶2椎体及左侧髂骨可见广泛不
规则骨质破坏,呈栅栏状改变,密度不均匀,边界清楚,髂骨骨皮质不连续(E、F);CT三维重组图像(G);
腰3至骶椎椎体水平左侧椎旁、腰竖脊肌、腹腔、左侧髂窝、左侧臀部软组织内及右侧髂骨、骶骨内可
见多发大小不等的囊状长T_1、长T_2混杂信号,内可见多发分隔,部分病灶突向骶管内生长,病灶在压
脂序列上呈混杂高信号(H~J)

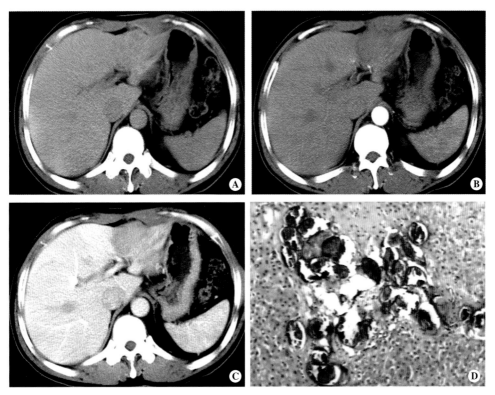

彩图 11　CT平扫示左肝不均匀低密度影,边界欠清(A);增强后动脉期、门脉期呈病灶轻度
不均匀强化(B、C);术后病理示肉芽肿伴血吸虫虫卵沉着,钙化(D)

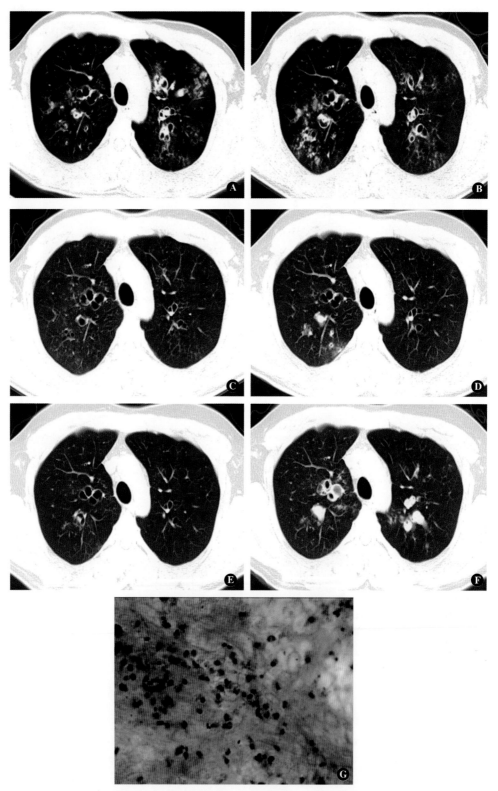

彩图 12　CT 示双肺多发斑片状、条索状高密度影，局部支气管呈囊柱状扩张，管壁明显增厚，边界模糊。纵隔内多发小淋巴结影（A）；抗炎治疗 1 周后，CT 示双肺病灶未见明显减少、吸收（B）；抗炎并寄生虫治疗 1 个月后，病灶缩小减少（C）；抗炎寄生虫治疗 4 个月后，老病灶缩小减少，新病灶出现（D）；继续抗炎寄生虫治疗 1 个月后，病灶再次缩小并减少（E）；1 年后复查，病灶复发（F）；病理示肺涂片见中等量中性粒细胞、少量吞噬细胞、淋巴细胞和嗜酸粒细胞（G）

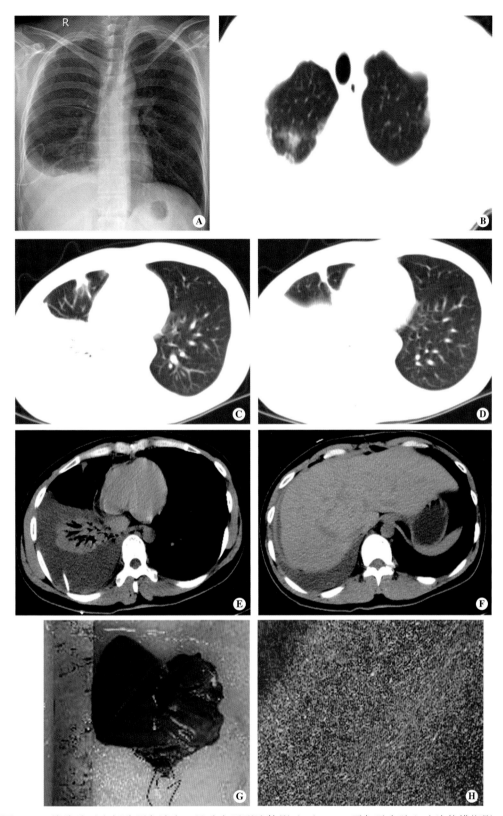

彩图 13　X线胸片示右侧肋膈角消失，见致密弧形液体影（A）；CT平扫示右肺上叶片状模糊影，边界不清（B）；右肺中叶斑片状高密度影和条索影，右侧胸腔带状液体样密度影（C、D）；CT示右下肺受压实变，右侧胸腔和肝脏周围见弧形液体样密度影（E、F）；肉眼示肝脏部分切除标本，见直径1.5cm结节，切面呈灰白、灰黄色，质中（G）；镜下示肝脏非干酪坏死性肉芽肿性炎，并大量嗜酸粒细胞浸润，周围肝组织灶性脂肪变性（H）

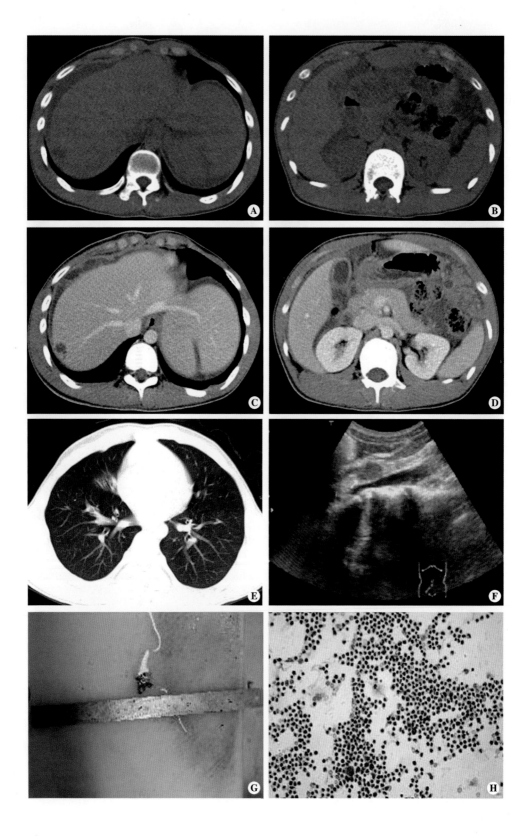

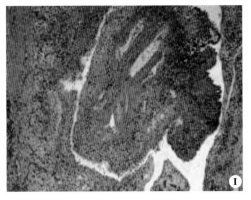

彩图14 CT平扫示肝右叶低密度影，大网膜多发结节，腹水（A、B）；CT增强扫描示肝右叶上段病灶强化，大网膜多发结节饼样强化灶（C、D）；右肺中叶斑片状高密度影，边缘模糊（E）；超声示腹腔多个淋巴结回声，较大者约为2.0cm×1.5cm，腹水（F）；大网膜、腹壁结节肉眼示灰白、灰黄碎组织（G）；腹水离心沉渣涂片，镜下示较多中粒细胞，嗜酸粒细胞，少量间皮细胞（H）；镜下示纤维脂肪组织，其内见灶状坏死，中性粒细胞、淋巴细胞、嗜酸粒细胞、浆细胞等浸润，多核巨细胞反应增生，并可见虫卵样物质，符合肉芽肿性炎，伴化脓性炎及脓肿形成（I）

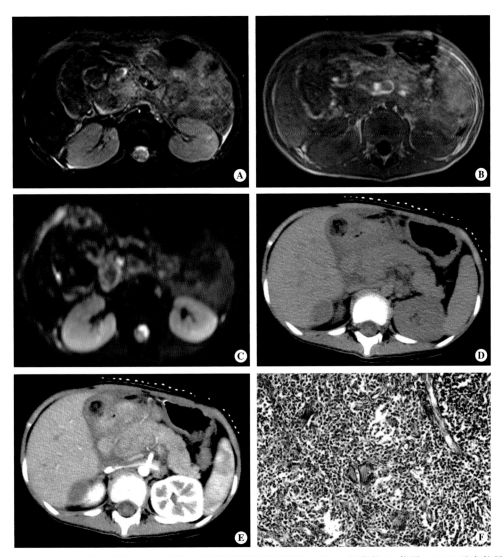

彩图15 MRI示腹膜后及胰头区、肝门区见类圆形软组织肿块，长T_1混杂长T_2信号，DWI稍高信号。邻近结构受压，下腔静脉及腹主动脉稍后移，肠系膜上动脉、静脉向左前移位（A~C）；CT示肝胃间及胰头后方结构紊乱，见不规则形肿块影，边界不清，增强扫描呈中度不均匀强化，肿块周围见片状渗出及积液，右侧肝肾隐窝见积液（D、E）；病理示肉芽肿（组织细胞、上皮细胞、多核巨细胞）（F）